실제 적용을 위한

치매예방 예술케어

실제 적용을 위한

치매예방 예술케어

임진화, 오다영, 김연옥, 박향숙 공저

도서출판 북트리

머리말

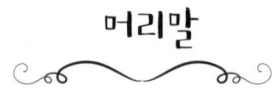

    2015년 6월 어느날 치매인지활동이 더욱 다양하게 연구되어져야겠다는 생각을 가진 사람들이 모였습니다. 그들은 약 170편의 논문 연구를 통해 확신을 갖게 되었고, '치매예술케어'라는 다소 생소한 명칭도 만들었습니다. 그러나 그 당시 치매대상자를 '예술'로 접근한다는 반응은 여전히 차가웠습니다. '치매예술케어'를 알리기 위해 비가오나 눈이오나, 거리에 상관없이 전국을 누비며 강의를 시작한지 6년이 지난 지금은 어느 정도 가능하다고 생각하는 분들이 많이 생겨 참으로 행복합니다.

    모두가 걱정하고 두려워하는 '치매'가 삶의 포기가 아닌 생활의 불편함 정도로 인식되어지기를 간절히 바라면서 우리는 인지프로그램이 조금 더 새로울 수는 없을까, 재밌을 수는 없을까, 자기가 살아 온 삶과 개성이 드러나게 할 수는 없을까, 무학부터 고학력에 이르기까지 난이도 걱정없이 할 수 있는 프로그램은 없을까 등에 대한 답을 채워나가기 시작했습니다.

    프로그램을 선택하여 치매노인에게 맞게 수정, 보완 응용하고, 이 프로그램의 접근법을 제공하기 위해 현장을 발로 뛰고 있으며, 지금도 이어가고 있습니다. 대상자에게 좋겠다고 만들어진 프로그램이 아니라 현장의 대상자들이 직접 좋아하는 프로그램이 되어 선택되기를 바라면서요. 또한 프로그램의 품질이 너무 낮아 자존심이 상하거나 시작도 하기 전에 포기하시는 일이 없도록 하고 싶었습니다.

    치매의 중요한 첫 번째 수칙은 '예방'입니다. 치매예술케어 프로그램은 치매예방에는 더욱 효과가 뛰어나며 심리정서도 안정될 수 있습니다. 우리 스스로 나를 위해 시간을 마련하여 삶과 생활을 돌아보고, 미래를 계획하는 시간이 필요합니다. 그런데 그 시간이 즐겁고 재미있으면 얼마나 좋을까요?

'허허, 이거 재미있구먼'
'오늘말고 또 언제오나? 달력에 동그라미 해주고 가.'
'나는 학교도 안다녔는데 이렇게 멋있게 되니 참 좋구먼. 애들오면 보여주게 놓고 가시게'
'부인생일이 벚꽃 피는 4월이야. 그림을 그리고 나니 그때가 떠오르네.'

이런 어르신들의 반응에 하루하루가 감사함의 연속입니다. 치매가 걸려도 아직 우리네 어머니셨고 아버지셨으며, 남편이고 부인이었습니다. 감정에는 방부제가 들어있나 봅니다. 몇 십년 전 이야기를 어제 이야기처럼 하고 감정을 그때 그대로 재경험하니까 말입니다. 이때 이미지를 통해 이야기가 되도록 자극하는 것이 바로 치매예술프로그램입니다. 요사이 가장 행복할 때는 '치매예술케어'를 경험해보신 분들이 주시는 많은 이야기들이 큰 힘이 됩니다.

더 이상 우리 주변의 치매대상자들이 아프지 않기를, 가족이나 사회로부터 소외되지 않기를, 그들의 이야기를 소중하게 받아 줄 프로그램이 더 많이 생기게 될 오늘도 바래봅니다.

'치매'라는 질병 뒤에 숨어있는 그 사람, 그대로를 바라봤으면 합니다. 대상자가 치매에 걸리더라도 스스로 못하는 것에 대해 당당하게 도움을 받고, 우리는 그가 잘 생활해 나갈 수 있도록 돕는다면 치매는 더이상 그의 삶을 넘어서지 않게 될 것입니다.

우리는 참으로 다양한 인생을 살아갑니다. 이렇듯, '치매예술케어'를 통해 다양하고, 한 개인을 위해 차별화되고, 세세한 난이도를 적용할 수 있는 인지활동 프로그램인 '치매예술케어'로 행복한 노후, 웃음 가득한 치매 어르신들이 많아지기를 연구위원 모두는 가슴 깊이 소망합니다.

2023년 5월　낮은 산이 보이는 치매예술케어연구소에서

◆ 목차 ◆

머리말_4

◆ 1장 치매예술케어 개요 ◆

1. 정의 및 필요성 ……………………………………………………… 13
2. 대상자 및 현장의 목표 …………………………………………… 20
3. 과목 종류 및 적용 ………………………………………………… 22
4. 사회복지 현장의 한계와 대안 …………………………………… 26
5. 전망과 방향 ………………………………………………………… 33

◆ 2장 치매예술케어 만다라 ◆

1. 만다라의 이해 ……………………………………………………… 39
2. 만다라의 장점 ……………………………………………………… 44
3. 만다라의 상징과 의미 해석 ……………………………………… 45
4. 만다라 매체와 사용법 …………………………………………… 50
5. 만다라 프로그램 진행 시 주의점 ……………………………… 52

◆ 3장 치매예술케어 콜라주 ◆

1. 유래 및 정의 ……………………………………………………… 56
2. 효과 및 목표 ……………………………………………………… 59
3. 기법과 실시상의 특성 및 적용 방법 …………………………… 62
4. 적용 방법 및 실제 ………………………………………………… 66
5. 작품에 대한 대상자 이해 ………………………………………… 71
6. 진행 시 주의사항 ………………………………………………… 73

◆ 4장 치매예술케어 난화 ◆

1. 개념과 정의 78
2. 진행 목표와 장점 80
3. 시기별 난화 프로그램 예시 83
4. 난화 적용과 주의점 90

◆ 5장 치매예술케어 그림책 ◆

1. 그림책의 이해 96
2. 그림책의 분류와 특징 96
3. 그림책으로 다가가는 케어 98
4. 그림책 예술케어의 장점 102
5. 활동을 위한 그림책 큐레이션 103

◆ 6장 치매예술케어 동작(움직임) ◆

1. 동작(움직임)의 이해 128
2. 개념과 역사 132
3. 활용 방법 135
4. 방법 및 주의점 137
5. 적용의 실제 140

◆ 7장 치매예술케어 드라마(연극) ◆

1. 연극과 드라마의 개요 ··· 149
2. 정의 및 5대 요소 ··· 152
3. 목표 및 특징 ··· 157
4. 적용기법 및 사례 ··· 159
5. 방법 및 진행 ··· 168
6. 프로그램의 실제 ··· 170

◆ 8장 치매예술케어 가족화 ◆

1. 가족화의 정의와 목표 ··· 181
2. 가족화의 필요성 및 장점 ·· 182
3. 가족화의 종류 및 실시 방법 ··· 184
4. 가족화의 해석 ··· 189
5. 가족화의 진행 방법 및 주의사항 ······································ 192

◆ 9장 치매예술케어 동적집나무사람(Kinetic House Tree Person) ◆

1. KHTP의 정의와 검사 종류 ·· 199
2. KHTP의 장점 ·· 201
3. KHTP의 목표 및 실시 방법 ··· 201
4. KHTP의 양식에 대한 해석 ·· 205
5. KHTP의 주의점 및 적용 방법 ··· 209

◆ 10장 치매예술케어 척도 ◆

1. 의미와 필요성 219
2. 종류와 사용 방법 221
3. 치매 대상자를 위한 척도 검사 활용 시 주의사항 238

◆ 11장 치매예술케어 매체 ◆

1. 매체의 개념 및 역할 242
2. 매체의 분류와 목적 244
3. 미술 매체의 속성 247
4. 매체 활동의 중요성 250

◆ 12장 치매 대상자 작품 이해 ◆

1. 치매 대상자 작품 이해를 위한 기초 257
2. 치매 대상자 작품 활동 시 특징과 대처법 260
3. 진행 방법 및 주의점 261
4. 케어자의 자세와 프로그램 방향 266

1장

치매예술케어 개요

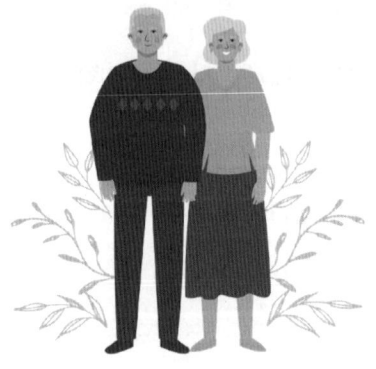

- 들어가며 -

최근 자료에 의하면 우리는 치매 유병률(노인 인구 100명당 치매 환자 수) 10.16%[1]의 시대에 살고 있으며 앞으로 더 늘어날 것으로 전망하고 있다. 한국인이 걸리고 싶지 않은 병인 '암'을 제치고 1위가 된 것이 바로 '치매'이기도 하다. 2025년 초고령사회로 진입하는 우리가 노인의 삶에 대해 깊이 고민해야 하며 그중에 치매에 대한 연구를 게을리해서는 안 될 이유로 충분하다.

남자	39.7%	여자	60.3%

60-64세	65-69세	70-74세	75-79세	80-84세	85세이상
2.7%	4.4%	8.8%	20.72%	26.73%	36.66%

최경도	경도	중등도	중증
17.4%	41.4%	25.7%	15.5%

출처 : 중앙치매센터 연차보고서(2021)

2021년 중앙치매센터의 연차보고서에 의해 치매를 4단계로 분류했을 때, 최경도와 경도 증세만을 합해도 약 59% 정도 된다. 앞으로는 높은 진단율과 치매에 대한 관심에 의해 조기에 발견하여 인지기능을 유지하게 되는 경우가 많을 것으로 여겨진다. 다시 말해 치매가 다소 진행되어 중등도 이상일 때 발견하는 예가 줄어들 것으로 보인다. 이는 초기에 인지기능 유지를 위해 노력해야 하는 노인 인구가 더 늘어날 것을 의미하기도 한다. 치매는 인지기능을 잃지 않도록 지속적인 자극을 주는 것이 중요한데 우리에게는 현재 다양한 방법이 연구되고는 있으나 부분 실시되고 있을 뿐 전체적으로 적용되고 있는 것은 아니다. 물론 현재 새로운 시도를 위한 여러 연구가 진행되고 있기도 하나 현장에서의 실시는 아직도

---

[1] 중앙치매센터 연차보고서, 2020

시작 단계임을 부인할 수는 없다.

　치매인지 활동 프로그램은 케어자의 진행 수준에 따라 차이가 나기도 하고, 시설이나 재가방문요양(이하 재가) 기관장의 관심도 등에 따라서 많은 차이를 보이고 있다. 사실 치매 프로그램은 우리들의 삶이 다양해서 기억과 추억이 사람마다 모두 다르듯 치매 케어 역시 대상자를 위한 개별적인 다양한 연구와 노력이 필요함은 너무도 당연한 일이라는 생각이 든다.
　이러한 치매 프로그램 케어 방법이 좋고 나쁜지의 기준보다는 대상자가 원하고, 선호하는 인지 기능 유지 및 향상에 효과가 있는 방법으로 연구해야 하며, 이것이 프로그램 활동으로 선택되어야 하는 것에는 의심의 여지가 없을 것이다. 다시 말해 그들이 일상생활에서 해오던 여가나 취미활동이 가능한 유지될 수 있도록 프로그램은 최대한 노력을 아끼지 않아야 한다는 것이다.

　그러나 현재 우리가 현장에서 사용하고 있는 치매 프로그램 진행은 대상자에게 맞춰져 있지 않으며, 학습 위주이기도 하거니와 단조로운 형태인 경우가 대부분이다. 또한 이것은 케어하는 사람의 역량에 따라 차이가 많이 나는 것도 사실이다. 이것은 대상자의 삶을 존중하는 것을 목표로 할 뿐 그 어디에도 그들만이 기억하고 추억하는 프로그램이 제공되지 못하고 있어 목표 달성 여부에 의심이 가기도 한다. 이것은 대상자의 욕구보다는 케어자의 프로그램 선택 여부에 달려 있으며, 그 내용 또한 매우 한정적이며 획일적이다. 예를 들어 대상자에게 '여름' 하면 생각나는 다양한 것에 대해 나누고 회상하기보다는 여름의 대표적이고 공통적인 선풍기 그림을 놓고 언제 사용하는 것인가? 용도는 무엇인가? 구입한 적이 있는가? 어떤 특징이 있는가? 를 묻는 것이다.

　여기서 우리는 많은 이야기를 담아내고, 각 대상자의 기억에 다르게 자리 잡고 있는 '여름' 혹은 '선풍기'에 대한 충분한 이야기를 할 수 있는 프로그램 제공의 필요성을 느낀다. 예를 들면 가족과 함께 갔던 여름휴가를 떠올리며 덥고 지쳐 선풍기가 몹시 그리웠던 추억 등 개인의 삶에서 다르게 기억되고 있는 여름에 대한 기억으로부터 인지와 정서를 동시에 접근할 수 있다면 얼마나 좋을까?

그리하여 우리는 대상자가 원하고, 케어자에 의해 운용되는 다양한 프로그램을 제시해보고자 한다. 이것이 바로 치매의 새로운 접근 방법인 '예술케어'이다. 이미 많은 연구에서 각 부분이 치매 예방 및 인지 기능 향상에 도움이 되는 것을 증명한 바 있으나, 적용 여부와 방법, 시기 등에 대한 구체적인 연구는 없었다. 이에 우리는 다양한 예술 분야를 적절히 접목하여 대상자를 위한 프로그램 개발에 앞장서서 '치매예술케어'의 이해를 위한 포괄적인 개요와 목표, 더불어 치매 사회복지 현장에서의 한계와 대안을 중심으로 앞으로의 인지 활동 프로그램의 전망과 방향에 대해 논해보고자 한다.

1. 정의 및 필요성

1) 치매 진단

치매를 선별, 진단하는 데는 다양한 방법이 있다. 여기에서 우리는 중앙치매센터의 치매전문교육을 참고하기로 한다. 의사 진단에 의해 진행되는 치매 약물에 대해서는 간단히 알아보고, 우리가 알아 볼 비약물 프로그램을 중심으로 나누어 본다. 치매 검사는 크게 3단계로 나누어 볼 수 있다. 1단계는 치매선별검사(CIST, MMSE-DS, 뇌혈류 검사 등)로 시설이나 재가에서 사용하는 MMSE나 CIST[2]가 여기에 속한다. 이것은 진단지가 아니라 치매를 선별하는 기초 검사이다. 2단계는 진단검사 (CDR, GDS, SNSB, CERAD, ADL 등)[3]로 치매척도 검사, 일상생활척도 검사 등이 여기에 속한다. 마지막 3단계로 감별검사(혈액검사, 뇌 영상 촬영 등)가 있다.[4]

일상생활척도검사(ADL)은 크게 둘로 나눈다. 하나는 기본적 일상생활 능력(Basic ADL)이며, 다른 하나는 도구(수단)적 일상생활 능력(Instrumental ADL)이다. 기본적 일상생활 능력이라 함은 자신의 육체를 돌보는데 필요한 기술로, 정상인의 경우는 어렵지 않은 일이지만 치매

---

[2] CIST : 인지선별검사도구로 2021년 1월 1일부터 MMSE에서 교체 사용되고 있음. 13개 문항을 통해 지남력, 기억력, 주의력, 집행기능 등 전반적인 인지기능을 간단하게 평가함.
[3] MMSE-DS : 치매선별용간이정신상태검사 , CDR, GDS : 치매척도검사 , SNSB, CERAD : 치매신경인지검사 , ADL : 일상생활척도검사
[4] 김병수외(2018). 치매전문교육 -기본과목-.서울:보건복지부, 중앙치매센터, 국민건강보험.

대상자의 경우는 그렇지 않다. 예를 들면 대소변 가리기, 화장실 사용, 세면, 목욕하기, 옷 입고 벗기, 이동, 보행, 계단 오르기, 식사 등이 여기에 속한다. 초기 치매 단계를 평가하는 데는 어렵지만, 중기 이후 진행 경과와 변화를 알아차리기에 적절한 항목이다. 다음으로는 도구적 일상생활 능력 다시 말해 사회생활에 필요한 기술로 치매 초기 단계 평가나 진단에 유용하다. 대상자의 사회 및 직업적 기능 수행을 평가하는 것으로 사회생활에 필요한 기술과 행위로 구성되어 있다. 예를 들면 현금과 영수증 사용, 물건 사기(쇼핑), 집안일(식사 준비, 정리 정돈 등), 취미, 여가 활동, 결정 및 판단, 교통수단 이용, 운전, 약 복용, 전화사용, 의사소통, 읽고 쓰기 등이 이에 해당한다.

시설이나 재가에서 치매 대상자의 '일상생활 함께하기'를 강조하고, 방문 요양에서 치매 5등급의 경우, 최소 120분 이상의 서비스를 실시하는 이유는 위에서 살펴본 바와 같이 대상자의 인지기능과 일상생활 능력을 최대한 유지하기 위함이다. 그렇게 하려면 대상자에게 잔존해 있는 기능과 능력을 세심히 관찰하여 찾아야 하며, 또한 대상자의 욕구 등 원하는 것이 무엇인가를 알아 그것을 대상자가 유지할 수 있도록 돕는 것이 최고의 서비스일 것이다.

치매를 위한 현재 약물로는 도네페질, 갈란타민, 리바스티그민, 탁크린과 같은 아세틸콜린 분해효소 억제제와 메만틴과 같은 NMDA 길항제(NMDA antagonist)가 치료제로 이용되고 있다. 이것은 치매 진행을 늦추거나 인지 증상과 행동을 부분적으로 경감, 보존, 유지하는 기능을 하고 있다.

이와같이 보존적 약물치료가 도움이 되고 있기도 하지만 치매 대상자들에게 약물 외에 스스로가 할 수 있는 것이 아무것도 없다는 좌절감을 유발시키기도 하고, 대상자 가족들에게는 치료를 받아도 결국 심각한 치매로 진행될 것이라는 불안감과 무력감을 안기기도 한다(김병수, 2018). 이러한 약물치료의 한계를 보완하기 위한 비약물의 여러 방법이 개발되어 왔다.

이렇게 개발된 비약물 방법은 대상자에게 치료적 효과와 그의 가족에게 정신적 부담을 덜어주고 스트레스 등을 감소시키기 위함이 비약물 치료의 핵심이라고 하겠다. 그러면 여기서 중앙치매센터의 치매전문교육(김병수, 2018)이 말하는 현재 개발된 비약물 방법에 대해 간단히 알아보면, 신체 움직임을 제공하는 것으로 노화로 인해 관절과 근육의 움직임이 제한된 치매 대상자에게 반드시 필요한 치료 중 하나인 운동치료, 체계적인 정보를 제공하여 현재 자신과 주변 환경에 대한 기본적인 사실을 다시 인식하게 하는 현실 인식 훈련, 특정한 인지 기능을 향상시키기 위하여 고안된 표준화된 과제를 훈련하는 인지훈련 등이 있다. 치매 대상자는 대개 인지 활동이 부족하기 때문에 인지 기능이 악화되므로 비교적 쉽게 구할 수 있는 학습지를 만들어 대상자 스스로 풀어보게 하는 방법을 현장에서 가장 많이 사용하고 있다. 또한 치매 대상자가 간직하고 있는 오랜 기억을 뇌를 자극하여 환자의 기억력과 기분을 개선시키는 회상치료도 있다. 이외에 인지 자극치료, 음악치료, 미술치료, 마사지 요법 등이 있다. 그러나 이것들은 대부분 각각 프로그램으로 사용되고 있으며, 비교적 오랜 기간 훈련을 통해야 실행할 수 있는 것을 단점으로 꼽을 수 있다. 그러면 우리는 각각의 프로그램으로 존재하는 이것들의 장점을 뽑아 치매 대상자를 위한 하나의 프로그램으로 마련하는 것은 어려운 것일까?

2) 정의

여러분들은 '예술'이라는 단어를 들으면 어떤 생각이 먼저 드는가? 부담스러운가? 나와는 거리가 먼 것 같은가? 특정 사람들을 위한 것 같은가? 어렵게 느껴지는가? 아마도 모두 같지는 않겠지만 낯설고 어렵고 부담스럽게 느끼는 것이 보편적이라고 하겠다. 그러나 '예술은 삶이며, 삶은 예술이다'라는 말이 있다. 우리의 하루 생활에서 행해지는 동작, 글, 말, 그림 등 이와 같은 모든 것은 우리의 마음을 표현하는 것이며 이것을 곧 '예술'이라고 할 수 있다. 예를 들어 초조하거나 긴장한 경우, 다리를 떨거나 손을 비비거나 목이 잠겨 소리를 가다듬거나 하는 행동을 보면, 우리는 말로 하지 않아도 비슷한 느낌을 받게 된다. 이것을 연극 무대에 한 부분으로 올리기만 해도 이것을 예술이라고 칭하게 되는 것이다. 장소만 바꿨을 뿐인데 말이다. 또 낙서 같은 그림이 있는가 하면, 누구나 그릴 것 같은 만화 캐릭터도 있다. 이렇게 예술은 거창하지 않게 우리 곁에 존재하고 있었던 것이다. 다시 말해 우리가 행하는 모든 움직임, 말, 글, 그림 등은 예술로써 승화가 가능한 것이다. 만약 우리가 구석기 시대에 태어났더라면 우리는 그림을 그려서 대화하거나 행동으로 대화를 했을 것이다. 대표적으로 스페인의 '알타미라'와 프랑스의 '라스코' 벽화가 인간 조상들의 예술적 삶을 잘 대변해주고 있다. 이렇게 우리가 행하는 모든 것은 예술로 승화할 수 있으며, 개인적인 모든 행위와 글, 그림은 창조적일 수밖에 없는 것이다. 또한 이것은 비교할 수도 없으며, 독창적으로 창조된 것이므로 더 가치 있다고 할 것이다. 즉, 우리의 일상적 행위들이 비슷해 보이나 반복되지 않는 것만큼 다양하고 독창적이며 창조적이며 예술적으로 우리는 살아간다.

'치매예술케어'는 앞서 말한 종합적인 예술(Art)과 돌봄의 케어(Care)를 합한 단어로 치매 노인의 심리·정서·인지 등을 종합적인 예술로 케어함을 의미한다. 다양한 종류의 예술적 접근으로 뇌를 자극하고, 그것이 치매 노인들의 심리적, 정서적, 인지적, 사회적 기능 유지 및 향상을 돕고 나아가 자아실현을 통해 삶의 만족을 얻게 되며, 삶에 대한 기대감을 통해 행복을 경험하게 할 것이다.

예술(Art) +케어(Care)

'모든 사람은 예술가이며, 스스로 창조적일 수 있다'라고 한 요세프 보이스(Joseph Beuys ; 1921~1986)의 말을 인용하지 않더라도, 우리 모두는 자신의 삶에 있어서 예술가이자 창조자이며 연출가이다. 그는 우리에게 고정되어 있는 예술개념을 거부하고, 모든 삶의 형태를 예술 작업의 일부라고 생각하도록 했다.

우리에게도 한때는 자유롭고 창조적이며 예술적인 시기가 존재했었다. 우리의 어린 시절을 되짚어 생각해보면, 어떠한 것이 정형화·고착화되기 전 서툴지만 표현에 있어 매우 자유로웠다. 좋은 예로 난화기[5]에 있는 유아들을 떠올려 보면 이해가 쉬울 것이다. 걷기 시작하고 팔의 동작을 스스로 통제하기 시작하면서 그림을 아무 곳에다가 그리기도 하며, 얼굴에 다리나 팔이 달린 사람을 그리기도 하고, 동그라미 하나 그리고도 엄마라고 칭하기도 하는 행복한 시기 말이다. 이 시기의 유아들은 그림을 벽에 잘못 그려 부모에게 혼나도 더할 나위 없이 행복해하며 그리기를 좋아한다. 이렇듯 인간은 과거 고대 벽화로부터 현대의 포스트모더니즘에 이르기까지 예술적·창조적 표현을 이어왔고, 그것은 우리들의 발달 안에 살아 숨 쉬고 있는 것이다. 치매 대상자 역시 예외일 수는 없다.

이러한 예술적 감성을 가지고 있는 대상자들에게 다양한 예술적 케어를 통해 대상자들의 생각이나 느낌, 감정 등을 자유롭게 표현하고, 이것이 그대로 수용될 때 치매 대상자들의 심리·정서·인지적 기능 유지 및 향상이 가능할 것이다. 이것은 대상자들에게 인지 자극은 물론 만족감, 성취감, 자기 존중감, 안정감 등을 경험하는 귀중한 시간이 될 것이다. 어떤 배움이나 기교가 없어도, 반드시 아름답지 않아도 진정 자신이 원하는 그 무엇인가 표현되었을 때 정점에 달하

---

[5] 빅터 로웬펠드(1903~1960). 난화기(2~4세)- 전도식기(4~7세)- 도식기(7~9세)- 여명기(9~11세)- 의사실기(11~13세)- 결정기(13~17세)

게 되는 것이다.

 끝으로 치매예술케어를 정의해보면, 특별한 예술적 미술적 재능이나 방법, 기교 없이도 치매 노인이 미술, 동작, 그 어떤 예술적 작품 등을 통해 스스로 자신을 표현, 재창조하는 그 모든 활동으로 치매 대상자가 인지, 정서, 심리, 신체 등을 유지 및 기능하도록 케어하는 것이다.

3) 필요성

 인간이 자신의 생각이나 느낌을 표현하는데 있어 언어만으로는 턱없이 부족하다는 사실을 우리 모두는 알고 있다. 그래서 비언어적 행위가 우리 언어의 대부분을 차지하고 있는지도 모르겠다. 언어가 있기 전 인류의 조상들은 그림으로 자신들의 감정이나 염원 등을 담아 그림으로 표현했다. 구석기 시대의 여러 대표적 벽화들에서 볼 수 있듯이 말이다. 이렇듯 인간이 언어적, 비언어적으로 표현할 수 없는 영역을 바로 예술적 접근으로 표현하게 되었으며, 이것은 여러 면에서 다양해졌으며 스스로 표현하기에 가장 적당한 방법을 터득하게 되었다. 때로는 그림으로, 때로는 글로, 몸으로, 상상 등으로 우리는 우리 안에 있는 감정 등을 표현함으로써 인간으로서의 가장 원초적인 욕구를 해결할 수 있게 되는 것이다.
 이렇게 표현을 쉽게 할 수 있는 치매예술케어는 심리 정서는 물론, 인지 기능 유지 및 향상에도 탁월한 케어법이다. 여러 다양한 방법과 실행하는 과정 자체가 대상자의 인지를 끝없이 자극하고 심리 정서를 안정시키게 되는 것이다. 이외에 또 다른 효과는 예술적, 창조적 과정을 실행하면서 만족감을 경험하게 되고, 이어 자기만족에서 오는 자기존중감, 안정감, 성취감 등을 함께 경험하는 다목적 케어 방법이다. 이 외에도 집중력이 향상되며, 사회성이 향상되는 등의 효과도 있다. 즉, 인지 기능 향상뿐만 아니라 심리적·정서적·사회적 안정까지 동반되는 케어법인 것이다. 예를 들어 프로그램 시작에서 손뼉치기 등을 하고, 도화지에 크레파스로 그림을 그리고 그것에 대해 이야기를 나누며 제목을 정하는 등의 일련의 모든 행위는 자극 그 자체가 되는 것이다. 서로 이야기를 나누는 과정에서 대상자가 위로를 받기도 하고, 타인 이해도 가능하게 되는 것이다. 이렇듯 인지 기능 향상과 더불어 여러 효과를 동반하는 케어가 바로 '치매예술케어' 이다.

다시 말해 이것은 치매 대상자로 하여금 치매예술케어의 다양한 재료와 주제, 여러 케어 종류에 접근함으로 호기심, 성취감 등을 통해 대상자의 뇌를 충분히 자극하기 때문에 가능한 것이기도 하다. 결국, 치매 대상자의 뇌는 여러 자극에 반응하게 되며 이것은 대상자의 인지 기능을 향상시키고 유지하는데 도움이 되는 것이다. 이러한 예술케어는 대상자에게 늘 새로움으로 다가갈 것이며, 그것은 또 다른 호기심을 불러일으켜 인지 활동을 거부하는 것으로부터 벗어날 수 있게 될 것이다.

앞으로 '치매예술케어'는 대상자들의 치매 예방 및 인지 기능 유지를 위한 프로그램으로 다각도로 연구되어질 것이며, 현재 대두되고 있는 치매 케어의 여러 문제점을 보완하게 될 것이다. 또한 대상자인 노인들의 치매 예방에서도 대표적인 프로그램들이 제공됨으로써 노인들의 전반적 삶에 대한 만족과 감정 해소 등에서도 커다란 몫으로 자리매김하게 될 것이다. 이 과정은 대상자로 하여금 심리적·정서적 안녕감을 경험하게 되고, 자기 스스로를 탐색하며 통찰에 이르게 되도록 돕게 될 것이다.

4) 장점 및 효과성

앞서 살펴본 치매예술케어의 장점에는 여러 가지가 있지만 특히, 이 장에서는 여러 종류의 치매예술케어들의 공통적인 장점과 효과성에 대해 알아보고자 한다.

① 치매예술케어의 여러 종류로 자신의 감정·생각 등에 대한 표현이 무한하며, 어떤 구속도 없이 자유로울 수 있다. 치매예술케어는 종류와 방법이 다양해서 치매 대상자가 표현하는데 자유로움을 경험하기에 매우 적당한 케어 방법이다.

② 심리 미술, 동작, 드라마, 그림책 등 스스로 선택의 폭이 넓어, 접근 방법이 다양하다. 다음에 소개될 '치매예술케어의 종류'에서 다양한 치매예술케어의 종류에 대해 설명하겠지만 우리가 예술 분야라고 알고 있는 것들을 가능한 치매예술케어에 사용할 수 있도록 사례를 통해 프로그램에 적용하였다.

③ 치매예술케어는 정형화되어 있지 않아 쉽게 접근하여 작업할 수 있다. 정형화는 어떤 틀에

고정되어 있음을 말하는데 자유로운 치매예술케어는 정형화되어 있지 않아 프로그램 진행 시 대상자가 스트레스를 받거나 타인과 비교될 만한 것들을 찾아보기 어렵다.

④ 언어표현이 어렵고 자유롭지 못한 대상자의 경우 더욱 용이할 수 있다. 파킨슨이나 뇌졸중 등 언어표현이 자유롭지 못한 경우는 자신의 느낌이나 생각 등 표현에 제약이 많은데 치매예술케어는 대상자가 쉽게 접근할 수 있으며 여러 가지 재료들로 신체적 제약에서도 자유로울 수 있다.

⑤ 미술로 접근한 작품의 색과 모양이 매우 다양해 치매 대상자의 만족도가 높다. 색, 재질, 모양 등 다채로운 미술 재료의 선택으로 치매 대상자의 욕구에 부합할 수 있어 치매 대상자는 프로그램 후에 만족도와 성취감을 쉽게 맛볼 수 있다. 이것은 자기존중감, 행복감, 기대감 등으로 이어져 대상자의 생활에 활력을 불어넣는 계기가 되기도 한다.

⑥ 치매예술케어는 소근육·대근육 등 성장·발달에 기여하므로 인지 기능의 향상 및 유지에 도움을 줄 수 있다. 인지 기능 유지 및 향상은 치매예술케어에서 가장 중심이 되는 중요한 기능 중의 하나이다. 치매예술케어는 특정 신체 부분에 대해 따로 신경 쓰지 않아도 프로그램을 진행하는 과정에서 치매 대상자 자신도 모르게 뇌와 손, 발 등의 협업과 모든 감각으로 진행하게 되므로 자연스럽게 뇌의 전두엽, 측두엽, 두정엽, 후두엽을 자극하게 되며 프로그램 후 나누게 되는 이야기들로 인지 기능 향상에도 큰 도움이 된다.

⑦ 치매예술케어는 작업의 여러 경험을 통해 내면 변화에 도움을 받을 수 있다. 이것은 치매예술케어의 매체와 여러 작업의 효과성이라고 할 수 있다. 대상자는 치매예술케어 프로그램을 하는 동안 자신에 대해 관심을 갖게 되고, 탐색하게 되면서 심리적, 정서적으로 안정감, 안녕감, 만족감 등을 경험하게 된다. 이것은 치매 대상자의 내면 변화와 기분 전환에 도움이 될 수 있다.

⑧ 치매예술케어 후의 대부분 결과물들은 영속성을 가지고 있기 때문에 필요한 경우 대상자를 위해 다시 제공할 수 있다. 치매 대상자가 프로그램을 하고 난 뒤 대부분의 작품은 남아 있게 되는데 이것을 이용하여 언제든지 경험, 추억, 기억을 되살리는데 도움을 받을 수 있다. 또한 프로그램의 결과물인 작품으로 치매 대상자에게 언제 했는지, 어디서 했는지, 요일은 언제인지, 어떤 기억이 나는지 등을 이야기하도록 하여 인지 자극을 위한 여러 방법으로 사용할 수 있다.

⑨ 치매예술케어의 여러 종류는 대상자들의 모든 감각(시각, 청각, 촉각 등)들을 자극할 수 있으

며, 이것은 인지 기능에 도움이 될 수 있다. 치매예술케어의 그림책, 미술 매체, 동작교구 등의 재료들과 방법 등은 대상자의 모든 감각을 이용하게 되며 그것을 통해 프로그램을 진행하게 되는데 이때 치매 대상자는 의도하지 않아도 자연스럽게 감각을 이용하게 되는 것이다.

⑩ 여러 종류의 다양한 프로그램 실시로 대상자가 흥미를 가지고 적극적으로 참여할 수 있다. 설사 같은 프로그램이라하더라도 진행 방법이나 재료를 바꾸면 대상자의 호기심이 자극되어 활동에 기대를 갖게 된다. 예를 들어 대상자가 도화지에 정해진 그림을 그린다고 하더라도 색연필, 크레파스, 매직, 물감, 사인펜, 연필, 목탄 등 너무도 다양한 재료로 인해 다른 느낌으로 프로그램을 접하게 되는 것이다.

2. 대상자 및 현장의 목표

어떤 실행에 있어 목표를 둔다는 것은 결과를 향해 가는 가장 빠른 지름길과도 같다. 치매 대상자의 큰 목표인 인지, 심리, 정서, 사회적 기능을 유지 향상하여 그들의 삶의 질을 높여 행복과 만족감을 느끼며 생활하게 하는 것은 우리의 중요 목표이자 최대 목표이다. 그것과 더불어 여기서는 치매예술케어가 사회복지 현장인 시설과 재가에서 사용되도록 대상자를 위한 목표와 노인복지 현장을 위한 세부 목표에 대해 알아보도록 한다.

1) 치매 대상자를 위한 목표

① 치매 대상자의 인지, 심리, 정서 등을 위해 예술로 접근하여 그들에게 남아 있는 잔존 기능을 유지하고 향상할 수 있도록 한다.

② 치매 대상자가 치매예술케어 프로그램을 통해 자신에게 관심을 갖도록 하여 나아가 심리와 정서가 안정되고 자아 통합에 이르도록 돕는다.

③ 치매 대상자의 살아 온 삶과 생활을 존중하여 그들의 개별적인 표현과 의견이 최대한 반영되는 프로그램이 되도록 한다.

④ 치매 대상자가 프로그램 활동 시 자존감을 높이고, 그들의 자기결정을 최대한 존중하여 치매예술케어 활동 시 즐겁고 활력이 되는 시간이 되도록 한다.

⑤ 치매 대상자가 프로그램에 적응할 수 있도록 강요하지 않으며 점진적 기법을 통해 접근하도록 하여 대상자가 스스로 할 수 있도록 돕는다.

2) 현장을 위한 목표

① 현장 인지 프로그램과의 접목을 통해 시설과 재가에서 치매예술케어 프로그램 진행이 가능하도록 한다. 이것은 노인복지 현장에서 사용되어 온 단순한 학습지 형태의 인지 프로그램에 대상자가 적응한 이유도 있지만, 현장의 열악한 인적, 재정적 자원도 문제이다. 따라서 치매예술케어는 최대한 수정 보완하여 현장에 적용 가능하도록 하고자 한다.

② 치매 대상자를 위한 개별 프로그램이 될 수 있도록 한다. 치매 대상자가 원하는 프로그램이 중심이 되도록 하며, 프로그램 도입에 기능 유지상 필요한 부분을 삽입하여 대상자가 거부감없이 새로운 것에 적응할 수 있도록 한다.

③ 개인별 세부 목표를 설정할 때, 척도를 사용하여 객관적인 평가가 이루어질 수 있도록 한다. 대상자가 언어가 가능하지 않은 경우 그림분석 및 해석을 통해 그들의 변화를 찾아내도록 한다. 물론, 시설의 경우는 전체 구성원의 목표를 정하고 프로그램을 하게 되므로 해당하는 객관적 평가를 사용하면 된다.

④ 다양한 프로그램 진행 과정을 통해 케어자로 하여금 서비스 질을 높이는데 필요한 개별적인 기초자료를 제공한다. 서비스 중에 언어를 전체 혹은 부분 소실한 경우 치매예술케어를 통해서는 기억이 많이 자극받게 되어 대상자로 하여금 많은 생각이 떠오르게 한다. 이것은 이후 다른 신체 지원, 가사 지원, 일상생활 지원 등의 서비스를 하는데 도움이 될 수 있다.

⑤ 기관의 특성이 반영되는 고품질의 서비스 체계를 마련하는 기틀이 되어 시설이나 재가센터의 차별화 전략 운영에 도움이 되도록 한다.

이 둘의 목표는 곧 치매 대상자의 생활과 삶에 긍정적인 영향으로 작용할 것이며, 나아가 치매 대상자의 삶의 질을 높이고 자아실현을 위한 초석이 될 것이다.

3. 과목 종류 및 적용

치매예술케어의 과목은 '치매에 좋을 것 같다'는 우리들의 생각을 버리고 현장에 계신 치매 대상자의 생각과 반응, 시설 및 재가에서의 사례와 임상을 중요하게 여기며 과목을 선정하고 있다. 치매예술케어는 해가 거듭될수록 발전되고 영향력 있는 과목 선정을 위해 앞으로도 노력할 것이다.

1) 과목 종류

이제, 우리는 각 장을 통해 여러 종류의 치매예술케어 종류를 접하게 될 것이다. 이것은 이론과 실기로 나누어져 있으나 이 책에서는 이론을 중심으로 다루고자 한다. 프로그램에 필요한 기초지식으로 이해를 돕고, 실기를 통해서는 치매예술케어 프로그램의 적용과 활용을 보게 될 것이다.

각 장의 치매예술케어 종류를 크게 나누어 보면 아래와 같다. 앞으로 우리는 각 장에서 여러 종류의 이론과 실기를 통해 하나씩 학습하게 될 것이다.

(1) 심리 미술 케어

심리와 미술이 합해진 개념으로 대상자가 자신의 그림이나 만들기 등으로 자신의 마음 상태를 이해하고 수용하는 케어 방법이다. 이 케어는 미술의 재료와 방법의 다양함으로 치매예술케어에서 가장 큰 범위를 차지하고 있으며 효과 또한 매우 뛰어나다. 그러나 프로그램을 실시하는 현장에서는 그대로 직접적으로 적용하는 것이 아닌 현재 개발된 프로그램과의 융합된 모습으로 제공될 것이다. 그러나 심리 미술을 전반적으로 이해하고 있어야 치매 대상자의 프로그램 진행을 할 수 있으며, 프로그램을 응용하기 쉬워진다. 그래서 앞으로 많은 시간을 심리 미술 케어 방법과 종류에 대해 학습하게 될 것이며, 이것은 이후 치매 대상자 프로그램에 상당 부분 적용될 것이다. 과목의 종류로는 난화, 콜라주, 만다라, 동적 집 나무 사람(KHTP) 검사 등이 있으며 이는 현장의 사례를 통해 결정되었다.

(2) 동작(움직임) 케어

동작은 사람 곧 그가 행동하는 모든 것이라서 한 인간의 삶의 양식과 태도가 그대로 노출된다고 할 수 있다. 그래서 무너진 관계를 다시 회복할 수 있는 것이 동작이기도 하다. 치매예술케어에서의 동작은 관계를 회복할 수 있는 호흡, 감정 동작들을 직접해 보고 경험하는 시간을 마련한다. 예를 들어 상대를 향해 환하게 웃으며 손을 흔드는 동작에서 느낀 정서적 변화를 상호작용에서 재인식할 수 있게 돕는 것이다. 무엇보다 케어자와 대상자가 몸동작을 함께 하므로 자연스러운 스킨십을 통해 친밀감 형성에 효과가 높다. 치매예술케어 도입단계에 탁월한 프로그램이며 독립된 프로그램으로도 사용된다.

(3) 드라마 케어

드라마는 한 사람의 생애를 서사로 표현하기에 익숙한 형태를 가지고 있어 나를 이야기하고 표현하기에 적절하다. 본래 연극은 종합예술이므로 다양한 기법들을 케어자가 사용한다면 어느 누구에게나 경계없이 다가갈 수 있는 예술장르이다. 연극의 "만약~라면"이라는 전제는 나의 이야기를 하기에 가장 안전한 장치여서 그 효과가 더 탁월하다. 치매예술케어 드라마는 교육적·치유적 성격을 가지고 있어 연극적 기법들을 도구로 하여 쌓였던 감정이나 분노 해소에 도움이 된다. 또한 적절한 예술적 표현을 경험하여 스트레스 해소. 우울 감소 등에도 효과가 크다. 치매예술케어 융합 프로그램 적용 시 흥미를 유발하고 동기부여를 위한 프로그램으로 적절하고, 프로그램 마무리에 응용하여 사용하도록 제시하고 있다.

(4) 그림책 케어

그림책 케어는 정적이면서 동시에 동적일 수 있는 프로그램이다. 또한 대상자에게 언어로 자극이 될 뿐만 아니라 그림의 시각적 효과도 함께 가지고 있다. 그래서 치매 대상자가 이해하기 쉬워 이야기의 흐름을 파악하는데 도움이 된다. 치매 대상자 중 정적인 것을 선호하는 대상자에게 큰 도움이 되며 이야기를 그림책, 그림, 영상 매체 등을 통해 접근한 후 그것과 관련된 활동으로 인지 및 기억 등을 강화하는 방법으로 구성된다. 또한 이야기의 범위가 다양하고 깊이가 있어 대상자의 생각과 인지를 넓힐 수 있어 치매 대상자의 케어에 도움이 된다.

(5) 기타

치매예술케어는 위에 소개한 방법 외에 많은 예술들을 사례 현장에서 검토 중에 있다. 그러나 앞서 설명했듯이 사회복지 현장에서의 특이성과 요구를 잘 반영하여야 하는 것이 중요하므로 이후 더 좋은 것들을 과목으로 소개하게 되리라 기대한다.

기타 치매예술케어 활동에 사용되는 방법의 하나인 이것은 특별한 방법이라기보다는 치매예술케어 프로그램 중에 있는 음악이나 회상, 명상, 상상, 연상과 관련된다. 예를 들어 프로그램을 할 때 듣게 되는 음악은 우리의 마음을 안정되게 하기도 하지만 빠르고 피트 있는 음악은 우리를 긴장하게 만들기도 한다. 또한 치매 대상자가 프로그램 중에 과거를 떠올리게 되거나 미래를 상상하게 되는 것들이 우리가 적용하게 될 치매예술케어와 직·간접적으로 연관되어 있다. 예를 들면 만다라의 실시 방법에 조용한 음악에 대해 준비할 것을 계속 권유하고 있다. 치매 대상자는 심리적으로 불안한 상태여서 안정과 평온감 유지를 위해 귀에 거슬리지 않는 음악 종류와 크기로 프로그램 진행시 함께 제공하면 좋다.

2) 적용

위에서 살펴본 여러 가지 치매예술케어는 모두 치매 혹은 예방프로그램으로 적용 가능하며 우리는 사례를 통해 프로그램화하여 제공하려 노력하고 있다.

현재 진행되고 있는 인지 활동 프로그램을 보면 대부분 A4 사이즈의 학습지 형태이거나 만들기 등의 경우 돌봄 제공자나 프로그램 강사의 설명을 듣고 대상자들이 따라 만들게 되는 방식이다. 치매 대상자는 시간 안에 똑같이 따라 만들거나 그려야 하며 대부분 타인과 구분이 되지 않는 자기 작품을 만들게 된다. 또한 하나의 방법이 제시됨에 따라 타인의 것과 다르면 실망하게 되고, 매번 작업을 할 때마다 자의든 타의든 평가를 받거나 스스로 평가를 하게 되는 것이 사실이다. 우리의 타고난 창의력을 인정하고, 치매 대상자의 잔존 기능으로 창의력을 살리고 그가 가지고 있는 자기 결정권에 따라 스스로의 작품을 위해 최선을 다할 수 있도록 우리는 도와야 한다.

노인사회복지 현장에서 만나 함께 치매예술케어를 경험한 치매 대상자들은 스스로의 작품에 놀라움을 금치 못했으며 즐거운, 기다려지는 시간임을 재차 강조한다. 왜 그럴까? 를 생각해보면 치매 대상자 스스로 자신에게 아직 살아 있는 기능과 생각을 존중받아 그것을 최대한 이용해 작품을 스스로 내용과 구성을 결정하여 진행하게 되기 때문이다.

대상자의 살아온 모습이 다르듯이 우리의 치매 인지 프로그램도 가능한 개별적이어야 하고, 개성을 가득 담을 수 있어야 한다. 순수하게 자기 삶을 토대로 창의적 작업을 할 수 있어야 한다는 것이다.

다양함과 자유로움, 창의적인 치매예술케어는 각종 예술케어를 치매에 맞도록 선별, 적용하여 대상자에게 제공하게 될 것이며, 창의적인 작업으로 만족도와 성취감이 높고 자신의 삶을 탐색, 통합에 이르게 하는 계기를 마련해주는 프로그램이 될 것이다.

4. 사회복지 현장의 한계와 대안

치매 대상자를 위한 케어의 방법은 여러 가지 다양하게 개발되어 현재에 이르고 있다. 여기서 사회복지 현장 이야기를 하는 이유는 치매의 경우, 대부분 노인장기요양보험제도를 이용하고 있기 때문이다. 그러므로 시설과 재가의 구체적인 인지 활동의 장점과 단점 그리고 대안을 제시해보고자 한다.

1) 시설과 재가의 한계와 문제 제기

시설과 재가는 같은 노인 장기 요양기관이지만 분위기와 서비스 내용은 사뭇 다르다. 시설은 규칙적이고 체계적인 반면 재가 중 방문요양은 비규칙적이지만 밀착된 개인 서비스가 가능하다. 여기서는 각각의 장점과 단점에 대해 알아보도록 하자.(여기서는 시설-단체: 주야간보호센터 포함, 재가-개인: 방문요양을 일컬음)

(1) 치매인지 프로그램 시설의 장점

① 프로그램 계획표에 의해 규칙적이다. 이것은 인지 기능의 반복을 위해 중요하며 특히 정해진 시간에 진행하는 것은 지남력, 기억력 등의 유지를 위해 중요하다.

② 계획은 구체적이고 체계적이다. 시설에서는 한 달 계획표 및 상·하반기, 일 년의 계획이 세워져 전체 프로그램의 난이도와 종류에 치우치지 않고 구체적이며 체계적일 수 있다.

③ 프로그램 계획 및 진행을 위한 인적 자원과 재정 자원이 확보되어 있다. 사회복지사나 요양보호사, 또는 외부 프로그램 강사, 자원봉사자 등 재능과 능력이 다양한 인적 자원이 풍부하다. 재정적으로는 프로그램 진행비를 따로 책정하므로 프로그램 계획 및 진행이 안정적으로 확보되어 있다.

④ 프로그램 진행 이후 전시 공간에 전시하여 친지나 가족 방문 시 이야깃거리를 제공할 수 있

다. 치매 대상자가 시설에서 무엇을 하고 어떻게 지내는지가 가족과 친지의 가장 궁금한 내용이며 질문인데 대상자가 기억을 못하더라도 작품이 남아 있는 경우 이야깃거리를 제공하게 된다. 간혹 작품이나 활동을 기억하는 경우 자존감에 좋은 영향을 미치기도 한다.

⑤ 프로그램이 치우치지 않고 고른 영역을 확보할 수 있다. 치매 대상자에게 필요하다고 생각되어지는 프로그램이라 할지라도 대상자가 거부하면 진행에 곤란을 겪는데 반해 시설에서는 함께 대상자가 활동하게 되므로 고른 영역을 진행할 수 있고 서로에게 영향을 주어 도움이 되기도 한다.

⑥ 프로그램 진행시 구성원들의 역동성으로 대상자들끼리 서로에게 도움을 주고받아 사회성 향상에 도움이 된다. 또한 거의 같은 시대를 살아온 경험과 기억은 프로그램 진행 시 치매 대상자의 소실된 기억을 채울 수 있기도 하다.

(2) 치매인지 프로그램 시설의 단점

① 프로그램의 목표가 공통적이므로 획일적일 수 있다. 프로그램이 획일적이게 되면 대상자는 관심이 없거나 인지 기능에 차이가 많이 나는 경우 치매 대상자는 그냥 앉아서 시간을 보내기도 한다.

② 개인의 이야기를 충분히 듣기에는 시간적 제약이 따른다. 또한 치매 대상자 중 이야기하기를 좋아하여도 고른 기회를 위해 케어자가 발표를 중단하여야 하는 경우도 있다.

③ 프로그램 작품이 비교되거나, 똑같아 찾을 수 없는 경우도 있다. 작품의 완성도에 따라 대상자 사이에 비교가 되기도 하고, 위축되기도 한다. 게다가 치매 대상자들이 똑같이 만들거나 그리는 작품의 경우 완성 외에 큰 의미를 찾기는 어려워 보인다.

④ 대상자가 프로그램에 참여를 못 하게 될 경우, 개인적으로 진행이 어려워 다음 기회까지 기다려야 한다. 간혹 대상자가 아프거나 진료가 있어 외출하는 경우, 그 대상자가 원하는 프로그램이라 할지라도 단체진행이므로 다음 기회가 올 때까지 기다려야 한다.

⑤ 치매 대상자가 관심이 없거나 선호하지 않는 프로그램, 혹은 수준에 차이가 있더라도 참여해야 한다. 시설 프로그램은 단체 목표를 가지고 프로그램이 진행되므로 대부분 치매 대상자의 개인

적 의견과 선호, 잔존 기능 등에 세심히 귀 기울이기 어렵다.

(3) 치매인지 프로그램 재가(방문요양)의 장점

① 치매 대상자의 신체적, 정신적 리듬에 맞출 수 있다. 치매의 경우 감정 변화에 따라 상황이 자주 바뀌는데 그것에 적절히 대처할 수 있어 대상자의 기분전환 후 프로그램을 실시할 수 있다. 때로는 치매 대상자가 신체적, 정신적으로 어려울 경우, 다른 프로그램으로 대체하여 실시할 수도 있다.

② 치매 대상자의 선호나 관심에 따라 접근이 용이하여 동기 유발이 쉽다. 관찰에 의해 대상자의 선호도에 따른 도입으로 프로그램에 대한 흥미를 쉽게 이끌어낼 수 있다.

③ 프로그램 진행시 치매 대상자 자신의 이야기를 충분히 할 수 있고 시간적 제약을 시설에 비해 덜 받게 된다. 케어자가 치매 대상자의 이야기를 충분히 듣고 이야기 나누며 진행할 수 있다.

④ 치매 대상자의 잔존 기능에 따라 프로그램을 계획, 진행할 수 있다. 대상자의 신체적 잔존 기능과 관심에 따른 개별적 프로그램 계획이 가능하다.

⑤ 대상자만을 위한 목표를 세우고 관찰 및 집중할 수 있어 세심한 배려가 가능하다. 전체 목표가 아닌 개인의 목표를 세울 수 있으며, 대상자의 시급한 문제에 대해 먼저 접근할 수도 있다. 또한 케어자가 집중해서 관찰할 수 있어 대상자에게 필요한 프로그램 서비스를 근접해서 도울 수 있다.

(4) 치매인지 프로그램 재가(방문요양)의 단점

① 프로그램이 체계적이고 구체적이지 않을 가능성이 높다. 대상자가 선호하는 프로그램이나 보호자의 요청이 있는 프로그램 위주이기 쉬우며, 기타 재료나 인적 자원, 만족도나 변화를 측정하는 것 등 체계적이지 않을 가능성이 높다. 또한 프로그램을 계획하는 사회복지사의 역량도 중요하게 작용한다.

② 치매 대상자가 거부하면 프로그램 적용이 용이하지 않다. 시설처럼 다른 구성원이 있는 경

우, 치매 대상자들이 다른 구성원의 프로그램 진행하는 모습을 보고 자극받는 등 서로 영향을 주는 반면 재가의 경우 대게 혼자 프로그램을 하게 되므로 자극을 주고받기가 용이하지 않다.

③ 프로그램이 한정적이다. 치매에 자극이 되는 자료나 재료를 현재는 재가 기관이나 요양보호사가 직접 준비를 해야 한다. 그래서 번거롭고 절차가 어렵거나 비용이 발생하게 되면 프로그램으로 진행되는 경우가 현실적으로 매우 어렵다.

④ 프로그램을 대상자의 여건에 맞추다 보면 규칙적이지 않게 될 가능성이 있다.

⑤ 프로그램에 대해 요양보호사에게 전적으로 의존해야 한다. 현재 노인인지활동은 요양보호사의 수준이나 역량에 따라 프로그램 진행 및 응용에 많은 차이를 보이고 있다.

2) 타 프로그램과의 차이

현재 개발되어 사용되고 있는 프로그램과 치매예술케어가 근본적으로 무엇이 다른지에 대해 말해보고자 한다. 우리는 노인들의 잔존 기능을 살려 서비스하고자 무던히도 노력하고 있다. 그러나 대부분의 프로그램들은 치매라고 하는 편견 때문인지 대부분 프로그램 진행자는 '선생님'이 되기 일쑤이다. 다시 말해 프로그램 진행자들은 대상자에게 무엇인가를 가르쳐야 한다고 생각하여 맞고 틀리고를 강조하다 보면 대상자가 프로그램을 거부하는 일들이 프로그램 진행 시 종종 발생하고 있다. 이것은 정책과 제도를 함께 고민해야 하는 것으로 일단 여기서는 넘어가고 나중을 기약하기로 한다.

치매예술케어가 타 프로그램과의 구체적인 차이점을 나열하면 다음과 같다.

첫째, 프로그램의 주체가 케어자가 아닌 치매 노인이다. 우리는 치매가 걸렸다는 이유로 치매 노인을 신뢰하지 못하는 경향이 있다. 마치 우리는 정답을 다 알고 있고 진행자가 알고 있는 정보가 다 정확한 것처럼 행동할 때가 있기 때문이다. 치매예술케어의 주체는 프로그램 진행자가 주체가 아니라 치매 노인 스스로 만들고 기억나는 것, 기억을 자극하는 것에 반응하는 치매 노인이 주체가 되어야 하는 것이다.

둘째, 거의 모든 프로그램은 치매 대상자의 삶을 있는 그대로 반영해 준다. 우리가 살아 온 삶은 참으로 다양하고 복잡한 선택의 연속이었듯이 그들이 살아 온 삶은 평가의 대상이 아닌 존중의 대상임에 틀림없다. 치매예술케어의 프로그램은 대상자의 삶과 생활을 그대로 반영하여 그들로 하여금 회상을 통해 흥미를 갖게 하는데 용이하다.

셋째, 매번 반복되는 활동이 아니므로 다시 말해 같은 프로그램을 실시하더라도 대상자의 그날 감정이나 기억 정도에 따라 작품이 바뀜으로 인해 지루해하거나 반복적이라고 느끼지 않는다는 것이다. 매번 작품이 바뀌기도 하지만 활동에 재료만 바꾸어도 대상자는 다르다고 느껴 지루하게 생각하지 않는다.

넷째, 치매 노인 중 무학의 경우, 타 프로그램의 진행(언어 위주의 학습지)이 어려운 경우가 많은데 비해 치매예술케어는 전혀 그렇지 않다는 것이다. 글을 몰라도, 그림을 못 그려도 얼마든지 가능하다고 할 수 있다. 대상자가 이해하고 인지하고 있는 것에서부터 활동을 이어 나갈 수 있다는 차이가 있다.

다섯째, 감정과 정서가 드러나므로 친밀감 형성이 용이하여 대상자를 위해 서비스하기가 수월해진다. 치매 대상자의 감정에 대해 이야기 나누고 이해하기란 쉬운 일이 아니다. 그럼에도 불구하고 치매예술케어는 활동하는 동안 대상자의 감정과 기억, 인지 상태가 잘 드러나서 친밀감, 신뢰감을 빠르게 형성할 수 있다.

3) 인지 프로그램의 대안 필요성과 내용

위에서 알아본 바와 같이 현장에서 인지 프로그램을 대상자의 개별적 욕구와 계획에 맞춰 실시하기란 쉽지 않다. 게다가 대상자의 변화와 만족을 이끌어내기란 더욱 힘겨운 일임이 틀림없다. 치매 인지 프로그램이 더 발전·성장하기 위한 인지 프로그램의 원칙과 단점 보완에 대한 이야기를 좀 더 나눠보고자 한다.

그렇다면 앞으로의 치매인지 활동 프로그램은 어떠해야 할까?

첫째, 치매 대상자를 위한 비약물 프로그램은 다양한 형태의 개입을 포함해야 한다. 하나의 인지 활동이 아닌 다양한 통합형태의 프로그램으로 동적이며 동시에 정적이어야 한다. 또한 여러 활동으로 대상자의 감각이 고르게 자극받을 수 있어야 한다.

둘째, 인지 및 심리·정서를 다루어 불안이 감소되고 안정을 경험해야 한다. 치매 초기, 중기, 말기에 나타나는 심리·행동적 요인의 기초가 되는 불안을 감소하는데 치중하여야 한다. 또한 이외의 심리·정서적 어려움이 자신도 모르게 있다면 프로그램을 통해 통찰할 수 있는 시간을 제공하여야 한다.

셋째, 치매 대상자의 능력과 요구를 반영하는 개별화된 프로그램을 제공해야 한다. 대상자의 학력, 취미, 성별, 관심 등을 고려한 개별화된 프로그램이어야 한다는 것이다. 치매 전 그들의 관심과 취미 등이 전혀 다름에도 불구하고 현재 우리는 같은 인지 활동을 하고 있는 것이다.

넷째, 대상자가 살아 온 경험과 결과가 모두 다르고 다양함으로 그들의 삶이 존중되는 프로그램이 제공되어야 한다. 우리는 많은 가치 속에서 하나를 선택하여 그것을 목표로 삶을 살아간다. 치매 대상자의 삶이 치매 전의 삶과 연속성 상에 놓일 수 있도록 최대한 도울 수 있어야 한다.

다섯째, 치매인지 프로그램 목표 전후의 변화에 대한 척도 등을 사용하여 비교할 수 있어야 한다. 인지 활동 프로그램 전·후를 비교하여 무엇이 좋아지고 나빠졌는지를 비교할 수 있어야 한다. 물론 인지 기능이 월등히 향상된다는 사실은 결코 쉽지 않다. 하지만 치매 대상자들이 인지 기능을 유지하게 하는 것을 목표로 할 수도 있고, 우울, 대인관계 등 대상자의 또 다른 요구를 해결하는데 목표를 삼을 수도 있다. 이러한 경우 알맞은 치매예술케어에서 제공하는 척도를 사용하여 프로그램 활동 전·후를 비교하여 목표를 수정하거나 프로그램 난이도 등을 조정하도록 한다면 도움이 될 것이다.

여섯째, 프로그램을 담당하고 있는 사회복지사나 요양사(케어자)가 프로그램에 대해 응용, 적용이 용이해야 한다. 프로그램 진행자는 자기 계발을 위한 꾸준한 노력이 동반되어야 하는 것은 당연한 일이다. 그러나 그것은 쉬운 일이 아니므로 가능한 변형하여 응용할 수 있는 프로그램이라면 좋을 것이다.

일곱째, 치매 대상자는 자유롭게 표현할 수 있어야 한다. 정해진 정답의 프로그램도 필요하지만 때로는 대상자가 원하는 표현을 자유롭게 할 수 있어야 한다. 우리의 창의력은 자유롭다고 느낄 때 잘 표현될 수 있기 때문이다. 치매예술케어의 경우, 간혹 대상자가 처음에는 자유롭게 표현하는데 어려움을 느끼기도 하지만 조금만 적응하면 아주 많은 이야기와 함께 표현되어져 우리를 놀라게 하고 있다.

여덟째, 프로그램은 대상자에게 늘 새롭게 느껴져야 한다. 우리도 매일 같거나 비슷한 것을 반복하는 일은 쉽지 않다. 프로그램을 변형해서라도 치매 대상자가 새롭게 느낄 수 있는 것이라면 대상자의 프로그램에 대한 호응과 호기심, 참여는 높을 것이다.

아홉째, 프로그램을 마친 대상자는 성취감과 만족감을 경험하여 자존감이 향상되고 즐거워야 한다. 대상자가 프로그램을 마쳤을 때 성취와 만족감이 높고, 그 과정이 즐겁고 재미있어야 한다.

열째, 프로그램은 치매 대상자의 인지, 심리, 정서, 사회적으로 관여하여 치매 대상자의 삶의 질을 높이고 생활에 활력을 제공해야 하며, 치매 대상자의 남은 잔존 기능은 유지되도록 해야 한다.

이러한 원칙과 단점을 보완하여 새로운 대안으로 제시하고자 하는 것이 바로 '치매예술케어'이다. 이것은 치매 대상자로 하여금 그의 생각이나 느낌을 자유롭게 표현하도록 할 것이며, 강요가 아닌 스스로의 삶과 기억에 대해 이야기하게 될 것이다. 그리하여 치매예술케어는 대상자의 인지, 심리, 정서, 사회관계에 깊이 관여하게 되므로 인지 기능은 유지되고, 심리·정서는 안정되어 평안하고, 대인관계 향상으로 외로움으로부터 벗어나게 될 것이다.

5. 전망과 방향

치매예술케어에 대한 논의를 여기서 마치며, 앞으로의 전망과 방향에 대해 말해보고자 한다. 이것을 단순히 치매예술케어에 국한시키기보다 앞으로 치매 대상자를 위한 인지 활동 프로그램과 치매예방이 나아갈 방향에 대한 전반적인 내용이기를 기대해 본다. 앞으로 치매예술케어는 구체적인 방향 제시로 치매프로그램의 선도적인 역할을 담당하고자 한다.

1) 인간존중케어가 실현되어야 한다.

모든 서비스의 기본은 인간중심 케어이다. 그럼에도 불구하고 또 강조하는 것은 치매예술케어에서 진행 방법이나 케어자의 태도는 치매 대상자에 대한 존중하는 마음이 전부라고 해도 과언이 아니기 때문이다.

현재 인지 프로그램 제공 시 치매 대상자를 위해 서비스하면서도 대상자가 제외된 경우를 많이 목격한다. 대상자를 위한다고 하면서도 대상자의 생각과 느낌에는 별로 관심이 없거나 무시를 하게 되는 것이다. 이유를 물어보면 치매 대상자에게 도움을 주기 위해서라고 하면서 진행자의 주장을 관철시키는 경우를 목격한다. 케어자는 기본적으로 치매 대상자에 대한 경외심이 가슴 깊이 있어야 하고, 철저하게 치매 대상자를 돕는 사람임을 잊어서는 안 될 것이다.

2) 프로그램이 다양하고 세분화되어야 한다.

프로그램 개발에 많이 노력한 결과로 프로그램이 다양해지고 있는 것은 실로 다행이다. 그러나 우리는 더 확대될 노인 인구를 위한 더 많은 준비를 해야 하는데, 그 노인들의 문화적, 사회적 특징을 잘 살펴 그들의 노화 예방 및 치료를 위한 프로그램 개발에 노력을 아끼지 않아야 한다. 인지 프로그램은 다양해야 하며, 세분화되어야 한다는 것이다. 인구학적으로 인원이 늘어난다는 것은 그들의 요구가 다양하게 많아짐을 의미하기도 한다. 새로운 복합의 형태, 취미를 적극 활용한 방법 등에 대해서도 좋은 대안이 있어야 할 것이다. 또한 치매 케어의 종류도 다양해져서 인지 프로그램과 함께 영양케어, 재활케어, 감염케어 등 세분화되어 대상자의 요구에 맞는 서비스를 하도록 체계를 잡아나갈 필요가 있다.

3) 고품질의 프로그램과 서비스가 준비되어야 한다.

우리 사회는 급변하는 시점을 지나 어느덧 높은 시민의식과 사회적서비스를 자랑하는 사회문화 속에서 생활하고 있다. 나아진 서비스가 눈에 띄던 시대를 지나 수준 높은 서비스가 일반화되고 있는 것이다. 사회적으로 서비스의 질을 한껏 올리는 이때, 사회구성원들은 인지 프로그램의 내용과 방법이 높아지길 희망하고 있다. 사회적, 문화적, 교육적, 경제적 수준이 높아짐에 따라 당연히 질적 서비스 수준에 대한 요구도 높아지고 있다는 말이다. 앞으로 질 높은 서비스는 더욱 세심화, 차별화, 개별화되어야 한다.

4) 치매를 예방하는 프로그램의 전환이 동시에 이루어져야 한다.

현재는 치매 진단을 받아야 서비스를 받을 수 있지만 앞으로 노인 인구가 확대됨에 따라 치매 예방을 위한 서비스 체계가 확대될 것으로 전망된다. 그래서 현재의 프로그램이 치매 예방을 위한 프로그램으로도 함께 쓰여지도록 개발되어야 한다는 것이다. 당연히 치매예술케어는 굳이 방법을 바꾸지 않더라도 치매예방프로그램으로 전환이 가능하다.

5) 개인을 위한 개별적인 프로그램이 준비되어야 한다.

서비스의 질은 대상자와 밀착되면 될수록 높은 수준이 된다. 밀착이 되면 치매 대상자를 잘 파악하여 시간이나 방법 모색에 신경을 더 쓰게 되며 그것이 곧 서비스 계획에 도움이 될 수 있다. 치매 대상자는 앞으로 더욱 늘어날 것으로 예측되는데 그에 앞서 그들의 욕구나 생각이 고스란히 담긴 치매 예방, 치매인지 프로그램이 연구되어 준비되어야만 한다.

6) 케어자의 역량 강화를 위한 꾸준한 교육이 제공되어야 한다.

　인지 프로그램이 발전하는 만큼 케어자를 위한 꾸준한 교육이 마련되어, 그들이 서비스 질을 높이는데 지속적으로 도와야 한다. 치매 대상자, 보호자, 케어자의 욕구를 적극적으로 반영한 프로그램을 개발하고, 개발된 서비스가 가능하도록 케어자의 역량을 강화하는 교육의 틀을 마련하여야 한다. 이러한 교육은 일회성이 아니라 꾸준한 보수교육을 통한 역량 강화의 장이 되어야 할 것이다. 이것은 곧 치매 대상자, 보호자, 케어자 모두에게 만족을 줄 수 있는 길이며, 이것이 곧 우리의 희망이기도 하다.

〈참고 문헌〉

김병수외(2018). 치매 전문교육 -기본과목- . 서울:보건복지부, 중앙치매센터, 국민건강보험.

일본인지증케어학회(2011). 치매 노인을 위한 케어 매니지먼트. 서울:노인 연구정보센터

임진화외(2018). 치매예술케어I. 서울:한국요양보호협회, 한국기술교육대학교

임진화외(2020). 치매예술케어III. 서울:한국요양보호협회, 한국기술교육대학교

중앙치매센터 연차보고서(2020, 2021). 중앙치매센터

2장

치매예술케어 만다라

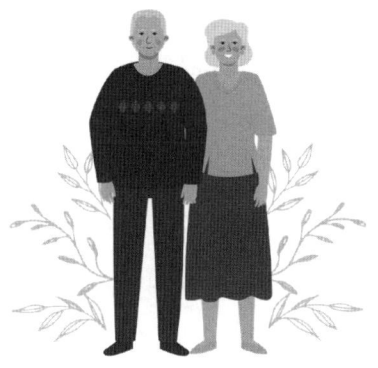

- 들어가며 -

'사람이 참 둥글둥글해'라는 표현은 듣는 사람을 참 기분 좋게 하는 말이다. 대인관계에 있어 어디 걸림이 없고 모나지 않았다는 칭찬의 또 다른 표현이기 때문이다. 이렇듯 우리의 무의식 속에 둥근 것에 대한 이미지는 긍정적이며, 안정적이기까지 하다. 덧붙여 둥근 달이 주는 풍성함과 매일 마주하게 되는 우리 얼굴조차 둥글다. 작게는 밥숟가락에서 크게는 우주에 이르기까지 둥근 모양은 우리에게 친숙할 수밖에 없다는 생각이 든다. 그래서일까? 고대 조상들의 그림에서도 지역에 상관없이 비슷한 둥근 문양의 그림들을 발견할 수 있다. 동그라미는 그만큼 우리에게 친숙한 모양이며 형태인 것이다. 이것에 대해 루돌프 아른하임은 일반적으로 원은 둘레로 가로막혀 밀폐되어 있지만 완전한 균형의 형태를 지닌 완성(perfection)이라는 종교적인 이미지로 인식되어 왔으며 또한 원은 개별적인 특징이 거의 없지만 모든 형태의 기반이 되는 가장 일반적인 형태라고 했다. 이렇듯 고대로부터 현재에 이르기까지 원이 주는 편안함과 안정감, 완성감 등은 우리로 하여금 일상생활로부터 예술에 이르기까지 자주 사용하게 만들었던 것이다.

아마도 여러분은 동그란 원안에 여러 그림이 그려져 있거나 혹은 도형이나 선으로 분할되어 있어 대상자가 스스로 원하는 그림을 그려서 채색하는 모습을 본 적이 있을 것이다. 설령 이것의 명칭을 모른다 하더라도 많은 프로그램에서 사용하고 있는데, 이것이 바로 동그란 원에 그림을 그리는 '만다라'이다.

다시 말해 치매예술케어에서의 '만다라'는 동그라미 안에 원하는 그림이나 선 등을 그려 채색하거나 기타 다른 재료를 이용해 표현하는 것을 말한다. 형태도 다양하거니와 재료와 색을 마음대로 할 수 있어 대상자의 만족이 높고 자유로움을 경험하는 소중한 시간이 된다. 그러나 간혹 방법을 알지 못하거나 자세히 이해 못하고 진행하는 경우도 있으므로 이번 기회에 배워서 바르게 사용하는 만다라 프로그램 시간이 되길 바란다.

1. 만다라의 이해

1) 만다라의 유래와 정의

　　만다라(Mandala)는 산스크리트어로 '마술적인 원(magic circle)'을 의미하며 기본적으로는 '원(circle)'을 뜻한다. 만다라는 성스러움의 표상 기제로써 많은 문화권에서 고대로부터 성스러움을 집중적으로 담아내고 표현하는 강력한 역할을 해왔다. 암각화에서 성당의 아치형 천장, 의식 춤, 달력의 순환 주기 등에 이르기까지 형태도 다양하다. 어떠한 형태로 존재하든 간에, 만다라는 우리 자신의 내면적인 실재를 살펴보고 여기서 생긴 이해를 육체적인 자신과 통합함으로써 더 큰 우주와 연결될 수 있는 심오한 방법을 우리에게 제시한다.

- 출처 : 수잔 핀처, 오연주역(2011) -

　가장 오래된 만다라는 석기 시대 돌에 새겨지거나 그려진 암각화를 들 수 있다. 이것은 남아프리카, 스칸디나비아반도 지역, 미국 남서부, 호주, 인도에 이르기까지 여러 지역에 광범위하게 펼쳐져 있다. 이러한 만다라는 특정한 공간이나 시간, 혹은 초월적이거나 성스러운 것으로 차별화하는데 주로 사용되었다. 예를 들어, 인도의 만다라 신전, 부처의 깨달음의 장소인 보드가야, 중동과 유럽의 기독교 교회와 이슬람 사원의 돔 등 신성한 공간을 창출하는데 활용할 뿐만 아니라 예수의 후광 등 신성한 에너지를 표현하는 데도 사용하였다. 그리하여 현재에도 신성한 의식에 에너지를 불러 담기 위해 사용되고 있다.

　이렇게 사용되는 만다라는 밀교(7세기경 인도에서 성립된 대승불교의 한 교파)에서 만다(曼茶,manda)와 라(羅,la)로 구분하고 '만다'는 중심 또는 본질을, '라'는 소유 혹은 성취를 의미한다. 또한 고대 인도 범어인 산스크리트어로 '원圓'이라는 뜻이다. 소우주인 인간은 만다라를 통해 그 중심을 향하여 전진하거나 흩어지는 것들을 다시 결합하는 우주과정으로 인도된다고 한다.

　종교적인 신성한 의식에서 만다라의 유래를 찾은 학자들은 만다라의 정의를 중심과 본질을 얻는 것, 마음속에 참됨을 갖추고 있거나 본질을 원만히 하는 것이라고 하였다.

그런데 치매예술케어에서의 만다라는 사실 종교적인 것보다는 자신과의 만남을 위한 프로그램으로써의 역할에 더 충실하다. 물론 만다라가 주는 의미를 자세히 경험해보면 자기를 발견하는 도구임에는 틀림없다. 자신을 돌아보고 통찰하여 통합하는 과정이 우리에게 필요하듯이 치매 대상자에게도 무의식적으로 필요한 소중한 시간이기도 하다.

그리하여 우리는 치매예술케어에서의 만다라를 '원안에 작업을 통해 자신의 중심과 본질을 이해하고, 자기로의 통합 과정을 향해 나아가면서 무의식적인 자신의 욕구를 반영하여 원안에 자신이 원하는 모양이나 색채 등으로 구성하는 것'으로 정의한다.

2) 만다라 의미를 통한 이해

스위스의 정신과 의사이자 심리학자인 칼 구스타프 융(C.G. Jung, 1875~1961)은 원 모양의 그림이 진정한 자기(self)를 찾는 과정인 개성화에 매우 중요한 과정임을 지적했다. 융은 학자로서의 연구뿐만 아니라 자신 스스로의 작업이나 표현을 위해 아프리카 등 여러 지역을 여행하고 오랜 시간을 보내면서 '참자기'를 찾기 위해 노력하였다.

목사의 아들이기도 한 그는 저서에서 '인간은 형태와 색상으로 가득 찬 원을 구성하고 싶어 하는 자연적인 욕망을 지녔다'라고 기술했다. 그는 이 원 모양의 그림이 아시아의 영적인 예술품에서 발견된 만다라를 연상시킨다는 이유로 이것들을 '만다라'라고 부르기 시작했다. 정신에는 정신 기능을 질서 있게 유지하고 필요할 때 안정성을 회복하는 기능을 지닌 자정 체계가 들어있는데, 융은 만다라야말로 이러한 정신의 자정 체계의 발로인 것 같다고 분석하면서 이렇게 기록하였다.

> 원의 이미지에 담긴 강렬한 문양은 정신 상태의 무질서와 혼돈을 보상한다. 이것은 자연이 만든 자기 치유의 시도임에 틀림없다. 이는 의식적인 반영이 아니라 본능적인 충동에서 비롯된 것이다.

- 출처 : 수잔핀처, 오연주역(2011) -

융은 그의 경험을 통해 만다라가 전체성을 향해 나가는 인간 본연의 충동과 연관된다고 하였다. 융이 말하는 전체성이란 '한 개인이 그가 가진 잠재력을 모두 발휘한 상태'라고 하면서, 우리 모두에게는 성장 과정을 관장하는 정신적인 중심이 있는데 이것을 '자기(self)'라고 칭했다. 자신의 중심 '자기'를 찾아가는 과정을 자아실현 혹은 개성화라고 한다. 개성화를 위한 만다라는 다양한 형태로 우리에게 오고 우리는 이미 집단 무의식 속에서 알고 있었다고 그는 말한다.

일반적으로 만다라 작업을 통해서 대상자의 무의식이 드러나면서 잠재되어있는 욕구를 알아차리기도 하고, 표현하기도 한다. 또한 대상자의 만다라에서 연상되는 이미지는 그의 잠재된 창의력과 무의식의 표현이라고 할 수 있다.

융은 자신과 환자를 통한 그의 많은 경험에서 만다라가 치유적인 에너지를 가지고 있음을 알게 되었다. 그래서 위기의 순간에 만다라 작업을 하게 되고, 삶의 여정에서도 수많은 만다라 작업을 하는 것은 극히 자연스러운 일이 된 것이다. 우리의 삶의 여정에는 중심점이 필요하며 중심과 늘 이어져 있어야 한다. 이렇게 중심과 함께 한 우리의 삶은 시간이 지나면서 융이 그랬던 것처럼 중심의 힘을 놓지 않고 깊은 신뢰로 살아가게 할 것이다.

3) 현장에서의 만다라 쓰임과 효과

현장(시설이나 방문요양)에서 대상자를 위한 미술 프로그램 진행 시 일반적으로 가장 무난한 것이 바로 '색칠하기'이다. 재료가 비교적 간단한데 비해 색감은 다채로워 대상자의 만족도가 높기 때문일 것이다. 또한 재료로 인한 번잡함이나 위험을 동반하지 않는 것도 큰 장점이라고 하겠다. 그리하여 시설이나 방문요양에서 많이 활동하게 되는 것도 사실이다. 그러나 간혹 대상자에게 맞지 않는 그림을 채색하게 하는 경우도 있다. 대부분 시설에서는 프로그램 활동 시간과 담당이 정해져 있어 운영되고 있으나 방문요양에서는 그러하지 못한 것이 사실이다. 이럴 때 손쉽게 접근 가능한 것이 바로 만다라 색칠하기이다.

이렇듯 프로그램 활동 시 색칠하기의 대표라고 할 수 있는 것이 바로 도안(문양)이 그려진 '문양 만다라'이다. 대개는 문양이 그려진 종이를 나누어 주고 채색하는데 대상자 중에는 만다라를 처음 접하는 사람도 있고, 익숙한 대상자도 있을 것이다. 그러나 이들에게 단계를 두거나 재료의 난이도를 알고 접근하는 예는 드문 것 같다. 예를 들면 많이 접해 익숙한 대상자나 처음 접하는 대상자나 모두 동그라미 문양이 그려진 것에 채색하는 것이 대부분 현장의 모습이다. 조금 더 나아가면 동그란 원안에 그림을 그리고 크레파스, 색연필, 사인펜을 이용해 채색을 한다. 이렇게 해도 대상자의 만족은 높은 편이다. 자신이 원하는 문양과 선 등으로 구성하여 타인의 작품과 구별되고, 작업하기에 번거롭거나 어렵게 느껴지지 않기 때문이다. 게다가 색칠하기가 완성되면 작업의 완성도 또한 높기 때문에 현장에서 많이 사용되고 있다.

이렇게 자주 사용되고 있는 만다라 진행 방법을 조금만 바꾸면 만족도 높은 프로그램이 되므로 여기서 현장(단체나 개별)에서 '문양 만다라' 사용 시 주의사항을 몇 가지 덧붙여 보고자 한다. 이것은 특별한 프로그램이 아닌 현장에서 사용하고 있는 것에 케어자가 조금만 주의만 기울이면 되는 것들이다. 기법이나 방법에 관한 것은 실제 치매예술케어 실기를 참고해주기 바란다.

(1) 문양이 너무 복잡하지 않고 선이 선명한 것으로 사용하기를 권한다.

문양이 너무 복잡하거나 어려우면 치매 대상자 중에는 쉽게 포기하는 경우가 생기게 되므로 단조롭지만 의미 있고, 정서에 안정감을 주는 것으로 미리 마련해 두는 것이 좋으며, 선 또한 선명하고 흐리지 않아서 대상자가 채색하는데 불편하지 않도록 준비하는 것이 좋다.

(2) 문양을 여러 가지 중에 대상자가 그날의 느낌이나 욕구에 따라 고를 수 있도록 한다.

우리는 간혹 프로그램을 제공함에 있어 치매 대상자의 의견을 묻지 않고 일방적으로 같은 재료와 주제로 똑같은 활동을 해서 누구의 것인지 찾기도 어려운 작업을 할 때가 있다. 누가 만들었는지도 모르고, 참여자 스스로도 기억 못하는 작품이 되지 않도록 대상자가 그날의 기분과 정서에 따라 만다라 문양을 선택하도록 하면 좋겠다. 절차가 복잡하다고 느낄 수도 있겠지만 우리가 목표로 하는 대상자의 만족을 위해 그들의 자기 결정을 존중하는 것은 매우 중요하다.

(3) 색칠 후 만다라를 오려서 꾸미거나 다른 작업으로 이어 나가길 원할 경우 대상자의 요구를 들어주도록 하며, 시간이 부족할 경우 다음에 이어서 하도록 한다.

대부분 A4용지에 인쇄되어있는 만다라에는 가끔 검은 인쇄 자국이 있는 경우도 있는데 이럴 경우 그것을 반복적으로 지우고 싶어 하는 치매 대상자도 있다. 이 경우 오려내어 도화지에 옮겨 붙여 꾸미기를 하면 단순하게 채색을 한 것보다 훨씬 완성도 있는 작업이 되기도 한다. 일부러 강요할 필요는 없지만 치매 대상자가 원한다면 오려서 다른 종이에 붙이도록 도와주면 좋겠다. 이때 바탕 색이 있는 것을 사용해도 좋다. 이렇게 진행하는 것 자체를 하나의 프로그램으로 진행할 수도 있다.

(4) 만다라 색칠 시 조용한 음악을 틀어주어 색칠이나 구성에 집중할 수 있도록 돕는다.

음악은 조용히 우리의 감정과 정서를 자극하는 예술이다. 신나는 음악을 들으면 엉덩이가 들썩이고, 자장가를 들으면 졸리듯이 만다라를 할 때는 명상음악이나 조용한 음악을 틀어주어 심리·정서적으로 편안한 가운데 프로그램 활동을 할 수 있도록 한다.

(5) 만다라 종이 크기 및 재료를 다양하게 제공해서 대상자가 새롭게 느낄 수 있도록 돕는다.

A4용지, 8절 도화지는 현장에서 가장 많이 사용하는 재료이다. 그러나 8절 도화지를 둥근 원이나 정사각형으로 자르거나 그 중간 크기로 하면 느낌이 또 다르게 느껴진다. 또한 색연필, 크레파스, 사인펜은 현장에서 주로 사용하고 있는데 이들을 섞거나 크레파스로 칠하고 커다란 붓으로 물감을 연하게 하여 채색을 완성하는 방법 등은 치매 대상자로 하여금 새로운 프로그램이라고 느낄 수 있게 한다. 또한 사인펜이나 매직 등으로 점을 찍어 완성하는 방법도 치매 대상자가 작업에 몰두하게 하는 좋은 방법이기도 하다.

2. 만다라의 장점

치매 대상자를 위해 인지·심리·정서적 안정을 도모하게 될 만다라의 장점을 나열해보고자 한다. 현장에서 많이 사용해 장점에 대해 잘 알고 있겠지만 조금 더 자세히 알게 된다면 목적을 정하는데 도움이 될 것이다.

① 색채, 형태 등으로 인지 기능 향상에 도움이 된다. 색을 칠하고 형태와 선을 이해하는 과정을 통해 인지 자극이 되며 감각도 발달하게 된다. 치매 대상자는 선 안에서 형태를 찾는 것을 어려워하는 경우가 많다. 만다라를 통해 간단한 선부터 형태에 이르기까지 고른 자극으로 감각을 향상시킬 수 있다.

② 만다라 원의 색칠 방법이나 기법을 통해 집중력이 증가하게 된다. 처음부터 긴 시간은 아니지만 단계를 두고 점진적으로 집중력이 증가하여 활동에 몰입하게 된다. 대부분 처음에는 20분 내외 프로그램 활동을 하게 되지만 이후에는 집중력이 향상되어 하나의 프로그램으로 60분을 넘기게 되기도 한다.

③ 치매 대상자는 심리적 정서적 안정감을 경험하게 된다. 안정감이 주는 평안한 경험으로 정서적 안정을 가져와 마음이 치유되기도 한다. 만다라는 다른 도안 그림과 다르게 평온감과 안정감을 주는 도구이다. 시설에 입소하여 심리적으로 안정이 필요한 경우, 치매 초기 불안한 경우 등에 만다라를 이용하면 좋다.

④ 만다라의 여러 방법으로 새롭고 즐거운 프로그램 시간을 보내게 되며, 그것이 생활의 활력으로 이어진다. 만다라가 같은 문양이나 도안이라 하더라도 진행 방법을 바꾸면 치매 대상자는 새롭게 느끼게 되며, 새로운 것에 대한 호기심과 만족은 생활에 활력으로 이어져 시설이나 가정에서 생활하는데 도움이 된다.

⑤ 손과 눈의 협응력을 높여 신체와 정신의 균형을 이루게 되며, 이것은 에너지 통합으로 이어지게 된다. 미술작업인 만다라는 우리의 여러 감각 중에서 특히 손과 눈이 협응하여 활동하게 된다. 이것은 곧 뇌의 자극으로 이어지게 된다.

⑥ 현장에 있는 재료로 충분히 가능한 프로그램이다. 문양과 채색 도구만 있으면 언제든지, 어디서든지 가능하며 또한 어떠한 재료든지 가능한 것도 만다라이다. 만다라의 매체에 대해서 뒤에 설명할 예정이지만 특별한 재료 없이도 얼마든지 가능한 것이 만다라이다.

⑦ 치매 대상자의 만족감, 성취감을 쉽게 갖도록 하는 프로그램이다. 인지 활동 프로그램의 대부분은 언어로 되어있어 학습을 한다고 생각하는 반면 예술 활동인 만다라는 완성이 어렵거나 힘이 많이 드는 프로그램이 아니어서 대상자가 재밌고 즐기면서 진행하여 만족과 성취감을 경험할 수 있다.

⑧ 치매 대상자가 자신의 욕구나 표현을 어렵지 않게 창의적으로 할 수 있다. 원 안에 대상자가 원하고 표현하고 싶은 하나의 형태로 완성이 가능하므로 부담스럽지 않게 자신의 욕구를 표현하게 된다.

⑨ 치매 대상자가 프로그램의 난이도와 진도를 정할 수 있어 프로그램 활동에 부담이 없다. 대상자는 일반적으로 똑같은 모양과 내용의 프로그램으로 활동하여 옆 사람과 비교되거나 따라 하기 어려운 경우가 종종 있다. 그러나 치매예술케어 프로그램은 활동 시 대상자가 난이도와 진도를 스스로 정할 수 있게 되므로 부담 없고 즐겁게 활동할 수 있게 되는 것이다.

⑩ 작업 후 전시를 통해 작업 시 느꼈던 감정이나 느낌을 다시 느끼며 생활할 수 있다. 치매 대상자가 즐겨 보는 위치에 자신의 작품을 전시해주면 스스로 반복해서 보고, 읽고, 생각하여 기억을 유지하고, 감정과 느낌을 이후에도 경험할 수 있게 된다.

3. 만다라의 상징과 의미 해석

1) 만다라의 상징

만다라 그림에 나타나는 색, 수, 형태 등은 그리는 사람의 특성과 심리상태를 나타내고 있다.

물론 만다라만 그러한 것은 아니다. 그림(미술)이라는 것은 대상자가 자신을 표현하고 상태를 나타내는 무의식이나 의식 반영의 결과이기 때문이다. 그러나 그중에서 만다라와 같은 다소 추상적인 형태의 경우 무의식과 관련될 가능성이 일반 그림보다는 높은 것은 사실이다.

이 장에서는 만다라에 나타나는 일반적이고 상식적인 것이 내포하고 있는 의미에 대해 알아보고자 한다. 그러나 치매예술케어 만다라의 상징은 일반적이고 상식적인 것 이상으로써의 의미는 부여하지 않는다. 그 이유는 우리가 만나는 대상자의 이야기에 귀 기울이는 것이 무엇보다 중요하기 때문이며, 우리는 그 사실을 절대 잊어서는 안 된다.

2) 만다라에 나타나는 색상

그림에 나타나는 색상은 대상자의 생각과 느낌, 감정을 그대로 표현하는 것이다. 만다라에서 나타나는 색상의 경우도 예외는 아니라서 이것에 나타나는 색을 이해하는 것은 대상자가 보내는 무의식적인 메시지를 이해하는 것이라고 할 수 있다. 그러나 어떤 색은 뚜렷이 이해 가능한 반면 그렇지 않은 경우가 있기도 하다. 또한 같은 색상이라고 하더라도 사용할 때마다 그 의미가 달라지기도 한다.

그럼에도 불구하고 색이 주는 상징은 치매 대상자의 작품 의미와 내용을 보다 풍부하게 이해하도록 도와줄 것이다. 이 장에서는 오랜 세월 동안 관찰되어온 색상들이 전하는 공통된 부분을 제시하고자 한다.

색상의 의미에 대해 제시하기에 앞서 수잔 핀처(2009)의 몇 가지 지침을 소개하고자 한다.

① 만다라를 바라보았을 때 먼저 무슨 색이 중심부에 있는가를 보도록 하라. 이것은 만다라의 중심, 즉 대상자에게 가장 중요한 것이 무엇인가를 상징하고 있다.

② 만다라에 어떤 색상이 압도적으로 많은가 하는 것이다. 그것은 대상자 관심의 정점에 관한 부분이다. 만약 여러 가지 색상이 고르게 사용되었다면 대상자는 여러 가지 부분에 두루 관심이 있다고 볼 수 있다.

③ 그다음으로는 일원상을 그릴 때 처음 사용한 색상은 무엇인지에 대한 것이다. 이 색상은 대상자가 외부 세계에 나타내고 있는 모습을 대변하는 색이라 볼 수 있다. 이 경계를 나타내는 선은 대상자의 자아경계를 대변한다고 볼 수 있다.

④ 만다라의 상단 부분에 사용된 색상은 의식적인 과정들과 연관되고, 하단 부분에 사용된 색상은 무의식적인 과정들과 연관된다.

⑤ 만다라가 특별히 진하거나 밝게 칠해진 곳이 있는지 살펴보자. 특별히 진하게 칠해진 곳은 그 색상이 지닌 상징성을 강조하여 표현하고 있는 것이다. 반대로 색이 연하게 칠해진 것은 일시적으로 인한 피로감, 과로가 원인일 수도 있지만 자신을 신뢰하지 못하거나 무엇인가 슬퍼하고 있음을 나타내기도 한다.

위에 이야기한 내용보다 더 강조하고 싶은 것은 치매 대상자의 만다라를 볼 때 잘했다, 못했다는 케어자의 판단이나 생각을 버리고, 있는 그대로 이해하고 받아들이는 것이 더 중요한 것임을 명심하기 바란다.

만다라에서 주로 나타나는 색인 빨강, 파랑, 녹색, 분홍, 노랑, 흰색에 대해 알아보자. 색이 주는 일반적 느낌을 중심으로 위에 말한 위치, 시작, 위, 아래 등에 관심을 기울이는 것이 무엇보다 중요하다. 왜냐면 색이 어떤 의미를 내포하는지는 개인차가 크므로 이것만으로 대상자를 이해하는 것은 무리가 있기 때문이다.

우선 우리가 느끼는 열정의 색인 빨강을 긍정적으로 보면 사랑을 연상시키며, 즉흥적이며, 강한 에너지와 힘이 느껴진다. 반면 부정적으로는 성남, 급함, 미움, 잔인함 등이다. 빨강이 너무 적은 경우 수동과 의존, 약한 의지 등에 대해 이야기 나눠 볼 수 있다. 그러나 대상자인 노인들의 심리적 변화에는 수동성과 의존성이 강화되는 발단단계이므로 큰 의미를 두지 않도록 한다.

파랑은 밝은 것과 어두운 것으로 나눠보려 한다. 밝은 파랑은 안전하고 고요한 바다가 떠오르는 평화로운 색이다. 반면 어둡거나 짙은 파랑은 주도적이고 지배적인 어머니를 의미하기도 한다. 파랑이 부정적으로는 성난 파도처럼 정서적으로 불안정하거나 의심이 생기거나 반대로 무력감이 느껴지거나 귀찮을 때도 사용하게 된다.

화가 고흐가 생각나고, 태양과 빛의 색 노랑은 밝고 명랑하며 유쾌한 기쁨의 색이다. 또한 사교적이며 자유, 기대의 색이기도 하다. 자신의 생활을 새롭게 하고자 하며, 자신의 힘으로 결정하는 의지, 성장발전에 대한 욕구를 나타내기도 한다. 그러나 반대로 자신을 과대평가하거나 소심하거나 회의적일 때 사용하기도 한다.

자연의 푸르름이 떠오르는 초록은 색이 다양한데 이미지처럼 생명, 자연, 치유, 조화, 희망, 균형 등과 관련된다. 반대로 욕심이나 부정직함, 인색함 등을 나타낸다고 한다.

분홍은 부드러운 여성의 이미지를 가지며 우아하고 애정 가득하다. 그러나 약하거나 보호 욕구가 있을 때 사용하기도 하며 스트레스가 다소 있는 경우도 표현된다.

흰색은 영적인 풍요로움이나 구원, 고결함, 지혜 등으로 쓰이나 반대로 그것에 대한 강한 심리적으로 느끼는 압박을 상징하기도 한다.

3) 만다라에 나타나는 선과 형태

만다라 그림에 나타나는 수와 선, 형태 역시 그리는 사람의 특성과 심리상태를 나타내고 있다. 만다라를 통해 대상자는 자신이 표현하고 싶은 형태나 수와 선을 이용해 그림을 그리며 그것은 대상자의 상태를 나타내는 무의식이나 의식 반영을 반영한다고 앞서도 설명한 바 있다. 그러나 우리 주위의 수와 선과 형태는 무궁무진하며 헤아릴 수 없이 많다. 그래서 우리는 개인이 가지고 있는 의미에 더 주목하도록 노력해야 하며 그것들이 대상자에게 어떤 의미인지를 찾는 것이 더욱 소중함을 강조하고 싶다.

수잔핀처(2009)에 의하면 만다라의 형태는 선과 색으로 구성되며 대상자가 그린 선은 신체 근육 긴장감의 반영이라고 할 수 있다. 대상자가 감정적으로 격해 있을 때는 신체적으로 강하게 눌린다는 점에서 보다 무거운 선을 그리게 된다. 반대로 병이 들어 피곤하거나 허약하고 우울한 상태에 있을 때는 약하고 희미한 선을 그리게 된다(정여주, 2009)고 하였다. 또한 켈로그(수잔핀처, 2009 재인용)는 곡선은 여성이 그린 만다라에 주로 나타나고, 직선은 남성이 그린 만다라에 주로 나타난다고 하면서 곡선이 많은 경우, 비이성적인 삶을 영위하고 상황을 감정적인 방법으로 해결해 나가는 것을 반영한다고 한다. 반면에 직선은 대부분의 경우 이성적으로 문제를 처리하는 남성적인 요소를 대변하는 것으로 보인다고 보고하고 있다.

만다라 둘레의 경계선은 대상자 자신과 그를 둘러싼 주위 환경이나 타인과의 관계를 나타내는 심리적인 경계로 융은 이 경계선을 두껍게 그린 경우 외부 세계를 차단하거나 경직된 태도나 깊은 내향 지향성을 나타낸다고 보았다. 반대로 연하게 그려졌거나 보이지 않게 그려진 경우는 대상자가 타인에 대해 개방적이고 환경의 요소들에 대해 감수성이 강하든지 혹은 대상자의 전체감이 확산된 상태를 나타낸다고 한다.

따라서 지나치게 진하거나 연하지 않고, 두껍거나 보이지 않는 것이 아닌 그저 보일 정도의 경계선은 대상자와 타인과의 사이에 적절한 자아 정체감을 나타낸다고 한다.

다음으로는 만다라에 나타나는 형태에 관한 것이다. 만다라에 나타나는 형태는 나열될 수도 있고, 질서정연하게 배열될 수도 있다. 대상자의 만다라에 나타난 형태는 중요한 것이다. 위에서 말했듯이 만다라의 아랫부분에는 무의식, 윗부분에는 의식성이 반영된다. 그러나 만다라에 나타나는 형태는 셀 수 없이 많으며 다양하다. 이것은 만다라를 활동하는 그 때의 반영이므로 잘되고 못된 것이라고 볼 수 없다. 그러므로 현장에서 도안으로 되어있는 만다라를 색칠만 하는 경우에는 색 외의 해석은 지양하도록 한다.

대표적 형태인 원은 영원과 완전성, 전체성 등과 관련되며 수평은 지상과 지하를 수직은 속세와 신성의 결합, 모든 것을 관통하는 에너지를 의미한다. 나선형은 변화와 역동, 방향 전환, 에너지 성장과 관련된다. 왼쪽으로 감아 돌아가는 것은 회귀를 뜻하고, 그와 반대는 미래, 전진, 발전, 확장, 문제 해결력 등과 관련된다. 십자형은 결합, 연결, 생과 사, 밝음과 어두움과 관련되고, 원안의 정사각형은 자신의 에너지가 충만함을 나타내고, 정화를 의미한다.

그러나 그림이 대상자의 상태를 그대로 의미하기도 하지만 반대로 필요로 하는 경우에도 그리거나 색을 칠하게 되는 것이다. 예를 들어 빨강을 칠하는 대상자를 그대로 열정과 에너지가 가득하다고 의미를 부여할 수도 있지만 대상자가 에너지와 열정이 자신에게 필요하다고 무의식적으로 느껴 그리게 될 수도 있음을 간과해서는 안 된다.

4. 만다라 매체와 사용법

1) 평면 매체

평면 매체는 1차원적인 재료로 활동에 기본이 되므로 치매 대상자에게 익숙하고 가능한 선호하는 것을 선택하도록 한다. 또한 종이 크기는 대상자의 에너지에 따라 스스로 결정하거나 예술케어자가 권하도록 하며, 일반적인 매체로 시작하여 특이한 매체로 확장하는 것이 좋다. 이 외에도 얼마든지 응용하여 사용할 수 있으며, 치매 대상자의 재료에 대한 창의적 생각을 가능한 존중하도록 한다.

평면 매체 종류에는 종이(도화지), 색종이, 색한지, 한지, 신문지, 문양 만다라 용지, 물티슈, 호일, 투명비닐, 우드락 등이 있다.

2) 채색 매체

만다라를 채색하는 매체와 방법은 다양하다. 여기서는 일반적으로 사용하는 매체를 소개하고 특이한 재료는 기타를 참고하기 바란다. 보통 처음 만다라를 하는 경우는 연필로 시작하며, 점점 진하기가 세어지는 것이 일반적이다. 크레파스는 신체기능이 좋으면 그대로 사용하나, 신체 상태가 좋지 않은 경우는 부드러운 파스넷을 제공하도록 한다. 또한 치매 대상자가 신체기능이 저하된 상태에서 위의 평면 매체 중 큰 도화지를 선택했다면 파스텔이나 물감을 권해서 채색하는데 무리가 없도록 돕는다.

채색 매체 종류에는 크레파스(파스넷), 파스텔, 물감, 색연필, 사인펜, 매직 등이 있다.

3) 입체 매체

입체 매체는 만다라 도안을 꾸밀 수도 있고, 입체 매체 자체가 만다라 원(플라스틱 접시, 호일접시 등)이 될 수도 있다. 만다라 도안이 있고 입체 매체로 꾸밀 경우는 천사 점토나 클레이가 유용하고, 입체 매체 자체가 만다라 원이 될 경우는 지점토나 찰흙을 이용하는데 지점토의 경우 말린 후 물감을 이용해 그려도 되고, 천사 점토나 클레이를 이용해 꾸미기 해도 된다.

입체 매체 종류에는 지점토, 찰흙, 색유토, 천사 점토, 클레이, 각종 폐품 등이 있다.

*주의
① 입체 매체는 오래 보관한 경우 딱딱하게 되어 사용이 어려운 경우도 있으므로 프로그램 활동 전 재료 점검이 필요하다.
② 지점토나 천사 점토 등은 대상자들로 하여금 그 자체가 운동이며 활동이 될 수 있으므로 매체탐색 시간과 프로그램 활동 시간으로 나누어 진행하는 것도 가능하다. 자칫 무리하게 프로그램을 진행하기보다는 대상자의 상태를 살펴 진행해야 한다.
예) 첫째날- 천사점토로 색 만들기 / 둘째날- 만들어 놓은 색으로 만다라 꾸미기 등으로 나누어 진행한다.

4) 기타 매체

앞서 말했듯이 만다라 활동 매체는 다양하다. 그중에서도 일반적이지 않아 대상자들이 새롭다고 느끼는 것들도 있다. 이중 자연물은 가격이 비싸므로 자연물을 손쉽게 구하는 시기에 실시하는 것이 좋고, 풀은 가능하면 밀가루로 만들어 사용하기를 권한다. 구매하는 풀은 본드 성분이 들어가 있으므로 피부에 닿아 알레르기가 있을 수 있으므로 주의한다.

기타 매체 종류로는 노끈, 다양한 스티커, 자연물(돌, 식물의 잎들, 나뭇가지, 흙, 낙엽 등), 각종 곡류, 마스킹 테이프, 과자류, 풀, 신문지, 잡지, 폐지(재활용이 가능한 포장지 등)소금, 색모래 등이 있다.

*주의
소금, 색모래 등은 접착이 어려우므로 사실상 보관이 어렵다. 그래서 치매 대상자들이 아쉬워하기도 하는데 만다라 활동을 마치고 간단한 게임으로 즐겁게 마무리하면 기억도 나고 아쉬움도 어느 정도 해소할 수 있다. 예를 들어 자연물의 경우 종류별로 모아보기, 스티커 종류 세기 등의 활동이다.

5. 만다라 프로그램 진행 시 주의점

치매 대상자를 위한 만다라 프로그램은 대상자 심신의 안정과 정서적·심리적 통합에 도움이 되며, 물론 색과 도형 등은 인지 기능에 도움이 된다. 또한, 만다라 작업은 치매 대상자의 나이와 학력에 상관없이 활동이 가능하며 대상자 자신의 정서와 느낌을 원안에 예술로써 표현하는 활동이다. 대상자가 언어로 표현하지 못했던 여러 가지 심리적인 표현을 케어자와 예술로 표현된 자신의 작품을 통하여 이야기 나눌 수 있다. 이 활동에서 표현이 잘되고 못되었다는 기준은 있을 수가 없다. 이 활동은 안정된 원이라는 공간에 자신이 가진 지금의 느낌이나 정서를 예술 매체를 통해서 원 안에 표현하는 것이기 때문에 활동 작품은 대상자의 시간 역사이기도 하다. 개인의 역사는 존중받아야 하므로 완성된 작품을 케어자는 소중히 다루어야 한다.

치매 대상자들에게 원이라는 공간은 편안함을 주어 네모난 종이 안에 그려진 원은 편안한 공간으로 인지되는 것이다. 그리하여 만다라 작업은 일주일에 한 번 정도는 요일을 정해서 꾸준히 실시하기를 권한다.

치매예술케어 만다라 프로그램 활동 시 주의점을 정리하면 아래와 같다.

① 만다라는 정적인 작업이므로 케어자가 서두르거나 재촉하지 않도록 한다. 많은 말보다는 음악이 좋으며, 케어자는 말이나 행동 모두 여유를 가져 치매 대상자로 하여금 편안하게 느끼도록 해야 한다.

② 치매 대상자가 작품을 할 때와 이야기할 때 등 세심한 관찰이 필요하다. 만다라는 앞에서도 알아보았듯이 색, 형태, 수, 이야기 내용, 작품 할 때의 태도 등은 해석에 중요한 요소가 되므로 세심히 관찰해야 한다.

③ 예술케어자는 치매 대상자가 활동을 시작하고 완성하는 것 자체가 즐거운 과정이며, 중요한 의미가 있음을 잊지 않도록 한다. 그리하여 치매 대상자와 함께하는 시간과 과정을 소중히 생각하여야 한다.

④ 예술케어자는 치매 대상자의 작품을 소중히 다루도록 하며 절대로 평가해서는 안 된다. 특히 시설에서 작품의 완성도가 높은 치매 대상자의 작품을 큰 소리로 칭찬한다든지, 다른 집단원의 이목을 끌게 하는 말 등을 삼간다. 케어자의 이러한 행동은 작품을 완성하지 못한 치매 대상자에게 위축감을 들게 할 수도 있으며, 평가라고 느껴질 수 있으므로 예술케어자의 말과 행동이 늘 중요하다.

⑤ 예술케어자는 대상자의 치매 정도에 따라 작업의 정도가 다르므로 기준을 삼아 강요해서는 안 된다. 작품이 완성되면 좋겠지만 그렇지 않을 경우라 하더라도 치매 대상자가 즐기고 있는 그 부분에 대해 이야기를 나누고 마무리하도록 한다. 만약, 신체 상태 등의 이유로 만다라 활동을 치매 대상자가 도중에 그만두게 되면, 다음 활동 시간에 다음 활동 시간에 이어서 활동하고 싶은지 치매 대상자에게 묻고 대상자가 원한다면 (먼저 활동에) 이어서 하도록 한다.

〈참고 문헌〉

수잔 핀쳐, 김진숙역(2009). 만다라를 통한 미술치료. 서울 : 학지사

수잔 핀쳐, 오연주역(2011). 만다라 미술치료 워크북. 서울 : 이음

이부영(2008). 분석심리학. 서울 : 일조각

임진화 외(2020). 치매예술케어 III. 서울:한국요양협회, 한국기술교육대학교

정여주(2013). 만다라 미술치료 이론과 실제. 서울: 학지사

정여주(2009). 만다라와 미술치료. 서울: 학지사

칼 구스타프 융,김세영,정명진 옮김(2020). 레드 북. 서울: 부글

한국미술치료학회(1994). 미술치료의 이론과 실제. 대구 : 동아문화사

3장

치매예술케어 콜라주

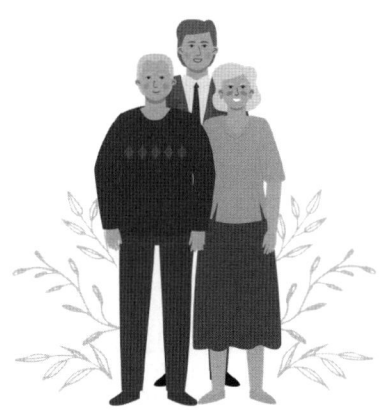

> - 들어가며 -

　프랑스, 미국을 거쳐 일본에서 개발되어 우리나라로 보급된 콜라주는 대상자가 직접 그림으로 표현하는 부담감을 줄이고, 다양한 재료를 이용한 표현으로 성취감을 느낄 수 있게 한다. 특히 잡지 콜라주는 전문가들의 완성된 인쇄물에서 조각을 오리거나 찢고 도화지에 붙여 자신의 작품을 완성하는 심리 미술 기법 중 하나이다. 콜라주 기법의 특징은 간편하고, 쉽게 다가갈 수 있어 부담감을 줄이고, 대상자를 좀 더 깊이 있게 이해하는 데 도움이 된다. 또한 작품 보존이 가능하고 노인 예술케어에서 대상자를 심도 있게 이해하고 케어의 방향성을 찾는 데 도움이 되며 대상자들의 자발적인 자기표현 향상과 생활에 활력을 더할 수 있어 심리·정서적 안정과 정신건강 유지에 도움이 되고 있다. 이렇듯 노인 예술케어에 유용하게 사용되고 있어 현장에서 활용하는 데 도움이 될 수 있는 콜라주를 소개하고자 한다.

1. 유래 및 정의

1) 콜라주의 유래

　콜라주(Collage)란 원래 '풀로 붙이다'라는 의미로 'coller'라는 프랑스어에서 유래된 말이다. 1911년경 입체주의 시대의 피카소(Pablo Picasso)와 브라크(Georges Braque)는 화면 효과를 높이고, 구체감을 강조하기 위하여, 화면에 그림물감으로 그리는 대신 신문지, 전단지, 우표, 벽지, 상표, 실, 한지 등의 실물을 붙여 화면을 구성하는 방식의 '파피에 콜레'라는 기법을 창안하였다. 이후 초현실주의자들이 '꼴라주'라고 칭하여 미술 기법으로서의 표현 방법을 확립하게 되었다.

그 후 미술표현 기법으로의 꼴라주는 1960년 전후에 평가기법으로써 의료현장, 즉 작업치료 영역에서 활용되었다. 현재 널리 활용되고 있는 잡지 콜라주 기법은 1972년 '벅(Buck)'과 '프로밴처(Provancher)'에 의해 처음으로 발표된 것으로 '평가기법으로의 잡지 그림 콜라주(magazine picture collage)'이다(꼴라주가 심리 미술로 발전하면서 우리나라에서는 콜라주로 표기함).

이를 살펴보면, 의사인 벅(Buck)과 작업치료사인 프로밴처(Provancher)는 1968년부터 정신분석적 견해로 환자 인격의 역동적 구조에 작용하고 있는 증상을 평가하기 위해 18~70세까지의 정신병원의 신규 입원 환자 약 500명을 대상으로 잡지 그림 콜라주를 실시하였다. 이러한 콜라주 작업을 통하여 자기 개념, 심리적 에너지와 정신 기능 수준, 방어기제와 그 통제의 질 등 성격의 주요 측면과 병태적 특징의 관련성 등의 여부를 연구하였다.

콜라주 작업으로부터 얻은 결론은 환자의 진로 기록 카드에 기록되어 있는 진단이나 임상소견과 일치하여, 콜라주 작업의 의의가 있는 것으로 나타났다. 또 콜라주의 내용은 때로 무의식적 갈등을 드러내고 있어 평가기법으로서의 유효성을 강조하였다. 이후 '벅'과 '프로밴처'의 「잡지 그림 콜라주의 객관적인 평가법의 발전」(1977), 「잡지 그림 콜라주의 임상적 응용과 평가」(1979)는 진단평가를 의식한 기초연구로 이해할 수 있음을 밝히고 있다(이근매, 2010).

오늘날 콜라주는 다양한 영역, 다양한 대상자들에게 적용되고 있는데 이 중 치매 대상자들의 심리 정서적 안정과 기능 유지 및 향상을 위해 콜라주의 필요성을 소개한다. 치매 대상자의 인지 기능과 우울 등의 어려움을 경감시켜주기 위해서는 두뇌활동의 촉진과 좌우 손과 발의 균형 있는 사용으로 뇌를 고르게 자극시키는 것이 바람직하다. 따라서 예술 활동이나 취미활동을 통하여 긴장과 이완을 반복하는 등의 활동이 유익한데, 특히 예술이 갖는 창조성은 노인들에게 무기력을 감소시키고 에너지를 불러일으키는 장점이 있다.

특히, 콜라주 기법은 인지능력이 손상된 치매 대상자들의 그리거나 배움에 대한 저항과 스트레스를 줄일 수 있다. 또한 매체를 다루는 어려움을 벗어나 시각적인 즐거움과 흥미를 통해 집중력을 높이고, 작품의 성취도는 물론 콜라주 활동 중 과거를 추억하게 하는 이미지 찾기로 두뇌활동을 촉진 시키며 뇌 자극 운동과 발달을 돕는다. 또한 다수의 연구에 의하면, 콜라주 활동 진행 과정 중에 대상자들은 정서적 안정감을 도모하고, 자기를 표현하면서 의사소통이 증진되었으며, 작품 속에서 자신의 내면을 긍정적으로 바라보는 기회로 삼아 집단 원 간의 상호

관계 형성을 촉진하는 데 영향을 주었다. 이러한 정서적 영향은 문제행동의 초조감이나 공격성을 감소하는 데 효과적임이 임상에서 연구되었고, 치매를 대상으로 연구한 Kramer(1994)의 미술치료가 치매 노인의 배회 행동을 감소시키고 창조성과 주의력 유지에도 효과적임을 입증하였다(정진숙, 이근매, 2010).

또한 잡지 콜라주 기법에서 그림이나 사진 등을 모으고 선정하여 자르고, 도화지에 구성하여 붙이는 일련의 과정들은 단절감을 없애는 데 도움이 되는 단순한 단계이며, 노력과 기술이 거의 요구되지 않으므로 치매 대상자들에게 적절한 창작활동이 될 수 있다. 따라서 콜라주 기법은 표현이 쉽고 감정 전달이 우수하여 치매 노인에게 바람직한 중재 프로그램으로서 차별성을 시사하고 있으므로 예술로 치매를 케어하고자 하는 프로그램에 콜라주를 활용하여 좀 더 다양한 자기표현과 자아 통합을 촉구하고자 하는 의도에서 치매예술케어콜라주가 제시되었다.

2) 콜라주의 정의

'치매예술케어'는 치매 노인의 심리·정서·인지 등을 위해 예술의 장점을 활용하여 케어하는 것을 의미한다. 이 예술케어의 한 부분을 콜라주가 담당하고자 한다.

앞서 말한 콜라주는 우리가 대상으로 하는 치매 대상자와 다소 차이가 있어, 이들을 위한 새로운 정의가 필요하다고 하겠다. 콜라주 활동을 포함하는 치매예술케어에서의 콜라주는 그림을 그리기보다 사진이나 인쇄물 등 다양한 매체를 선택하고 오리고 붙이는 과정에서 즐거움과 성취감 등을 경험하게 된다. 또한 과거를 회상하면서 자신을 통합하고 이해하는 과정은 잊혀져 가던 자신을 경험하는 것으로 콜라주 작품에 제목을 지어 보고, 이야기를 나누면서 인지적, 심리적, 정서적, 사회적 행동 변화를 촉진할 수 있게 된다. 더불어 치매 대상자에게 적합하다고 하는 예술적 매체를 이용하여 대상자가 선택한 모든 매체와 활동에 집중하도록 돕는 역할을 하게 된다.

이와 같이 사진이나 다양한 매체를 선택하고 붙이는 과정에서 과거를 회상하고, 현재를 기억하며, 미래를 상상할 수 있도록 하여 작품을 완성하면서 자기 변화적인 기능이 발생하고, 자신의 작품을 통해 스스로 이해하고 통합해 가는 과정 그 자체를 치매예술케어콜라주로 정의한다.

2. 효과 및 목표

1) 효과성 및 장점

(1) 콜라주 활동은 대부분 모든 노인에게 적용할 수 있다.

콜라주 활동은 시각적인 어려움이 있는 대상자를 제외하고는 모든 대상자에게 적용할 수 있다. 예를 들어 간혹 편마비로 한 손을 사용하는 경우라도 대상자가 직접 만들거나 정교함이 요구되는 것이 아니기 때문에 충분히 가능하다. 이러한 경우 신체적 제약이 있으므로 콜라주 박스법[6]이나 찢어서 붙이기를 통해 작품을 완성하는 것이 좋다.

(2) 회상의 촉매제 역할을 한다.

노인을 대상으로 한 심리적 중재에는 회상을 통한 중재법들이 많이 연구되고 있다. 노인 연구가인 버틀러(Butler)에 의하면 노년기가 '인생을 마무리하는 단계에서 자신의 생을 되돌아보는 반성인 시기로 자신의 삶을 되돌아보며 회상을 많이 하게 된다'라고 하였다. 즉 회상이란 노년기에는 자신의 과거를 조망해 보는 것이 과거 기억에 한 재생 차원을 넘어 심리적 적응에 필수요인으로 작용하게 된다. 따라서 회상은 노인들이 가지고 있는 심리적 문제를 해결하는 데 도움을 줄 수 있게 된다.

좀 더 구체적으로 살펴보면 회상은 노인들의 의사소통 기술을 향상하고 사회활동의 참여를 어렵지 않게 할 수 있으며, 일상생활에 대한 흥미를 느낄 수 있게 한다. 따라서 회상을 어렵지 않고 매우 쉽게 하는 데에는 그림이나 사진을 통해 작품을 창조하거나 지난 일을 돌이켜 생각하게 하는 것이 좋다. 구체적인 그림이나 사진이라는 단서가 노인들의 긴장과 이완을 반복하게 할 수 있으므로 노인들에게 효과적인 중재로 작용할 수 있기 때문이다. 따라서 다양한 사진과 이미지를 접하면서 과거를 추억하고 현재를 기억하며 미래를 상상해보는 등의 활동으로 인

---

[6] 콜라주박스법이란 다양한 재료를 간편하게 제공 할 수 있는 방법으로, 필요한 매체(사진, 그림, 붙이는 다양한 재료 등)들을 박스에 종류별로 미리 준비하여 좀 더 편리하게 활동을 도울 수 있다.

지 자극이 활발해지고 자기 수용 및 통합을 기대할 수 있다.

(3) 치매 대상자의 인지 기능에 긍정적인 자극을 기대할 수 있다.

콜라주 활동에 주제가 있거나 자유주제로 하는 방법, 혹은 도화지 크기를 크거나 작게 제시하는 등으로 인지 자극을 활성화할 수 있다. 일상생활에서 이루어지는 상황을 시각적인 재료 활용으로 흥미롭게 콜라주(오리고, 찢고, 붙이고) 하면서 퇴화하는 기능을 유지 및 가능케 한다.

(4) 콜라주 작품은 시각적인 자료를 남겨 이미지의 효과성을 입증한다.

시각적인 자료는 치매 대상자에게 작업 과정을 기억하게 하는 요인이 된다. 엘리어트(Elliott, 1997) 연구에 따르면, 505명의 일반 성인을 대상으로 어린 시절의 경험을 얼마나 회상할 수 있는가에 대하여 설문 조사실시 결과 대상자의 72%가 어떤 형태의 어린 시절 기억을 보고하였는데 자연적인 사건회상이 32%였다. 자연적인 회상이 일어난 가장 큰 계기는 TV 프로그램이나 영화 등과 같이 기억을 자극할 수 있는 매개체가 있는 경우가 없는 경우보다 과거를 회상하는데 도움이 되었다고 한다. 다시 말해 이는 경험이 이미지로 뇌에 기억되고, 그것은 비슷한 형태의 이미지를 볼 때 다시 재생되는 것으로 기억을 연상시키는 최대요인은 '이미지'인 것이다.

(5) 콜라주 활동을 통하여 욕구 표출을 기대할 수 있다.

대상자 스스로가 실제로는 어려울 수도 있는 자신의 욕구를 표출하는 기회를 통해 만족도를 높이고, 욕구를 표현함으로 인해 자신을 이해할 수 있게 되며 카타르시스를 느낄 수 있게 된다.

(6) 케어자 입장에서는 대상자를 다양하게 이해할 수 있는 자료가 된다.

콜라주는 전문가가 찍은 사진이나 그림을 내 작품 속에 담아내고, 사진에서 보이는 인간의 표정, 자세, 방향, 에너지, 사물의 종류, 색채의 섬세한 표현 등이 연결되어 복잡한 심상과 의식하지 못했던 무의식의 이야기를 구체적으로 표현하게 만든다. 이렇게 표현된 대상자의 활동 결과물을 통해 케어자는 대상자의 복잡한 감정이나 느낌 등 다소 이해하기 쉽지 않은 부분들까지도 상징을 통해 깊이 이해하게 되는 것이다.

(7) 케어의 방향성을 제시해 준다.

대상자의 표현된 감정이나 욕구는 기관의 사회복지사나 케어자가 대상자를 깊이 이해하는 기회를 제공하며 이는 나아가 케어의 만족과 방향성을 제시하기도 한다.

2) 진행 목표

치매 노인을 대상으로 하는 콜라주는 활동 중심으로, 콜라주를 진행하는 과정을 즐기는 것에 더 초점을 둔다. 따라서 가능한 한 즐겁고 자신과 관련된 회상을 이끌어 긍정적인 자기 상을 확립하는 것을 목표로 한다. 이를 발전시켜 작품의 결과물을 보고 언어로 표현하게 하여 뇌 기능과 잔존 기능 유지에 도움이 될 수 있도록 해야 한다. 또한 주변인들과 원활한 소통이 어려웠던 상황에서 자신의 이야기를 함께 나누고 공감과 지지를 받는 것은 자기 가치감을 향상하고 자기효능감을 경험하는 근거가 될 수 있다. 이를 바탕으로 치매예술케어에서의 콜라주 목표를 정리하면 다음과 같다.

① 대상자는 콜라주 활동의 자유로운 표현을 통해 언어표현보다 구체적으로 자신이 현재 머무르고 있는 감정을 표출할 수 있다.

② 대상자가 매체를 탐색하고 느끼고 콜라주 활동을 진행해 가는 과정 중에 인지적인 자극과 소근육 활동이 활발해지므로 프로그램을 통하여 인지 기능 유지 및 향상을 도모하고 잔존 기능을 유지 가능케 할 수 있다.

③ 대상자는 콜라주 활동 후 이야기 나누기를 진행하면서 자기표현 능력이 향상되며, 케어자와 의사소통하는 관계 속에서 집중력이 향상되고 대인관계 능력도 향상될 수 있다.

④ 대상자는 심리적 퇴행과 회상을 통하여 지나온 삶을 정리하고, 콜라주 활동 과정에서 자신을 이해하고 통찰하면서 자기 수용과 통합을 이룰 수 있다.

⑤ 케어자는 대상자의 작품을 전체적인 느낌과 형식적, 내용적, 계열적 관점[7]에서 이해하고 통합할 수 있어야 하며, 대상자의 현재 심리상태와 관심사에 대한 이해를 돕고, 나아가 앞으로의 케어 방향성을 도모할 수 있다.

3. 기법과 실시상의 특성 및 적용 방법

1) 콜라주 기법

(1) 미술표현기법에서의 콜라주

붙일 수 있는 다양한 재료들로 콜라주 활동을 진행하면서 매체 활동의 즐거움을 느끼고 그와 관련하여 회상을 이끌어 상상력과 성취감을 높일 수 있다. 치매 대상자 중 미술 활동 경험이 있는 경우에는 거부감 없이 찢거나 오리거나 붙이는 것이 잘 진행되지만, 경험 부족으로 콜라주 활동이 어려울 경우도 있다. 이럴 때는 도안을 선택하게 하고 찢어 붙이기부터 실시하게 되면 "찢는 건 잘하지"라며 소극적인 자세를 참여하는 활동으로 변화하는 데 도움이 될 수 있다.

따라서 간단한 도안에 찢어 붙이기로 표현한 이후에 잡지 콜라주를 실시하게 되면 잡지를 찢거나 오리는 것에 대한 거부감이 덜하고 구성하는 것도 자연스럽게 연계하여 활동할 수 있게 된다. 즉, 미술표현기법으로 접근하는 콜라주가 즐겁고 편안하게 시작할 수 있는 첫걸음이 될 수 있다.

---

7) 계열적 관점이란 대상자가 활동한 작품을 시간을 두고 순차적으로 관찰함으로써 대상자의 관심과 욕구들을 살필 수 있고 변화의 변곡점을 찾을 수 있다. 즉, 발달적 변화를 알수 있게 된다(5.작품에 대한 대상자 이해 4)작품의 계열분석 방법 참고)

(2) 심리 미술에서의 콜라주

① 잡지 그림 콜라주법

위의 미술표현기법으로의 콜라주는 붙이는 재료라면 모두 활용하여 붙여 화면(그린 것과 같은) 효과를 얻는 방법이라면, 심리 미술로 활용되고 있는 잡지 그림 콜라주는 대상자가 잡지를 보면서 사진이나 그림에서 필요한 부분들을 오리거나 찢어 붙여 재구성하는 것으로 개인의 내면이나 관심사 등을 표현하는 것에 도움을 주는 기법이다. 우리나라와 일본 등에서 2008년부터 순수하게 잡지 그림 콜라주 기법을 활용한 다양한 연구를 통하여 그 효과성이 보고되고 있다.

케어자는 작품에 대해 해석하지 않도록 주의하며, 작품과 관련된 주제 중심으로 이야기 나누기를 실시하여 작품에 대한 집중력을 높이고 대상자가 성취감과 존중받고 있음을 느낄 수 있도록 한다. 잡지 그림 콜라주법을 실시하는 데에는 약 30분에서 1시간 정도 소요된다.

② 콜라주 박스법(콜라주 상자법)

콜라주 박스법은 다양한 재료를 간편하게 제공할 수 있는 방법으로 콜라주 활동에 필요한 재료들을 상자에 종류별로 담아 대상자에게 제공하는 것이다. 대상자는 좀 더 풍성한 재료를 제공 받을 수 있고, 케어자는 많은 준비물을 준비하는 번거로움을 피하여 진행 회기에 필요한 재료만을 엄선하여 준비함으로 효율적일 수 있다.

이는 잡지에서 직접 오리고 찢는 과정이 생략되어 소근육 운동이 제한적일 수 있지만 준비된 한 장의 그림을 자신이 원하는 크기나 모양으로 다시 찢거나 오려 붙일 수 있으므로 효과성에는 큰 영향이 없다. 관련 연구에서도 임상적으로 잡지 그림 콜라주 방법과 차이점이 나타나지 않은 것으로 보고되고 있어 고령자의 콜라주 활동에 적합하다.

콜라주 박스법은 쉽고 간편하여 다양한 활동이 가능하다. 거동이 불편한 대상자의 재가나 시설 등을 방문하여 간편하게 실시할 수 있으며, 대상자가 자살위험이 있거나 운동기능에 문제가 있어서 가위를 사용할 수 없는 경우에도 효과적이다. 따라서 가위 사용이 어려운 유아부터 치매나 편마비 고령자에 이르기까지 폭넓게 적용할 수 있다.

(3) 변용 방법

심리 미술에서의 콜라주는 잡지 그림 콜라주와 콜라주 박스법이 있는데 이를 변용하여 의식화하는 방법들을 소개하면 다음과 같다.

① 엽서 콜라주

엽서 콜라주는 후지카케(2007)가 고안한 방법으로 엽서 크기의 도화지에 제시된 주제를 표현하는 콜라주의 변용된 방법 중 하나이다. 엽서 콜라주의 특징은 실시 시간이 짧고, 연작이 가능하며, 주제를 정하는 것이 자유롭다. 또한 의식적인 작업이 용이하고 메시지 전달력이 강하다.

이와 같이 엽서 콜라주는 다양한 작성 방법과 특징을 가지고 있다. 자기소개를 위한 엽서 콜라주나 편지와 같은 메시지를 전달하는 엽서 콜라주는 자기 계발이나 타인에 대한 이해에 도움이 된다. 치매예술케어에서는 자기 강화 및 타인에 대한 이해를 높이는데 활용하고 있다. 엽서 콜라주법을 실시하는 데에는 약 30분 이내의 시간이 소요된다.

> ※ **작은 크기가 의미하는 것**
> ① 용지의 크기가 작을수록 통제적, 계산적, 이성적인 자극이 되어, 표현이 제약된 효과를 기대할 수 있다.
> ② 엽서라는 것의 그 자체 상호성과 메시지 성의 의미가 은근히 포함되어, 더욱 의도적인 메시지를 이끌기 쉬워지기도 한다.

② 화답 콜라주

화답 콜라주는 콜라주 작품으로 서로 화답하는 방식으로 이미지를 통하여 집약적으로 표현할 수 있다는 이점이 있다. 크기는 엽서 크기로 하든 더 큰 크기의 도화지로 하든 제한이 없으나 통상적으로 활용하는 방식은 다음과 같다.

> **- 응답 콜라주(포위형)**
> A4 정도의 용지에 대상자의 엽서 콜라주를 붙이고 그 주위에 케어자가 응답의 의미로 조각을 붙인다.
>
> **- 응답 콜라주(상호형)**
> 대상자의 엽서 콜라주의 응답으로써 케어자가 엽서 콜라주를 만든다. 혹은 대상자가 시차를 두고 대상자 본인에게 응답하는 콜라주를 실시하면 더 의미 있는 결과물이 나온다.
> 이와 같은 방식은 대상자와 케어자가 상호작용하는 것에 언어적 지지와 격려보다 이미지로 표현함으로써 더 강력한 메시지를 전달할 수 있다. 다만, 엽서 콜라주를 먼저 실시한 후 화답 콜라주를 실시하면 익숙함이 있어 더 의미 있게 적용할 수 있다.

③ 원형 콜라주

원형 콜라주는 미국의 미술치료사인 카파치오네(1996)가 현실 생활을 반영하는 방법으로 고안하였다. 이를 만다라 콜라주라고도 한다. 원형은 중심성이 있으며, 원형 콜라주는 현실 생활을 통찰할 수 있어 앞으로의 생활에 지침이 될 수 있다. 이후 2004년에 사토 히토미가 집단원형 콜라주를 연구하여 시작하였다. 집단 원들이 함께 작성하는 집단원형 콜라주는 상하좌우가 없기 때문에 어느 방향에서든 작성하고 감상할 수 있다.

원형 콜라주는 개인 또는 집단을 대상으로 하여 실시할 수 있으며, 콜라주 실시 전 명상을 하거나 자신을 가운데 붙이고 시작할 수 있다. 주로 치매 대상자들에게 활용되는 원형 콜라주는 자신의 사진이나 자신을 상징하는 이미지를 중심에 두고 제작하는 방법을 활용하고 있다.

※ 위와 같이 치매 대상자들에게도 다양한 방법의 콜라주를 실시할 수 있다. 주로 간단하게 시도할 수 있는 것부터 시작할 수도 있고(엽서 콜라주, 화답 콜라주 등), 이니셜콜라주[8]를 실시하여 케어의 방향성을 잡고 실시할 수도 있다. 4절 도화지를 사용하여 다양한 매체를 붙이는 과정에서 억압된 감정을 표출시킬 수 있고, 더불어 대상자의 관심사를 표현하는 방법은 대상자의 자기표현 향상에 큰 도움을 준다. 이후에 종이 크기를 크게, 혹은 작게 조절하거나 주제 없이 자유롭게 하거나 주제를 주어(예: 주고 싶은 선물, 받고 싶은 선물, 고향마을, 어린 시절 등) 의식을 이끌어가는 방법도 추천한다.

---

2) 실시상의 특성과 제작과정

(1) 실시상의 특성

콜라주의 제작 및 실시 방법에 따라 대상자의 무의식성과 의식성의 표현에 차이가 있다. 대상자의 무의식 표현을 돕기 위해서는 처음에 4절 흰 도화지를 사용하는 것이 좋다(2회기부터는 색 도화지를 사용해도 무방하다). 도화지의 크기, 시간, 주제와 색의 유무, 찢기와 오리기 등 실시상의 특징을 숙지하여 콜라주의 활용을 크고 깊게 진행할 수 있다.

콜라주 작품표현 실시상의 특성을 정리하면 무의식성을 드러내기 위해서는 큰 종이(4절 도화지 이상)에 백색 도화지, 자유주제로 시간제한을 두지 않는 것이 좋다. 이후 의식성을 높이기 위해서 점점 종이 크기를 줄여가고 색지를 활용하거나 콜라주 박스법을 활용하며 시간제한을 두거나 주제를 주어 의식을 이끌면 활동 효과를 증진할 수 있다.

---

[8] 이니셜콜라주란 콜라주를 흰 도화지에 처음으로 실시한 것으로 대상자의 무의식이 가장 많이 드러나며 그의 욕구와 현재 관심도를 파악하여 케어의 방향성을 제시함.

(2) 제작과정의 이해

잡지 콜라주의 제작과정은 '잘라내기'와 '붙이기'로 대표된다. 이는 심리적 퇴행을 촉진하는데 잡지 등에서 좋아하는 것을 선택하는 과정, 그것을 가위로 자르거나 손으로 찢는 과정, 도화지에 어떻게 붙일지 생각하여 정하고 풀로 붙이는 등의 모든 과정이다. 이미 소재를 선택하고 분리하는 과정, 그 자체가 정신분석 치료에서의 '자유연상'에 해당한다.

안전이 보장되는 환경에서 자른 조각을 어느 위치에 배치할 것인지는 개인의 무의식적인 힘에 따라 결정될 수 있으며 그 자체가 자기표현이고 나아가 자기 회복과도 결합 되는 것이다. 콜라주에서의 '선택된 조각'은 기존의 이미지를 그대로 사용하여 자기를 표현하기 때문에 대상자의 이해를 깊게 할 수 있고 언어로 표현할 수 없는 불안이나 문제 표현에도 도움이 된다. 잡지가 아닌 다양한 매체 활용 콜라주인 경우에도 마찬가지로 '선택하기'와 '붙이기' 등의 과정은 잡지 콜라주와 동일하게 활동하면 된다.

4. 적용 방법 및 실제

1) 콜라주 적용 방법

콜라주 활동을 안내한 후 제작하는 과정은 어느 정도 순서(아래 <그림 1>과 같이)에 의해 진행된다. 처음에 원하는 사진을 선택했어도 그것을 모두 붙일 필요는 없다. 다시 보면서 재선택하여 원하는 부분을 손으로 찢거나 가위로 오려서 위치를 정하여 구성하고 붙이는 과정으로 진행한다. 모두 붙인 후 완성되면 작품과 거리를 두고 바라본다. 작품에 제목을 정한 후 케어자와 작품 관련한 이야기를 나눈다.

어느 사진(조각)이 가장 마음에 와닿는지, 만드는 과정 중에나 혹은 다 마친 후에 어떤 느낌이 들었는지 충분히 회상하고 그 당시의 기분을 느낄 수 있도록 하여야 한다. 마무리하면서 현실 생활과 통합하여 알아차림을 표현할 수 있으면 좋다. 이런 일련의 과정에서 대상자가 회복되어 가는 자신을 느낄 수 있을 것이다. 활동 진행 방법을 설명하면 다음과 같다.

(1) 미술표현기법에서 말하는 순수한 콜라주 작품을 대상자가 만드는 방법으로, 처음에 무엇을 표현할지 구상하고, 표현하고자 하는 것의 밑그림을 그린 후 준비된 매체를 붙인다. 작품이 완성된 후 주변을 정리하고 풀이나 기타 붙이는 재료가 고정될 수 있도록 건조한다. 이러한 순서를 거치고 모두 완성된 후 작품에 관한 이야기를 나누면 된다. 이는 미술표현기법에서의 콜라주로 이해할 수 있다.

(2) 또 다른 방법은 콜라주(포토몽타쥬 형식)를 할 때 위와 같이 하나의 미술작품과 같은 형식으로 표현하기보다 자신의 감정이나 생각 등을 표현하기 위한 수단으로 각각의 적당한 매체나 그림 등을 찾아 도화지에 붙여 완성하고, 나열되어 있는 조각과 관련하여 서로 이야기 나누면 된다. 이는 잡지 콜라주의 방법이고 최근에는 이와 같은 방법을 많이 활용하고 있다.

〈그림 1〉 콜라주 활동 진행 순서

선택하기 (사진, 그림 등 붙이는 재료)	잘라 (찢어) 내기	재선택하기	붙이기	제목 정하기	작품 설명하기	이야기 나누기	통합하기 (알아차림 나누기)

진행 순서 방향 →

2) 콜라주 활동 접근 방법

콜라주 활동이 모든 사람에게 적합한 것은 아니지만, 누구에게나 활용될 수 있는 기법이다. 오늘날 콜라주 활동은 작업치료, 재활치료, 마음 건강, 대인관계 이해 등을 초점으로 하는 자기 성장 프로그램과 사회성 및 의사소통 기술의 향상을 위한 자기 계발 프로그램 등에 효과적으로 실시되고 있다. 또한 다양한 영역에서 자기 이해를 돕는 활동으로 추천되고 있다. 따라서 아동에서 치매 노인에게까지 활용되는 콜라주 활동의 접근 방법을 살펴보자.

① 주제를 주고 진행하는 방법과 주제 없이 자유롭게 진행하는 방법이 있다. 주제를 제시할 경우 시리즈로 이어서 진행할 수도 있다. (예: 현재, 과거, 미래, 자유)

② 종이를 크게(4절, 2절, 전지 등) 제시하는 방법과 엽서 크기나 원형(크기는 대상자의 상황에 맞게)의 도화지를 제시하는 방법이 있다.

③ 미술표현기법으로 다양한 재료를 콜라주 활동에 제공하여 활동 중심으로 접근하는 방법과 심리 미술로 접근하는 방법이 있다.

이를 좀 더 치매예술케어 현장에서 사용할 수 있는 매체 중심으로 정리하면 다음과 같다.

(1) 색채 활용 콜라주

색(色)은 매우 오래전부터 치료 목적으로 자주 사용되어왔다. 색이 지니는 고유의 에너지는 심리적, 정신적으로 많은 영향을 끼친다. 색의 특징으로 색과 관련한 활동은 사람들이 다양한 감정을 직접 혹은 간접적으로 경험하게 되고, 조화로운 심신 상태를 유지하거나 원래대로 회복할 수 있게 만들어 준다.

특히 노인에게 있어 색채는 자신이 살아온 삶과 관련하여 자신만의 추억이 담긴 회상 언어를 담고 있으므로 그들의 색채 선택은 과거에 각인된 것에 의해 영향을 받는다. 따라서 정서 영역에서는 억압된 감정을 표출하는 것으로 인해 자기 표현력 및 창의력이 향상되고 정서적인 정화를 경험하게 된다. 인지 영역에서는 색을 인지하고 선택함으로써 기억력이 자극되고 형태 감각이 향상(이근매, 2008)되므로 이를 활용하여 치매 대상자들에게 색채를 활용한 콜라주를 다수 적용하고 있다.

이렇듯 색채는 노인영역에서 다양하게 적용되고 있고 효과성을 입증하고 있다. 콜라주 활동에 색채를 활용할 수 있다면 콜라주 활동의 질적 향상을 기대할 수 있겠다. 따라서 색채의 특성을 콜라주 활동에 적용하여 대상자의 에너지 수준을 향상하거나 참여도를 높이기 위해 색 도화지나 색종이 등을 활용함으로써 색채 효과를 포함하는 콜라주 작품을 기대할 수 있다.

(2) 다양한 스티커 활용 콜라주

대상자와 케어자가 처음 만나 친밀감을 형성하며 자기 소개하는 단계에서 자주 사용하는 방법 중 하나이다. 이때 스티커가 다양하게 준비되면 동기를 높이고 완성도를 높일수 있는 차원에서 좋은데, 최근에는 비즈 스티커가 잘 나와 있으므로 예쁘고 반짝반짝 빛나는 것들을 준비하면 대상자의 반응이 적극적일 수 있으며 친밀감 형성에도 매우 좋은 방법이다. 주의할 점은 너무 많은, 너무 다양한 스티커를 한 번에 제공하는 것은 대상자가 혼란스러워 할 수 있으니 종류별로 준비하는 것을 권한다. 또한 스티커는 너무 크거나 너무 작지 않도록, 대상자의 활동 수준에 맞춰 준비하는 것이 좋다.

(3) 그림(사진, 명화, 그림책) 활용한 콜라주

인물, 꽃 그림, 음식 사진, 개인에게 의미 있는 사진을 활용하여 콜라주 활동으로 확장한 후 관련하여 이야기를 나눈다. 이것은 전체가 아닌 부분 제시를 통해 나머지를 완성해가는 과정의 활동 작업으로, 콜라주를 처음 접했을 때 대상자가 편안하게 시도해볼 수 있다. 예를 들어, 접시 모양을 그린 후에 먹고 싶은 과일을 잡지에서 오려 콜라주 활동을 하면 생생한 느낌이 살아나고 대상자는 어렵지 않게 성취감을 느낄 수 있게 된다. 혹은 노년기에 자신의 신체상에 대한 자신감을 불어 넣기 위해 전신상이나 자화상을 그린 후에 갖고 싶은 악세사리 및 의상 등을 콜라주로 표현하고 주변을 찢어 붙이기 등으로 표현한다면 콜라주 활동 경험을 새롭게 확장할 수 있게 된다.

(4) 인지 활동으로의 콜라주

생활 주변에서 볼 수 있는 사진을 활용하여 마트에서 계산하는 등의 활동으로 연계하거나, 식사나 의류 등의 사진으로 콜라주 활동을 한 후 주문 결제하는 활동으로 연계하여 인지 활동으로 진행할 수도 있다. 기존의 학습지 형태의 인지 활동과 차별화되어 흥미 유발에 좋고 실제로는 실행하지 못하는 영역에서의 대리만족을 꾀할 수 있는 등 얼마든지 응용할 수 있다. 특히 활동에 제한이 있는 대상자들이 백화점 쇼핑, 맛있는 음식을 주문하여 작품으로 표현하면 대상자들이 즐거워하며 에너지 수준이 높아진다.

(5) 자연물 활용 콜라주

자연물로 콜라주 하는 것은 대상자 주변에 가까이 있는 자연물을 사용하므로 친근감이 있고, 계절의 변화를 쉽게 느낄 수 있으며, 대상자들이 지난 시절 자연 속에서 동화되었던 즐거운 추억을 이끌 수 있어 강력한 회상 매체로 사용할 수 있다. 그러나, 간혹 시드는 식물을 보고 실망하는 경우가 있으므로 감정을 잘 살펴보도록 한다. 자연물 활용의 장점을 살펴보면 다음과 같다.

① 자연물의 특성과 접근의 효율성을 들 수 있다. 자연물은 노인에게 친숙하여 표현에 대한 부담감을 줄일 수 있어 자신의 경험과 사고와 상상을 무난하게 표현하는 활동에 중요한 역할을 할 수 있다. 또한, 자연물은 치매 대상자에게 정서적 안정뿐만 아니라 자신도 잊고 살아온 창의성과 결합하여 새로운 표현을 가능하게 한다.

② 자연물은 각기 다른 고유의 형태와 색채 및 무늬 등을 지니고 있어 대상자들에게 연상 활동을 이끌 수 있고 다른 매체에 비하여 쉽게 표현할 수 있다.

③ 자연물 재료는 친환경적이다. 치매 노인의 매체 활동은 안전성이 담보되어야 하는데 유독성 재료와는 달리 자연물 재료는 친환경적이다.

④ 오감을 통한 감각적 경험을 할 수 있다. 따라서 치매예술케어에서의 재료 확대는 노인의 독창성과 응용력을 향상하고 점점 활동성이 줄어드는 대상자들에게 시각을 넓히고, 오감을 통한 감각적 경험들이 인지 자극 증진에 기여하게 된다.

⑤ 대상자의 관심도를 활성화할 수 있는 자연물과 관련 주제를 선정하는 것은 케어자의 전문성과도 연결이 된다. 예를 들어, 계절마다 피는 꽃과 열매를 주제로 콜라주 활동을 진행하면서 지난날의 추억을 되살려 이야기 나누기하고 그 기억이 지금의 대상자에게 어떤 느낌으로 남아있는지 등 현재에 미치는 영향을 나눌 수 있다.

5. 작품에 대한 대상자 이해

콜라주 작품을 통하여 대상자를 이해하는 방법은 작품과 행동 관찰을 들 수 있는데 그 구체적인 방법을 살펴보기로 하자.

1) 작품의 해석 접근 방법

"전체적인 느낌은 어떠한가"
"무엇이 어디에 어떻게 붙어(위치) 있는가."

무엇이 … 내용분석(상징해석) : 투영적 요소(내면적 부분)
어떻게 … 형식분석(자르는 방법, 붙이는 방법) : 표현적 요소
어디에 … 형식·내용분석(공간상징론) : 구성적 요소

2) 형식분석 방법

콜라주 작품의 전체적인 평가와 함께 어떻게 표현되고 있는지 도화지의 균형, 사진 조각이 붙여진 위치와 크기를 확인한다. 조각 수, 여백, 도화지의 뒷면 사용, 중첩, 자르거나 찢은 방법, 문자의 나열, 흑백 등 사진의 사용, 공간 배치(공백 위치) 등을 참고하여 대상자의 이해를 돕는다. 공간상징을 보는데 이는 임상으로부터 얻은 견해이며, 반드시 임상과 같지 않다는 것을 고려하여 작품의 흐름을 보아야 할 것이다.

또한 도화지 위치(가로, 세로), 통합성(작품의 첫인상을 보면서 공간의 사용 방법을 본다. 즉, 색상은 밝은지 어두운지, 공간은 적절하게 사용되었는지 아니면 치우치거나 흩어졌는지, 동적인 표현인지 외롭고 고독한 표현인지, 따뜻한 느낌인지 아니면 차가운 느낌인지 등 전체적인 통합성)을 살펴야 한다.

3) 내용분석 방법

대상자에게 그 조각(사진, 그림 등)을 붙인 의도(이유)를 물어 파악하도록 한다. 내용분석은 현재 대상자가 선호하는 것들과 관심사를 파악하는데 좋은 정보를 준다. 이를 위해 대상자가 살아온 시대적 배경과 환경적 배경을 미리 숙지하고 있으면 이해가 쉬울 것이다.

4) 작품의 계열분석 방법

하나의 작품을 억지로 해석하는 것은 위험하다. 대상자가 계속해서 작품을 완성하면, 그 흐름을 살펴봐야 한다. 계열분석은 연속적으로 작품을 보는 것으로 연속 작품을 보는 포인트는 통합성, 주제, 공간표상, 상징적 해석을 말한다. 일반적으로 계열분석은 4~5개의 작품을 작성하고 자신이 통찰할 수 있도록 도와준다. 작품을 작성할 그 당시에는 알아차리지 못했던 사실을 시간이 흐른 뒤 자신의 작품을 작성하고 회상함으로써 알아차릴 수도 있다. 이 과정에서 예전에 힘들었던 감정 상태를 객관적으로 조절하는 힘을 키우는 데도 도움이 된다. 즉, 계열분석을 통하여 자신을 더 깊게 이해하고 현재의 상태를 알아차릴 수 있게 된다. 더하여 케어자 입장에서는 대상자를 더 다양한 측면에서 이해할 수 있어 케어의 방향을 보완할 수 있게 된다.

5) 작품의 상징 이해

상징의 정의는 연구자의 입장에 따라 다양하여 명확히 규정하기는 어렵지만, 상징은 원래의 의미 그 이상의 넓고 깊은 의미를 나타내는 것으로 상징을 통하여 심리적 퇴행과 자기 표출(기분의 개방), 내면의 의식화(깨달음), 자기표현과 美 의식의 만족을 추구할 수 있다. 상징은 넓은 의미에서 무언가가 다른 무엇의 대리 역할을 하고 있다는 뜻이다(이근매, 2017).

현실적으로 임상 현장에서 치매 대상자들의 상징적 표현은 언어보다 매우 구체적으로 자신의 욕구와 관심 대상을 표현하는 것을 많이 접하고 있다. 따라서 상징을 읽어낼 수 있다면 대상자를 이해하고 케어하는 것에 그 무엇보다 실질적일 수 있다. 즉, 케어자가 대상자의 그림이나 조형 작품이나 콜라주를 보았을 때 나타나는 작품의 상징적 의미에 대한 사전 지식을 가지고 있다면 대상자를 더욱 깊이 이해할 수 있고, 대상자의 필요와 욕구를 살펴 대상자를 도울 수 있게 될 것이다. 따라서 상징과 관련한 것들은 꾸준히 학습하여 현장에서의 경험을 접목하는 훈련이 필요하다.

6. 진행 시 주의사항

일반적으로 콜라주는 아동부터 치매 노인에 이르기까지 전 연령대에 활용되고 있다. 그런데 지금까지 알아본 치매예술케어에서의 콜라주는 대상자의 특성에 맞게 적용할 필요가 있어 전반적인 주의사항을 다음과 같이 제시한다.

① 콜라주 활동을 처음 하는 치매 대상자인 경우 잡지를 선택하고, 찢어 붙이는 과정을 시연하여 자연스럽게 모방할 수 있도록 안내하는 것이 좋다. 처음 콜라주를 접하여 시도하는 것을 거부하는 경우 잡지를 찢는 것부터 실행하면 좋고, 도안을 미리 준비하여 도안의 안쪽을 꾸미는 것부터 적용하는 것을 추천한다.

② 프로그램을 많이 접해보지 않은 대상자일수록 잡지나 매체가 아까워서 매우 소극적으로 대응하는 경우가 있는데 대상자가 안심하고 찢고, 오리고, 붙일 수 있도록 점진적으로 안내하는 것이 중요하다.

③ 콜라주 활동 과정(선택하고, 붙이고, 설명하고, 이야기 나눔)은 케어자와 대상자가 짧은 시간 내에 아주 오래된 관계인 듯 친숙하게 되어 대상자에게 큰 위로와 안정감을 느끼게 한다. 이는 우울감이나 무기력, 소외감에서 벗어날 수 있는 원동력을 제시한다. 따라서 대상자들의 하루가 무료한 시간 속에서 잡지에 실린 전문가의 사진을 보고 스스로 선택하고 작품으로 만들면서 힐링하는 즐거움을 함께할 수 있는 시간이므로 즐거움이 배가되는 시간으로 함께하는 것이 좋다.

④ 치매 대상자와 콜라주 활동을 진행하면서 가장 중요한 것은 대상자의 수준에 맞추어 진행하는 것이다. 교육의 수준도 무학에서 고학력까지 다양하여 매체 활동을 전혀 경험해보지 않은 대상자들도 있기 때문이다. 이들에게 콜라주 활동을 안내할 때는 함께하는 관찰자 입장으로 그들에게 무엇이 필요한지를 먼저 생각하고 단계적으로 다가가야 한다.

⑤ 치매라고 진단받았어도 감정의 뇌는 여전히 기능하고 있으므로 케어자가 자신을 분석하려 하는지, 이해하려고 노력하는 사람인지 대상자가 느끼고 있음을 케어자는 인식해야 한다.

⑥ 치매 대상자 중에 상동 언어와 행동으로 주제 활동이 어려운 경우도 있는데 콜라주 작품을 중심으로 이야기하도록 안내하면 자신의 이야기로 돌아와 작품에 집중하게 된다.

⑦ 콜라주 작품에는 대상자의 내적 세계가 표현되어 있고, 대상자와 케어자의 관계성도 표현되어 있으므로 섬세함이 요구된다. 대상자의 작품은 어느 시점에 머물러 있기도 하고, 변화되기도 한다. 주제를 주어 시점을 전환하거나 도화지의 크기와 색을 변화시켜 의식의 변화를 유도하는 것도 필요하다.

⑧ 콜라주 활동을 통하여 회상할 때는 대상자가 부정적으로 이야기하더라도 케어자는 그 안에서 긍정성을 찾아 대상자의 삶에 자부심을 느낄 수 있도록 마무리하는 것이 대상자의 자아 통합을 돕는 방법일 수 있다.

⑨ 시간은 순간을 고정해 두는 힘이 있다. 대상자와 이야기 나누는 시간에 작품 이외의 이야기를 하거나 초점을 분산시키지 않도록 한다. 이것은 대상자도 케어자도 순수하게 완성된 작품에 초점을 두어 대상자는 안심하고 내적 세계를 표현할 수 있게 되고, 케어자도 거기에 초점을 맞추고 대상자의 내적 세계를 함께 맛볼 수 있게 된다. 이는 구조의 중요성을 케어자와 대상자 모두 체험하게 되는 것이다.

⑩ 대상자 작품의 변화를 살필 때, 작품의 계열적 변화인지 환경적 변화인지를 구분할 수 있어야 한다. 치매예술케어에서 케어 구조(예: 요일과 장소, 시간, 방에 있는 물건의 위치 등)가 바뀌어 버리면, 눈앞에서 일어나는 변화가 "케어자와 대상자 간의 관계성"에서 생기고 있는 것인지, "구조의 변화"에서 생기고 있는 것인지를 모르게 되거나 이해가 어렵게 된다. 또, 케어 구조가 없으면,

자유로운 표현활동에 지장을 초래해 버린다. 그래서 예술케어의 구조화[9]는 매우 중요한 것이다.

이 밖에도 치매예술케어를 진행하면서 주의해야 할 사항은 많겠지만 현장에서 대상자를 만나면서 하나씩 익숙해져 간다면 큰 부담 없이 진행할 수 있을 것이다. 이미 케어자 그 자체로도 대상자에게는 위로이고 격려이고 의지가 되는 존재이기 때문이다.

---

9) 치매예술케어에 있어서 구조의 정의 : 치매예술케어를 위해서는 '케어 구조(Care Structure)'의 설정이 필요한데, "케어 구조(Care Structure)"란, 케어를 지탱하는 '틀(Frame)'이며 '그릇(Container)'이라고도 할 수 있다. 그릇이 없으면 거기에 뭔가를 쌓을 수도, 모을 수도 없을 것이다. 구체적으로 시간, 장소, 빈도(횟수) 등을 들 수 있다.

〈참고 문헌〉

스키우라쿄코(2013). 콜라주기법의 분석적 이해 및 수퍼비전

이근매·아오키도모코(2010). 콜라주미술치료. 서울: 학지사

이근매·아오키도모코(2017). 그림과 미술작품의 이해를 돕는 상징사전. 서울: 학지사

아오키도모코(2008). 콜라주미술치료의 치매 노인의 사례. 대전: 대전미술 치료연구소

정진숙·이근매(2010). 회상요법을 적용한 콜라주 미술치료가 요양시설 치매 노인의 문제행동에 미치는 효과.
　　　　　　미술치료연구, Vol.17, No.1

한국미술치료학회(2018). 추계학술대회 자료집

4장

치매예술케어 난화

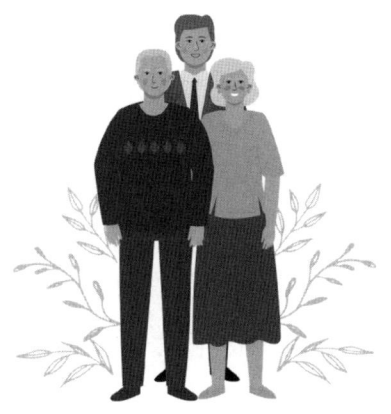

> - 들어가며 -

　우리가 만나게 되는 치매 대상자들이 연필이나 색연필 등으로 그림을 그렸을 때가 언제였는지를 물어보면 까마득해서 기억조차 나지 않는다는 대답을 하곤 한다. 치매 대상자여서가 아니라 사실 대부분 성인이 된 이후 전시를 관람하는 것 외에 직접 예술 활동을 한다는 것은 쉬운 일이 아님이 틀림없다. 그리하여 치매 대상자는 치매예술케어에 선뜻 처음부터 활동에 적극적일 수 없는 것은 너무도 당연한 일이다. 그러므로 우리는 치매 대상자에게 단계적 접근이 필요한데 치매예술케어난화는 프로그램의 초기 작업으로 좋으며, 그리는 것에 대한 부담을 최소화하는 장점을 가지고 있다.

　또한, 긴장한 신체와 경계하는 마음을 이완하기에 적합하며 마음 가는 데로 표현해 볼 수 있는 프로그램 활동이므로 치매 대상자에게도 예술케어자에게도 부담 없이 즐거운 프로그램이기도 하다. 이 장에서 치매예술케어난화의 정의, 목표, 방법, 적용 등에 대해 알아보도록 하자.

1. 개념과 정의

　우리 내면의 유희(놀이) 본능은 우리가 성장하면서 좀 더 다양하고 세련되어지면서 창작표현이 되어 예술이라는 경지에 이르게 된다. 그것은 예술성이나 인격 형성과 더불어 인간 발달에 관여해 마침내 완전한 인격체로 나아가는 기본적인 경향이나 방향을 형성하는데 도움을 준다.

　인간의 성장을 좌우하는 예술창작은 이렇게 우리의 인격 형성에도 도움을 주지만 심리 정서에도 깊이 관여하게 되어있다. 그래서 이러한 유희적 창조표현을 억압하거나 억제하는 것은 바람직하지 못하다고 할 수 있다. 그러나 나이 들어 노인이 된 치매 대상자에게는 결코 쉽지 않은 것 또한 사실이다. 그리하여 치매 대상자가 예술로 쉽게 다가가는 즉, 즐겁고 재밌게 접근하는 기법이 있는데, 그것이 곧 '난화'인 것이다.

난화(scribble, squiggle)는 '낙서', '낙화'라는 표현으로도 쓰인다. 다시 말해 '긁적거리기'란 의미로 종이에 손이 가는 대로 그리는 것이며, 일정한 모양이나 반복되지 않은 선을 그리는 것을 말한다. 주로 2~4세 유아들이 종이만 보면 그려대는 그 시기를 떠올려 보면 이해가 쉽게 되리라 생각한다. 이때의 유아들은 낙서 같은 그림을 아무 데나 그려 부모에게 혼이 나도 또 재밌고 즐겁게 낙서 같은 그림을 그리고 행복해한다. 이렇게 아직 근육이 미분화된 유아에서 볼 수 있는 낙서 그림을 시작하는 단계를 일컬어 '그림의 착화'라고 한다. 다시 말해 '그림에 불이 붙었다'는 얘기니 그 시기의 유아들이 그리는 행위를 얼마나 즐거워하는지 알 수 있는 대목이기도 하다. 이를 심리학에서는 '기능적 쾌락'이라고 부르는데, 본인이 그리고 싶은 욕구 그 자체가 무엇을 그리려는 대상을 그리는 것보다 더 큰 목적이고 즐거움이라는 것이다. 다시 말해 '그리기 그 자체에서 느끼는 즐거움'을 뜻하는 것이다.

정리하면, 치매예술케어난화란 '그리기 자체에서 느끼는 즐거움으로 선이나 면을 이용해 마음껏 낙서를 한 뒤 그 낙서를 통해 무의식 속에 있는 그림 등을 찾아 나의 욕구와 연결해보는 것'으로 정의한다. 난화는 종류와 응용이 다양해 치매예술케어에서도 적용하게 되었으며, 예술케어자의 초기 프로그램에 대한 부담감과 치매 대상자의 그림 그리기에 대한 저항감이 적어, 치매 대상자들과 예술케어자가 즐겁게 프로그램 활동을 할 수 있다.

난화에 대한 이론적 배경을 살펴보면, '기능적 쾌락' 경험을 시작하는 시기로부터 예술에서 멀어지게 되는 청소년기에 이르는 발달단계를 로웬펠드(Viktor Lowenfeld,1903-1960)는 6단계로 구분 설명하는데 우리가 실시하는 난화에 대한 시기를 정리하면 아래와 같다.

<표4-1> Lowenfeld의 발달단계-난화기

단계	내용
난화기 (2-4세)	1) 무질서한 난화기(Disordered Scribbling, 만 1세~2세 6개월) 마치 낙서와도 같으며, 아이 스스로 자신의 신체적 움직임을 통제하지 못하고 무의식적으로 표현하는 것으로, 손목이 아닌 어깨를 사용한 팔운동으로 낙서를 한다. 그리하여 같은 모양의 선을 반복해서 그릴 수 없으며 그려진 것들이 무질서한 선으로 이루어져 있다. 2) 조절하는 난화기(Controlled Scribbling, 무질서한 난화기가 시작 된지 6개월 정도 지난 시기) 반복된 동작으로 눈과 근육활동의 협응이 시작된다. 의도적인 표현으로 일정한 반복선이 나타나며, 수평, 수직, 사선의 반복과 동그란 선의 반복이 나타난다. 예를 들면 찍어내려 그리기, 반복된 원 등을 반복해서 그릴 수 있게 된다. 3) 명명하는 난화기(Named Scribbling, 3~4세) 연속적으로 겹쳐진 선들이 하나의 선을 의식하고 그리기 시작한다. 낙서와도 같은 그림에 이름을 붙이며, 무의식적인 부분이 의식적으로 나타난다. 알고 있는 사물과 관련해서 표시하고 명명한다. 예를 들어 동그라미에 팔다리를 그리고 '엄마', '아빠', '고래' 등 자신의 그림에 명명하는 것이다.

정리하면, '난화'란 발달단계 중 난화기에 해당하는 그림으로 대상자가 그 시기로 돌아가 손과 팔, 느낌 등에 의지해서 낙서를 하는 것이다. 치매 대상자가 낙서를 마치고 난 후, 난화의 개발된 진행 방법을 적용해 프로그램 활동을 하게 되는 것이다.

2. 진행 목표와 장점

1) 난화의 목표

우리는 틀에서 벗어나 즐겁게 낙서를 하는 틀에서 벗어나 난화 프로그램을 하다 보면 스스로를 발견하게 되기도 한다. 가끔 '이거 내 얘기네'하며 웃음을 짓는 경우를 종종 발견하게 된다. 이렇듯 그림을 통하여 우리는 누구나 자신을 객관화, 통합화, 동일시가 가능하다. 즉, 자신의 작품을 통해서 자기의 내면이나 욕구를 보게 되고, 작품으로 표출된 것에 대해 마음의 변화도 가능하다. 난화 기법은 대상자와 예술케어자 간의 상호관계가 중요하며, 그 활동 속에서 치매 대상자가 이미지를 통해 자신의 기억, 경험, 문제 등을 알아차릴 수도 있게 되는 것이다. 더불어 난화는 스트레스 감소와 함께 대인관계 향상, 라퍼 형성 등의 기대효과도 있다. 치매예술케어난화의 목표를 정리하면 아래와 같다.

① 케어자와 치매 대상자 사이의 신뢰감을 형성한다. 즐겁게 낙서 같은 그림을 그리거나 함께 선 따라 그리기를 하는 동안 자연스러운 스킨십을 통해 친밀감이 생기고 서로의 관심과 이야기를 통해 신뢰감을 형성할 수 있다.

② 치매 대상자에게 프로그램에 대한 거부감을 줄이고, 이후 프로그램 활동을 편안하게 적응할 수 있도록 돕는다.

③ 치매 대상자 스스로 자신의 욕구를 해결하고 스트레스 감소에 도움이 된다.

④ 치매 대상자 스스로 자신의 무의식을 경험하고, 활동을 통해 자신의 욕구 등을 받아들이는 것을 돕는다.

⑤ 프로그램 활동 시 표현되는 심상이나 상징은 치매 대상자가 언어로 표현할 수 없는 것이나 표현하지 않은 것, 잘 표현되지 않는 성격의 단면을 포착하는 것이 가능하다.

이렇듯 치매예술케어 난화의 목표는 여러 가지이다. 어떤 목표를 가지고 난화를 치매프로그램으로 계획했는지에 따라 진행 방법이 달라진다. 또한 치매예술케어 난화의 방법은 프로그램을 어느 시기에 선택했는지에 따라서도 바뀌어야 한다.

2) 난화의 장점

일반적으로 난화는 무의식적으로 손의 움직임을 따라 선을 긋고 즐기는 활동을 통해 심리적·정서적으로 안정되며, 심리가 투영, 반영된 이미지와 그에 맞는 언어표현 활동을 통해 자기 성장의 표현과 심리적·정서적 만족감과 인지적 자극을 경험하는 시간을 마련하는 등의 장점이 있다. 여기서 치매예술케어에서 갖는 장점을 구체적으로 알아보고자 한다.

① 치매 대상자는 불안하여 평소 행동과 감정에 긴장이 높아 간혹 표현에 불편감을 느끼는 경우 그림 그리기에 부담감이나 거리감을 가지게 된다. 난화는 그림이라기보다 놀이처럼 느껴져 치매 대상자에게 부담이 적다. 치매 대상자가 그림 그리기 자체를 부담스러워하다가 그냥 선을 그리고, 그것이 그림이 되는 것에 호기심을 느끼며 동기가 유발되는 것이다.

② 케어자가 치매 대상자를 위해 언어적 표현과 그리기를 병행하고자 할 때 매우 효과적이다. 치매 대상자의 난화 그리기를 통해 단순히 그림 그리기뿐만 아니라 언어로의 확장이 가능한 프로그램이다. 그러므로 치매 대상자의 언어적 표현에 대한 확인과 한계를 이해하는 계기를 마련할 수 있다.

③ 상동적 표현이 심한 치매 대상자에게 창조적·예술적 표현을 유도하기에 수월하다. 다른 프로그램은 상동적 동작이나 표현이 간혹 제약이 될 때도 있지만, 난화는 자유롭게 마음껏 표현한 것 자체가 창조이며, 예술이다.

④ 치매 대상자가 자유롭게 선을 그림으로써 스트레스 감소에 도움이 된다. 치매 대상자가 정해진 틀 없이 자유롭게 선을 그리다 보면 자신도 모르게 억눌러져 있던 감정들이 해소된다. 연필, 사인펜, 색연필, 크레파스, 물감, 붓펜 등 대상자가 원하는 재료를 가지고 원하는 종이에 마음껏 그려 보도록 한다. 신나는 음악과 함께 하면 더욱 좋다.

⑤ 치매 대상자의 무의식 속에 있는 감정, 관심사, 욕구 등을 탐색해 보는 단서를 제공하고 언어를 통해 확인할 기회를 제공한다. 무의식적으로 그린 난화를 언어로 표현해봄으로써 대상자의 무의식에 대한 탐색이 가능하다.

⑥ 무의식을 직접적인 표현이 아닌 방법으로 의식화시켜 줌으로써 방어가 감소된다.

⑦ 케어자와 치매 대상자가 활동을 통해 쉽게 마음을 열어 친밀감 형성에 도움이 된다. 프로그

램을 통해 자연스러운 스킨십, 내용 공감, 적극적 수용 등으로 쉽게 친밀감을 형성할 수 있다.

⑧ 대상자가 즐겁게 활동함으로 만족감·성취감을 경험할 수 있다. 치매 대상자에게 난화는 난이도가 높다고 느껴지지 않기 때문에 즐겁게 활동할 수 있으며, 즐겁게 활동함으로써 프로그램이나 자신에 대한 만족감과 성취감을 경험할 수 있다.

⑨ 응용 프로그램이 많아 케어자에 의해 다양한 적용이 가능하다.

⑩ 난이도 조절이 얼마든지 가능해 모든 치매 대상자가 사용할 수 있는 활동이다. 난화는 케어자의 낙서만으로도 활동이 가능하므로 치매가 다소 진행된 대상자에게도 가능하다.

치매 대상자를 위한 난화는 위에서 살펴본 바와 같이 많은 장점들이 있다. 그중에 치매예술케어에서 중요한 난화의 장점은 처음 프로그램을 접할 때 긴장하거나 거부감을 최소화할 수 있고, 다시 어린아이 시절로 돌아가는 즐거움을 재연하는 퇴행을 촉진할 수 있다는 것이다. 그것으로 치매 대상자는 원초적인 욕구나 감정을 꺼내놓게 되어 무의식적, 의식적으로 만족과 안정을 느끼고 즐겁게 프로그램 활동을 할 수 있게 되는 것이다.

3. 시기별 난화 프로그램 예시

우리가 앞에서 알아본 치매예술케어난화의 여러 기법은 프로그램 진행 시 초기, 중기, 후기 중 시기적으로 적당하다고 생각될 때 얼마든지 사용할 수 있다. 그러나 초기와 후기에서의 쓰임은 같은 방법으로 진행할 수 없으며, 시기의 목표 또한 같을 수 없다. 보통 프로그램 초반의 경우 목표를 긴장 완화와 친밀감 형성에 초점을 두고 진행한다. 난화의 이완이나 친밀감 형성에 유용함은 앞에서 이야기한 바 있다. 중반으로 넘어가면 조금 진행된 상태로 표현을 자유롭게 할 수 있도록 돕거나 인지를 자극하는데 난화를 이용할 수 있다. 마무리 단계인 말기에는 자신의 무의식을 탐색하는 시간으로 진행할 수 있다. 단어, 제목, 이야기를 통해 자신의 감정과 느낌에 대해 꾸준히 나누다 보면 대상자들도 느낌이나 생각을 말하게 된다.

또한 난화는 다양한 창조적 접근이 가능하므로 정해진 방법을 고수하기보다는 대상자와의 목표를 위해 탄력적으로 활동하기를 권한다.

다음은 난화를 진행하는 방법을 초기와 중기, 후기로 나눠 방법을 소개한다. 초기의 케어자와 치매 대상자는 프로그램을 하기에 부담스럽기도 하고 신뢰가 없어 서로를 잘 모르는 한마디로 매우 어색한 관계이자 상태이다. 그런데 초기의 친밀감 형성은 이후 실행할 프로그램의 전체를 좌우할 만큼 중요한 시기이기도 하다. 그러므로 프로그램을 선별하여 진행해야 한다.

초기 치매예술케어난화의 목표는 긴장 완화, 라포 형성, 스트레스 감소 등으로 정할 수 있으며 그것을 목표로 진행하게 된다. 이때 케어자는 치매 대상자가 자유롭고 편안하게 활동할 수 있도록 도와야 하며, 즐거움을 경험할 수 있도록 진행해야 한다. 또한 케어자는 도입 - 전개 - 마무리의 진행을 정확히 기억하여 진행하도록 한다. 이때 대상자가 좋아하는 경쾌한 노래를 틀고 해도 좋다.

<표4-2> 치매예술케어 난화 초기 진행 방법

과정		내용	케어자	대상자	주의점
초기	도입	- 서로 인사나누기 - 재료와 활동 내용에 대해 이야기하기	- 인사를 나누며 지난 한 주간의 일들을 나눈다. - 지난 시간과 다른 변화를 찾아 관심을 표현한다.	- 예술케어자의 질문에 답하며 활동에 참여할 준비를 한다. - 스스로 선택 후 진행한다.	- 만약 대상자가 손 사용이 제한적이라면 우선 책상 위에 도화지를 테이프로 고정시켜 그리는 활동이 불편하지 않게 미리 준비한다.
	전개	- 허공에 낙서 그리며 연습해 보기 - 재료를 선택해 선그리기	- 대상자가 적극적이지 않을 경우 가벼운 질문으로 참여를 유도한다. - 대상자가 부담스러워할 경우 케어자가 함께 활동을 한다.		- 대상자가 쉽게 접근하지 못하더라도 성급하게 시도하지 않고 기다려준다. - 초기에는 신체접촉을 지양하며 친숙해진 뒤에도 대상자에게 묻고 신체접촉을 하는 것이 대상자의 안정감 유지에 좋다.
	마무리	- 질문과 대답으로 마무리한다.	- 활동이 어땠는지에 대해 이야기를 나눈다.		- 케어자가 말하기보다 대상자의 이야기를 듣도록 한다.

　다음으로 중기는 표현을 극대화하기 위한 활동으로 전개되어야 하는데, 자유롭게 선들을 표현하고 그 속에서 이미지를 찾는 것이 어렵지 않도록 단계를 두고 활동하도록 하는 것이 중요하다. 대상자의 상태를 파악한 후 어떻게 단계를 설정하여 진행할 것인지 결정하여야 한다. 또한 다양한 난화 접근 방법을 통해 치매 대상자가 새롭게 느끼도록 하여야 한다.

<표4-3> 치매예술케어 난화 중기 진행 방법

과정		내용	케어자	대상자	주의점
중기	도입	- 재료와 활동 내용에 대해 이야기 하기	- 인사를 나누며 지난 한 주간의 일들을 나눈다. - 지난 시간과 다른 변화를 찾아 관심을 표현한다.	- 예술케어자의 질문에 답하며 활동에 참여할 준비를 한다. - 스스로 선택 후 진행한다. - 자신의 욕구대로 마음껏 그린 후 숨은 그림을 찾아 명칭을 붙여본다.	- 만약 대상자가 손 사용이 제한적이라면 우선 책상 위에 도화지를 테이프로 고정시켜 그리는 활동이 불편하지 않게 미리 준비한다.
	전개	- 허공에 연습한 것처럼 도화지에 마음껏 그리기 - 숨은 그림 찾아 단어 붙이기 - 단어 이용해 상호 이야기 만들기(제목 붙이기)	- 대상자가 어려워 할 경우 시범을 보이되 그렇지 않으면 대상자가 스스로 몰입할 수 있도록 불필요한 대화를 하지 않는다.		- 케어자는 참여관찰로 어떤 그림에서 더 깊은 반응을 하고 더 숙고하는지 대상자의 반응을 세심히 살피는 것이 필요하다. - 어떠한 지시나 통제도 삼가야 한다.
	마무리	- 질문과 대답으로 마무리한다.	- 활동과 느낌이 어땠는지에 대해 이야기를 나눈다.		- 케어자가 말하기보다 대상자의 이야기를 듣도록 하면서, 대상자가 활동에 임하는 태도에 대해 묘사를 하면서 동기를 부여해준다.

마지막으로 정리 단계 즉, 프로그램의 후기에는 자기 탐색을 통한 통찰에 이르도록 앞서 함께해 온 활동을 중심으로 하되 스스로 자신의 활동 후를 탐색하도록 케어자는 도와야 한다. 치매 대상자가 스스로 알아차리지 못한다면 그동안 케어자가 느낀 점을 대상자에게 말해주어도 된다. 그런데 대상자가 작은 것이라도 느낀다면 케어자가 새로운 이야기를 하기보다는 대상자

가 이야기한 내용에 대해 서로 이야기를 이어 나가는 것이 좋다.

〈표4-4〉 치매예술케어 난화 후기 진행 방법

과정		내용	케어자	대상자	주의점
후기	도입	- 재료와 활동 내용에 대해 이야기 하기	- 인사를 나누며 지난 한주간의 일들을 나눈다. - 지난 시간과 다른 변화를 찾아 관심을 표현한다. - 지난 활동에 대한 이야기로 기억을 자극한다.	- 예술케어자의 질문에 답하며 활동에 참여할 준비를 한다. - 스스로 선택 후 진행한다.	- 만약 대상자가 손 사용이 제한적이라면 우선 책상위에 도화지를 테이프로 고정시켜 그리는 활동이 불편하지 않게 미리 준비한다.
	전개	- 숨은그림 찾은 후 난화 작업에 연이은 활동하기 - 작품에 제목 붙이기	- 그림에 대한 나누기를 하며, 느낌, 의미, 기억 등을 간접적으로 질문한다(케어자가 궁금한 것을 질문하는 것이 아니라 대상자의 알아차림을 위한 질문하기)	- 자신의 욕구대로 마음껏 그린 후 숨은 그림을 찾아 명칭을 붙여본다. - 작품 전체를 살펴본 후 제목을 정한다.	- 난화이후 활동은 초기나 중기에 해보지 않은 것을 제시해 보도록 한다.(어려워할시 중기에 활동했던 것을 다시 해보도록 한다)
	마무리	- 작품에 대하여 이야기 나누기 - 활동 후 알아차린 점 나누기	- 작품에서 느껴지는 것이나 알아차린것에 대해 이야기를 나눈다.(대상자가 잘 모를 경우 케어자의 느낌을 긍정적으로 전하는 것도 좋다)	- 케어자와 작품에 대하여 이야기를 나누고, 새롭게 알아차린 것이나 마친 후의 느낌과 소감을 나눈다.	- 활동 후 대상자 스스로가 알아 차린 것과 활동에 대해 충분히 이야기를 듣도록 한다. - 케어자는 작품을 소중히 다루며 사진을 찍고 대상자가 원하는 곳에 정리한 후 마무리한다.

위 도표는 난화만으로도 얼마든지 프로그램이 가능함을 보여주기 위한 예시이다. 현장에서 여러 가지 방법으로 적용해 보기를 권한다.

<더하기 1>

앞에서 말한 단계를 두고 접근하기 위한 방법 제시 예는 아래와 같다. 그러나 이것은 단계를 강조하기 위한 설명이므로 모든 대상자에게 이대로 적용해서는 안 되며, 각 대상자에게 맞는 구체적 고민이 필요함을 밝혀둔다.

<표4-5> 치매예술케어난화 단계적 접근 방법

순서	내용
단계1	대상자가 원하는 매체로 마음껏 그리며 놀기(신나는 음악 틀기)- 원하는 색 크레파스로 양손 진행 가능.
단계2	대상자가 원하는 매체의 색을 케어자가 지정하면서 난화 선 그리기- '빨강색으로 그려볼까요' 이번에는 '초록색으로 그려볼까요?' 등.
단계3	연필로 기본 난화그리기- 종이 크기를 대상자가 선택하도록 함. 이때 종이 크기를 적어 두고 점차 늘려 나가도록 시도.
단계4	연필로 난화를 그려 숨은 그림 찾고 무엇인지 말해보도록 진행.
단계5	숨은 그림을 찾는 것에 적응되면 찾은 단어 넣어 제목 말하기.
단계6	제목 말하기에서 쓰기로 단계를 높여 진행.
단계7	난화를 그리고 숨은 그림을 찾은 후 단어를 이용해 한 문장으로 만들도록 진행.
단계8	문장을 만들면 서로 이야기를 만들거나 짧은 글짓기로 진행.
단계9	난화를 그리고 숨은 그림을 찾아 단어로 쓴 뒤 단어가 들어가도록 시나 이야기를 만들도록 진행.
단계10	숨은 그림의 개수를 점차 늘려나가면서 활동.

요약하면, 숨은 그림의 개수를 서서히 늘려야 하고, 종이 크기와 색도 다양하게 제공하도록 한다. 글은 말하기에서 쓰기로 확장하는데 단어 말하기 혹은 쓰기- 단어 넣은 제목으로 말하기 혹은 쓰기- 단어 넣은 한 문장으로 말하기 혹은 쓰기- 짧은 글로 말하기 혹은 쓰기- 시나 이야기로 말하기 혹은 쓰기로 단계를 높여야 하는 것이다.

<더하기 2>

위에서 설명한 난화를 하고 난 뒤 제목이나 글을 짓게 되는데 그 방법은 다양하다. 같은 난화를 하고도 치매 대상자의 인지 정도에 따라 난이도 조절이 가능하다. 아래 예시를 참고해서 적용해 보도록 하자.

〈표4-6〉 난화 후 여러 가지 글짓기 방법 예시

난화 글짓기 방법 예시(2명의 경우)		
찾은 단어	펭귄, 흐린날 구름	
구분	설명	예시
방법 1	위의 두 단어가 들어가도록 대상자와 케어자가 각자 이야기 만들기를 한다.	대상자 : 흐린 날 구름이 있는데 펭귄이 수영을 합니다. 케어자 : 펭귄이 흐린 날 구름을 보며 좋아합니다.
방법 2	위의 단어가 한번에 한 단어가 들어가도록 대상자와 케어자가 이야기 주고받아 이야기 이어가기를 한다.	대상자 : 잔뜩 흐린날 구름이 끼어있습니다. 케어자 : 구름은 끼었지만 물을 좋아하는 펭귄들은 바다를 보며 신나서 수영을 하고 있습니다.
방법 3	위의 찾은 단어를 제목으로 정하고 글쓰기를 한다. 이때 찾은 단어 중에서 대상자가 선택하도록 한다.	제목 : 펭귄 나는 펭귄을 좋아합니다. 검은 양복을 입은 신사가 뒤뚱거리며 걷는 모습이 너무도 귀엽습니다. 꼭 내 손자같아 더 좋습니다. 손자가 보고 싶습니다.
기타	찾은 이미지의 단어가 늘어나도 방법은 같다. 찾은 단어에 수식어(꾸미는 말로 예를 들면, 펭귄 앞에 '울고 있는' 펭귄 혹은 '뒤뚱뒤뚱' 펭귄, '엄마를 기다리는' 펭귄 등 다양하게 대상자가 원하는 대로 붙이도록 한다)를 앞에 붙이면 치매 대상자에게서 더 많은 정보를 얻을 수 있다.	

4. 난화 적용과 주의점

1) 난화 적용

① 난화는 치매예술케어 프로그램 활동 시 초기, 중기, 후기 시기에 관계없이 적용할 수 있다. 초기에는 라퍼 형성을 위해 자유롭고 간단하게 실시하며, 중기는 감정표현, 인지 자극, 경험 등 자신을 탐색하도록 하며, 후기에는 탐색하여 통찰에 이르도록 한다.

② 예술케어자는 매체(예:연필, 사인펜, 색연필, 크레파스, 붓펜 등) 이용에 있어 치매 대상자에게 적당한지를 고민한 후 적용하여야 한다. 초기에 너무 강한 붓펜을 사용한다든지 하는 것은 적절하지 않기 때문이다.

③ 종이 크기도 역시 치매 대상자를 고려하여 적용하도록 한다. 작게는 엽서 사이즈부터 크게는 전지에 이르기까지 대상자의 욕구와 에너지를 고려하여 제공하여야 한다. 대상자를 만난 초기라면 여러 가지 종이를 보여주고 대상자 스스로 선택하도록 하는 것도 좋다.

④ 케어자는 제목, 이야기 만들기 등도 단계를 두고 접근해야 한다. 물론 치매 대상자가 처음부터 활동하는 경우는 무방하지만 그렇지 아니한 경우에는 무엇을 그렸는지, 무엇으로 보이는지 등으로 편안히 이야기로 마무리하며, 다음번 프로그램에 제목으로 요약해보기로 확대하고, 그다음 제목을 쓰도록 하며, 그다음 활동 때 이야기를 말로 하도록 하며. 그다음은 글로 쓰기를 하는 것처럼 단계를 두고 천천히 치매 대상자가 적응할 수 있도록 진행한다.
〈예〉찾은 그림이 무엇인지 말로 하기- 찾은 그림이 무엇인지 써 보기- 그림이나 글의 제목 말해보기- 그림이나 글의 제목 써 보기- 찾은 단어를 사용해 한 문장으로 만들기(이때 케어자는 받아 적어 다시 읽어준다)- 찾은 단어 사용해 한 문장으로 쓰기 등으로 단계를 두고 확장, 접근한다.

⑤ 치매 대상자의 내면을 탐색할 수 있는 생각과 감정, 욕구들이 표현되므로 가능한 한 편안하고 안정된 시간이 되도록 케어자는 노력해야 한다.

2) 난화 활동시 주의점

① 케어자는 치매 대상자의 시대적, 문화적, 사회적, 발달적 배경을 잘 고려하여 이해하도록 한다. 그 당시에 사용했던 물건 등에 대해 알고 이해해야 한다. 치매 대상자가 새로운 재료를 처음 접할 경우 연습과 설명을 통해 이해하도록 돕는다.

② 치매 대상자들의 특성을 고려하여 지시적으로 하지 않는다. 부드럽고 천천히 말하며, 지시적인 말투도 사용하지 않아야 한다. 또한 그림이나 동작, 글에 겁을 내거나 순서를 모르면 천천히 반복해서 말하고 대상자가 그것도 어려워하면 간단히 시범을 보여주도록 한다.

③ 치매 대상자가 프로그램 시작에 있어서 충분히 긴장이 해소되어 이완될 수 있도록 케어자는 도와야 한다. 예를 들어 음악을 틀거나 간단히 체조를 하거나 동작, 게임을 하는 등의 몸의 긴장을 푸는 방법도 있다.

④ 치매 대상자가 낙서(난화)가 익숙하지 않을 수 있으므로 재촉하지 않고 기다려주거나 함께 하여 대상자의 거부감을 감소할 수 있다. 낙서(난화)를 편하게 하는 대상자도 있지만 그렇지 않은 경우도 간혹 있으므로 천천히 접근하도록 한다.

⑤ 치매 대상자가 편안하고 즐겁게 활동할 수 있도록 케어자가 안정되고 자유롭게 해주어야 한다. 낙서를 하다가 종이 밖으로 선이 나간다든지, 과하게 행동한다든지 하여도 위험하지 않다면 즐겁고 안전하게 작업할 수 있도록 돕도록 한다.
〈예〉 대상자가 선을 그리다가 밖으로 나갔을 경우 바로 닦는다든지, 주의를 준다든지 하는 행위는 위축감을 줄 수 있다. 혹시나 매직이나 연필은 잘 지워지지 않을 수도 있으므로 걱정이 된다면 바닥에 종이나 신문을 미리 깔고 시작하도록 한다.

⑥ 상호이야기를 치매 대상자와 할 경우 이야기 순서(치매 대상자 - 케어자 - 치매 대상자 - 케어자), 차례에 신경을 써야 한다. 우울이나 불안이 높은 대상자가 이야기를 마무리하게 되면 부정적이거나 우울하게 이야기가 마무리될 수 있음을 고려하여 순서를 치매 대상자가 먼저 시작하고 예술케어자가 마무리하도록 정하는 것이 좋다.
〈예〉 대상자가 어떻게 시작할지를 모른다면 케어자가 말해주고 따라 말하도록 하여 시작한다. 예를 들어 치매 대상자에게 하나의 단어를 고르게 한 뒤 나비를 선택했다면 '나비가 훨훨 날아갑

니다', '예쁜 노랑 나비가 있습니다', '나비는 꽃에 앉아 있습니다' 등의 예문을 주고 선택하여 시작하도록 한다.

〈참고문헌〉

김동연(1990). 미술을 통한 심리치료1. 정서학습장애아 교육연구회

임진화 외(2020). 치매예술케어 Ⅱ. 서울:한국요양협회,한국기술교육대학교

최외선·김갑숙·정은주·정광석(2013). 미술치료 기법Ⅱ. 서울: 학지사

한국미술치료학회편(1994). 미술치료의 이론과 실제. 대구: 동아문화사

5장

치매예술케어 그림책

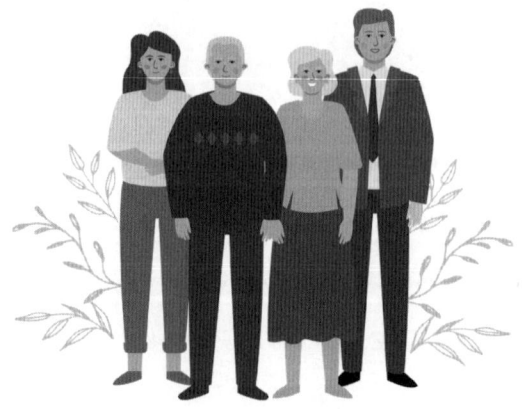

- 들어가며 -

그림책 작가들에게 물었다. 작가들은 그림책을 다음과 같이 정의하였다.
그림책이란
- 창문이다.
- 자유다.
- 놀이터다.
- 짬짜면이다.
- 골목길이다.
- 치유다.
- 청양고추다.
- 살아가는 힘이다.
- 영혼의 아이스크림이다.
- 숨은그림찾기다.
- 신세계를 만나는 일이다.
- 행복한 만남이다.
- 삶의 오아시스다.
- 시간을 멈추게 한다.
- 그림책을 펼치면 마법의 시간이 시작되고 현실의 시간이 멈추는 듯한 경험을 하게 되고 새로운 세계가 열린다.

글과 그림을 '책'이라는 형태로 표현하는 그림책은 일찍부터 하나의 종합예술로서 폭넓은 가능성을 지니고 있다. 또한 그림책을 매개로 생생한 추억을 떠올리게 하는 활동은 노년에게 특별한 행복을 가져다준다.

1. 그림책의 이해

그림책은 천천히 한 장 한 장 넘기며 들여다보면 감동으로 다가오는 시점이 있다. 반복적으로 읽으면 그림책이 자신의 삶으로 다가온다. 그림책은 함께 보며 각자에게 다가오는 이야기를 나누기에 매우 좋은 장르다. 이런 활동을 통해 함께 공감을 나눌 수 있다.

그림책의 독자는 0세에서 100살까지 전 생애를 통해 읽지만, 인생에 세 차례 그림책과 특별히 가까이 지내는 시기가 있다. 어릴 때, 부모가 읽어주는 그림책, 엄마가 되어 아이에게 읽어주는 시기, 그리고 노년이 되어 그림책을 친구삼아 만나는 시기다.

이렇게 그림책은 인생의 어느 시기에도 읽을 수 있으며 그 느낌은 읽을 적마다 다르게 다가오기도 한다. 특히 노년에게 그림책은 천천히 더욱 깊이 다가가는데, 글씨에 대한 부담도 적고 삶의 온갖 풍상을 겪은 노년에게 있어, 온갖 은유와 상징을 담은 그림이 주는 깊은 사유는 더욱 친밀하게 다가갈 수 있는 장르다.

우리에게 예술은 삶을 이해하고 사랑할 수 있는 힘을 가져오기도 하는데, 그림책을 통해 예술의 아름다움을 발견하고 누리며 삶을 풍요롭게 한다. 삶의 경험과 가치를 나누는 가운데 작품에 대한 다양한 접근이 가능하고 자신의 내면과 만나며 자기 이해와 위로, 나아가 자신을 사랑하는 행복을 경험한다.

2. 그림책의 분류와 특징

그림책은 옛이야기, 운문, 환상, 지식 정보 등 다양하게 분류하는데, 행복한 기억을 되살리고 이야기의 구조가 단순하여 노인에게 특히 다가오는 그림책으로 옛이야기와 운문 그림책이 활용하기에 가장 적절하다. 여기에서 노인을 위한 두 종류를 소개한다.

1) 옛이야기 그림책

옛이야기는 어른, 아이 누구나 행복한 세상으로 들어가는 힘이 있기에 동서고금을 통하여 수천 년 동안 입에서 입으로 전해 내려오는 구비문학이다. 문학적 미술적 요소를 충실하게 표현한 옛이야기 그림책은 단순하고 명쾌한 줄거리로 누구에게나 친근한 소재이다. 또한, 삶의 희로애락을 담고 있으며 시대를 초월한 진리를 담아 쉽게 공감하는 내용으로 치매 대상자에게도 흥미 있는 그림책이다. 글과 그림의 관계를 잘 이해하면 그림책을 보는 즐거움이 훨씬 커진다.

2) 운문 그림책

동요나 동시 같은 운문을 글감으로 한 그림책을 말한다. 운문을 글로만 접하는 것과 그림책을 통해 접하는 것은 차이가 있다. 여러 편의 운문을 모아 놓은 운문 모음 그림책과 한 편의 작품으로 그림책을 만든 경우도 있다.

운문 그림책은 전래동요와 창작동요로 분류한다.

전래동요는 『시리동동 거미동동』처럼 언어 자체의 재미를 위해 부르는 '언어놀이 노래', 신체를 움직이면서 부르는 '동작놀이 노래', 인물이나 대상에 대해 부르는 '대상놀이 노래' 등으로 분류될 수 있다. 임동권 글, 류재수 그림의 『자장자장 엄마 품에(1993)』 우리나라 최초의 전래동요 그림책으로 전래동요 중에서 우리나라 전래 자장가만 모은 것이다.

창작동요는 넉 점 반, 고향의 봄, 오빠 생각, 노래 노래 부르며 등 작가가 창작한 작품이다.

3. 그림책으로 다가가는 케어

1) 치매 노인의 심리상태

(1) 만성적 불쾌감

치매 노인은 자신이 잊어버리고 싶어서 잊어버리는 것이 아닌데도 자신의 계속적인 실수로 자기보다 어린 사람에게 야단맞아야 한다는 사실로 불쾌해진다. 특히 치매 초기에는 이러한 일의 반복으로 스트레스가 많이 쌓인다.

(2) 불안 상태

보통의 인간은 어제는 무엇을 했고, 오늘은 무엇을 할 것이고, 내일은 무엇을 한다라는 '선'의 생활을 하지만 치매가 되면 현재밖에 존재하지 않으므로 '점'의 생활을 하게 되는 것이다. 특히 저녁때 불안하고 피곤한 증상이 나타나게 된다.

(3) 감정 변화

심한 우울과 망상 등과 함께 오는 혼란 증상으로 감정의 변화를 가져온다. 실어증이 생기기 쉽고 표현이 자신의 뜻대로 되지 않아서 화를 내거나 폭력적인 행동을 하게 된다.

2) 충분히 기능하는 사람

충분히 기능하는 노년을 지향하며 그림책을 통한 치유의 방안을 모색한다. 인간중심상담의 창시자 로저스(C. Rogers)는 진정한 자신의 모습을 발견하고 끊임없이 성장하고 있는 사람을 '충분히 기능하는 사람(the fully functioning person)'이라고 한다. "충분히 기능하는 사람은 최적의 심리적 적응, 최적의 심리적 성숙, 완전한 일치, 경험에 완전히 개방되어있는 사람이다. 계속적으로 변화하는 사람으로 과정 중에 있는 사람이다."라고 하였다.

이는 현재 진행되는 자신의 자아를 완전히 지각하는 사람으로 자기 성장을 이루고 타인과의 관계를 원만하게 만드는 건강하고 창의적인 성격을 가지고 있는 사람을 의미한다.

충분히 기능하는 사람의 특성은 다음과 같다.

(1) 경험에 대한 개방성

개방성은 자신이 경험하고 있는 것들을 왜곡시키거나 부정하지 않고 있는 그대로 현실적으로 수용하는 자세이다.

(2) 매 순간 현재에 충실하게 살기

현재의 순간, 즉 '지금 여기'에 초점을 맞추고 현재에 최선을 다하며 충실한 삶을 살아가는 자세를 의미한다. 새로운 체험에 완전히 개방적인 사람은 매 순간이 새롭다. 완전하게 기능하는 사람은 매 순간을 충분히 만끽하며 살며 현재의 자기나 미래는 그 순간으로부터 나온다.

(3) 자신에 대한 신뢰

충분히 기능하는 사람은 어떤 상황에서든 자신의 선택과 결정을 신뢰하며 자신에게 의존한다. 반면에 그렇지 못한 사람은 상황을 판단하고 행동을 선택할 때 스스로에게 의존하기보다 사회적 가치나 규범을 따르고 타인의 결정에 의존하려는 경향이 있다.

(4) 자유로운 경험

충분히 기능하는 사람은 자신이 선택한 인생을 자유롭게 살아간다. 자유의지로 선택하고 결정하며 자신의 결정과 결과에 대해 책임지며 사회적 가치나 타인에 의한 평가를 두려워하지않는다.

(5) 창의성

충분히 기능하는 사람은 자신의 결정과 행동에 대해 융통성을 갖고 있어서 스스로 새로운 삶을 창출해 갈 수 있다. 따라서 사회문화에 무조건 동화되지 않으며 자신의 욕구를 충족시키면서 조화롭게 살아가려고 노력한다.

이같이 충분히 기능하는 노년의 삶을 영위하도록 도와주기 위해 경청과 공감의 자세로 다가간다.

상대방의 눈을 부드럽게 쳐다보며 상대방이 말하고자 하는 핵심 메시지가 무엇인지 파악하는 경청과 느낌이나 감정을 전달해주는 공감으로 눈과 귀를 집중하되 마음으로도 들어야 한다. 마음으로 듣는다는 것은 표면에 드러난 내용 외에 더 깊은 마음의 소리를 들어주는 것이다.

때로는 언어적 메시지보다 비언어적 메시지가 더 강력할 수 있음을 기억하고 어조와 표정과 몸짓으로 상대방의 말에 공감하고 있음을 나타내주도록 한다. 상대방의 감정과 기분에 진실되게 일치하는 비언어적 메시지와 이를 통해 마음으로 듣는 진정성으로 다가간다. 진정성은 무조건적 긍정적 존중과 일치를 늘 염두에 둔다.

대상자가 마음에 쌓아놓은 말을 다 털어놓으면 대상자는 자신의 문제를 스스로 해결할 수 있다고 믿는 것이 인간중심 상담이론의 핵심이다. 이때 그 매개체로 독서치료의 방법이 있다. 책 속의 이야기나 시가 독서치료라는 이름으로 삶의 다양한 경험과 더불어 예방과 치료로 다가온 것은 역사가 그리 오래지 않다. 하지만 인간이 책을 읽게 되면서부터 책 속의 경험들은 우리들의 삶에 이미 오랫동안 영향을 미쳐오고 있으며 독서치료와 관련된 노년을 위한 케어는 그림책으로 다가가는 것이 매우 효과적이다. 다시 말해 치매 노인은 많은 감정 변화와 불안한 상태에서도 그 스스로 기능하는 한 사람으로 살고자 하는 욕구를 이길 수 없으며, 그 길을 그림책이 함께한다.

3) 그림책을 통한 케어 효과

(1) 동일화

그림책 속 글과 그림을 통해 자신과 비슷한 상황, 감정, 어려움, 상처 등 자신의 경험과 연결되어 그와 같은 감정을 느낀다.

(2) 정화(카타르시스)

그림책 속 등장인물의 감정, 상황, 태도에 대해 이야기하면서 자신의 내면과 심리상태, 태도가 투영된다. 책을 매개로 자신의 생각과 경험을 안전하게 이야기하면서 억압되어 있는 감정을 표출하는 것이다.

(3) 통찰

삶에서 만나는 어려움으로 인한 분노, 좌절감, 슬픔 등 부정적인 생각과 감정에 사로잡혀 자신의 문제를 객관적으로 보는 힘이 약해진다. 그림책 테라피를 통해 안전하게 표현함으로써 카타르시스를 느끼고 부정적 감정에서 해방되고 이를 통해 자신과 자신의 문제를 객관적으로 바라볼 수 있다.

(4) 서사

그림책 속에 등장하는 인물들이 어떻게 자신의 이야기를 긍정적으로 승화시켜 나가는지 관찰함으로써 자신의 이야기를 새로 쓸 수 있는 가능성이 열린다.

책은 읽는 것만으로도 자신과 직면하게 한다. 책 속에 등장하는 인물과 자신을 동일시하며 감정을 이입하거나 그 인물이 처한 상황에 스스로를 대입하며 억눌린 감정을 분출하기도 한다. 이와 같은 카타르시스는 치유의 과정에서 매우 중요하다. 그런데 책 중에서 그림책의 그림에는 긴 글로 설명해야 하는 것을 압축과 상징으로 표현하기도 하고, 글로 표현할 수 없는 부분을 그림으로 나타내기도 하여 심리적인 문제를 치유하는데 더욱 효과적이다. 또한 그림책의 아름다운 그림은 마음을 위로하는 손안의 미술관이라 할 수 있으며 지치고 힘들 때 기쁨과 위로, 희망, 마음의 회복, 치유의 공간이 되기도 한다.

그러므로 아름다운 그림책을 통해 행복한 시절로 돌아가기도 하고, 순간순간 행복한 느낌을 갖게 하는 그림책 케어가 갖는 의미가 크다.

4. 그림책 예술케어의 장점

예술케어 매체 중에서 그림책 케어를 다루는 까닭은 그림책은 아름다운 그림과 함께 짧은 문장, 반복되는 운율, 글 등이 서로 보완하며 구성되어 있고 부담 없는 분량으로 노인들에게 집중할 수 있는 이점이 있기 때문이다.

그림책 예술케어는 각자의 인생에서 겪는 삶의 경험과 가치를 글과 그림의 유기적인 결합으로 만들어진 예술작품인 그림책을 활용하여, 자기를 이해하고 통찰하면서 서로 다른 이의 다양성을 이해하고 도와주는 치유의 역할을 하는 것이다.

노인 대상으로 그림책을 활용한 연구자료도 보고되어(원순식(2019), 그 성과를 보여주고 있다. 노인의 인지 기능 향상과 우울에 관한 연구에서 그림책을 사용하였고(서근미, 2020), 노인의 자아존중감에 미치는 연구에서 그림책을 매체로 사용하였다(한예희, 2012).

읽기 듣기 등의 활동은 손상된 대뇌 기능을 활성화시키는데 도움이 되고, 대상자의 심리에 내재되어 있는 우울감을 그림책으로 하는 독서치료 활동을 통해 행복하고 아름다운 기억을 되살리고 긍정적인 삶으로 이끌어준다.

이렇게 그림책을 활용한 예술케어는 그림이라는 매체를 통해 대상자의 기억을 끌어올려 지적 호기심을 자극하고 언어의 활용, 정서적 안정을 자극하는 역할을 하여 인지 기능을 향상시키고 그림책이 주는 위로에서 행복감을 경험할 수 있다.

책 속 주인공들의 문제를 동일화, 카타르시스, 통찰, 자기서사 과정을 통해 억눌린 감정을 분출하고 그 과정에서 치유를 경험한다.

그림책 예술케어의 장점은 다음과 같다.

① 그림책은 글과 그림이 각각의 역할을 담당하며 유기적으로 결합한 예술 매체이다.
② 대상자가 글을 읽지 못해도 그림으로 충분히 이야기를 끌어낼 수 있다.
③ 글과 그림을 보며 삶을 회상하는 데 매우 적절한 자료이다.
④ 그림책을 읽으며 타인의 삶에 공감을 느끼고 자신의 삶의 이야기를 꺼낼 수 있다.
⑤ 작가가 표현한 예술적인 그림을 보며 심미적 감성과 정서적 안정을 얻는다.
⑥ 그림책은 읽는 활동만으로 충분히 만족스러운 효과를 가져오기에 별다른 결과물이 없어도 충분히 성취 목표를 달성할 수 있다.
⑦ 읽는 중 혹은 읽은 후에 글과 그림 혹은 동작 등 다양한 활동으로 흥미를 배가시킬 수 있다.

5. 활동을 위한 그림책 큐레이션

대상자에게 알맞은 그림책을 선정하는 일이 가장 중요하다. 함께 공감하며 몰입할 수 있는 책, 마지막까지 행복한 삶을 지향하며 함께 나누면 행복한 책을 소개한다.(아름다운 노년을 위한 그림책 큐레이션)

> ■ **그림책 예술케어 활동 방법**
>
> 1. 케어자는 그림책 읽어주기를 기본으로 한다.
> 2. 표지 그림, 제목, 뒤표지, 앞뒤 면지를 우선 함께 살핀 후 작가에 대해서도 나눈다.
> 3. 처음엔 글만 읽어준다.
> 4. 두 번째 읽기를 할 때, 그림을 보며 작가의 의도를 추측하고 유추하며 주인공의 심리와 상황에 관하여 질문을 통해 함께 발견한다.
> 5. 그림책을 소리내어 읽은 후 떠오르는 느낌과 생각, 경험을 나눈다.
> 6. 책에 알맞은 다양한 활동으로 이어간다.

<표5-1> 그림책 예술케어 추천도서

주제	제목 / 작가(글/그림)	분류
1. 나 어릴 적에	고향의 봄 / 이원수 / 김동성	#추억 #아름다움 #그 시절 풍경
	오빠 생각 / 최순애 / 김동성	
2. 옛이야기 속으로	팥죽할머니와 호랑이 / 최숙희	#옛이야기의 재미 #옛날옛적에
	이야기보따리를 훔친 호랑이 / 김하루 / 김옥재	
3. 더불어 함께	아씨방 일곱동무 / 이영경	#우리 문화 #사랑 #나눔 #희망
	강아지똥 / 권정생 / 정승각	
4. 말의 재미	훨훨 간다 / 권정생 / 김용철	#말놀이 #옛이야기
	고구마구마 / 사이다	
5. 시를 읽는 시간	흰 눈 / 공광규 / 주리	#추억 #시 #위로 #아름다운 말
	넉 점 반 / 윤석중 / 이영경	
6. 굽이굽이 인생길	우리가 글을 몰랐지 인생을 몰랐나 / 권정자 외	#내 삶의 이야기 #인생길
	손이 들려준 이야기들 / 김혜원 / 최승훈	
7. 엄마는 나의 힘	김용택 시인의 자갈길 / 김용택 / 주리	#가족의 힘 #어머니 사랑
	엄마의 계절 / 최승훈	
8. 삶의 진리	무슨 일이든 다 때가 있다 / 딜런 부부	#삶의 진리 #나눔 #위로
	언제까지나 너를 사랑해 / 로버트 먼치	
9. 추억 속으로	책보 / 이춘희 / 김동성	#추억 #사랑 #그 시절 풍경
	들꽃 아이 / 임길택 / 김동성	
10. 아름다운 마무리	할머니가 남긴 선물 / 마가렛 와일드	#삶의 선물 #아름다운 관계
	여행가는 날 / 서영	

1) 나 어릴 적에

<고향의 봄> 이원수 / 김동성 / 파랑새 / 2013

<고향의 봄>은 이원수 선생님이 글을 쓰고 방정환 선생님이 발간하는 <어린이> 잡지에 처음으로 실은 1926년의 작품이다. 작가는 마산에 살며 떠나온 고향 창원을 그리며 이 노래를 지었다고 한다. 거의 100년 전이다. 홍난파의 곡으로 오랜 기간 동안 온 국민이 함께 노래 불러왔다. 이 노래는 2013년 김동성 작가에 의해 아름다운 그림책으로 탄생하였다. 그림책을 함께 보며 다음과 같은 활동을 해 본다.

> 활동하기

① 반주에 맞추어서 함께 노래도 불러 본다. (동영상을 보는 것도 추천한다)

② 가사를 생각하며 이야기를 나누어 본다.

- 내가 살던 고향은 어떤 모습이었나요?
- 행복한 시절로 돌아가 볼까요?
- 이런 마을 어디서 보았나요?
- 어떤 꽃이 피었나요?
- 복숭아꽃, 살구꽃, 아기 진달래, 수양버들 어디서 보셨나요?
- 고향 얘기 좀 해 볼까요?

③ 어린 시절 이야기를 해 본다.

- 어릴 적 친구 누가 떠오르나요? 어릴 적 놀던 이야기를 나누어 보아요.
- 학교 다니던 추억, 신혼 시절 이야기, 자녀 키우던 이야기 회상해 볼까요?
- 이렇게 아름다운 꽃들을 보면 가장 먼저 생각나는 사람은 누구인가요?

- 난 지금 몇 살로 돌아가고 싶은지요?
- 가장 행복했던 시절은 언제였던가요?

* 마음속의 이야기를 꺼내어 나누는 것은 매우 행복한 치유의 방법인데 그림책을 매개로 하면 이야기를 수월하게 꺼낼 수 있다.

<오빠 생각> 최순애 / 김동성 / 파랑새 / 2015

'뜸북뜸북 뜸북새 논에서 울고~' 어릴 적 합창으로도 부르던 이 노래는 <고향의 봄>을 노래한 이원수와 부부 작가인 최순애가 1925년에 노랫말을 썼다.

(활동하기)

① 함께 불러보며 이야기를 나누어 본다.
② 반주에 맞추어서 함께 노래도 불러 본다. (동영상을 보는 것도 추천)

(방법)

① 가사가 생각나는 대로 노래를 불러본다.
② 가사를 음미하며 천천히 읽어 본다.
③ 음미한 가사를 반주에 맞추어 다시 불러본다.
④ 나의 경험에 대해 이야기 나눈다.

2) 옛이야기 속으로

옛이야기는 동서고금을 이어 인류의 희로애락을 담아 길이길이 이어진다. 세대를 이어주고 전 세계를 하나로 이어주는 이야기의 바다에서 우리 모두는 삶의 지혜, 위로와 힘을 얻는다. 다음 이야기를 들려주며 함께 주고받으며 이야기의 세계에 빠져들어 본다.

<팥죽할머니와 호랑이> 최숙희 / 보림 / 1997

　가마솥에 팥죽을 가득 쑤어놓고 호랑이가 잡아먹으러 온다는 생각에 엉엉 우는 할머니에게 대굴대굴 굴러온 알밤, 찰박찰박 기어 온 자라, 철떡철떡 다가온 개똥, 콩콩콩콩 튀어온 송곳, 쿵덕쿵덕 뛰어온 절구, 털썩털썩 다가온 멍석, 어정어정 걸어 온 지게는 할머니께 팥죽 한 그릇씩 얻어먹고 숨어 있다가 일제히 힘을 합해 할머니를 도와 호랑이를 물리친다. 반복되는 행동, 재미있는 의성어, 아름다운 그림과 함께 흥미를 자아내는 옛이야기 그림책이다. 작고 연약한 친구들이 힘을 모아 거대한 세력인 호랑이를 물리치는 이야기는 민중의 염원을 담아 세월과 함께 전해지고 독자에게 치유의 효과도 가져다준다.

> 활동하기

① 함께 책 읽기

　옛날 옛날 깊은 산 속에 꼬부랑 할머니가 살았어요.
　어느 여름날 할머니는 팥밭을 매었어요.
　팥밭 한 고랑을 매고는 "애고, 힘들어."
　팥밭 두 고랑을 매고는 "애고, 애고, 힘들어."
　팥밭 세 고랑을 매고는 "애고, 애고, 애고, 힘들어."

② 흉내 내는 말을 넣어서 다시 한번 읽기

　알밤이 **대굴대굴** 굴러 왔어요.
　자라가 **찰박찰박** 기어 왔어요.
　개똥이 **철떡철떡** 다가왔어요.
　송곳이 **콩콩콩콩** 튀어 왔어요.

　- 알밤은 팥죽을 먹고 나서 어디에 숨었죠? (아궁이 속)

- 자라는 팥죽을 먹고 나서 어디에 숨었죠? (물독 속)
- 개똥은 팥죽을 먹고 나서 어디에 엎드렸지요? (부엌 바닥)
- 송곳은 팥죽을 먹고 나서 어디에 꼿꼿이 섰어요? (부엌 바닥)

절구가 **쿵덕쿵덕** 뛰어왔어요
멍석이 **털썩털썩** 다가왔어요.
지게가 **어정어정** 걸어왔어요.

- 절구는 팥죽을 먹고 나서 어디로 올라갔지요? (문 위)
- 멍석은 팥죽을 먹고 나서 어디에 누웠지요? (앞마당)
- 지게는 팥죽을 먹고 나서 어디에 섰지요? (마당 한 구석)
- 이야기를 다시 한번 생각해볼까요?
- 할머니를 도와준 친구들은 누구누구인가요?
- 어떻게 도와주었나요?
- 할머니에게 어떤 말을 해줄까요?

<이야기보따리를 훔친 호랑이> 김하루 / 김옥재 / 우리아이들 /2016

호랑이에게 잡아먹힌 할머니가 아이들의 재치로 호랑이 뱃속에서 나와 이야기를 하게 되고 그 할머니 이야기에 빠진 호랑이가 할머니 이야기보따리를 훔쳐 아이들에게 이야기를 들려주는 호랑이가 되었다는 옛이야기로, 옛이야기를 기반으로 새로운 창작으로 신선함과 재미를 더한다.

3) 더불어 함께

<아씨방 일곱동무> 이영경 / 비룡소 / 1998

학창 시절에 배운 고전 수필 '규중칠우쟁론기'를 어린이 그림책으로 재구성하였다. 바느질을 좋아하는 빨간 두건 아씨와 자, 가위, 바늘, 실, 골무, 인두, 다리미가 서로 자기 역할이 최고라고 다투다가, 결국에는 모두가 서로 도와야만 바느질이 이루어짐을 깨닫는 이야기다. 우리가 알고 이어가야 할 우리 문화를 전해주는 면에서 매우 의미 있는 작품이고, 바느질의 추억을 안고 있는 어른들에게는 행복한 추억을 안게 되는 소재로 아름다운 그림과 함께 우리 고전을 되살려 그림책으로 만든 기획과 정감 있는 그림이 아주 재미있게 펼쳐진다. 역할 놀이로 주고받으며 읽기에 매우 적절한 소재와 짜임이다.

활동하기

① 바느질하기 - 준비물 : 부직포, 가위, 펀치, 털실 혹은 운동화 끈

- 부직포에 원하는 모양을 그린다. 예) 복주머니, 지갑 등
- 부직포 2장을 겹친 뒤 가위로 오린다.
- 오린 모양에 돌아가며 펀치를 뚫는다.
- 구멍을 운동화 끈으로 바느질하듯이 꿰맨다.
- 내 작품에 제목을 붙인다.
- 활동 후 서로의 느낌을 활발하게 나눈다.

② 인물의 감정 살려 읽기

③ 역할극 하기 - 준비물 : 등장인물 그림자료, 가위, 테이프, 나무젓가락

- 글을 소리 내어 읽어 본다.
- 역할을 하나씩 정하여 느낌을 살려 읽는다.
- 자신이 맡은 주인공을 잘라 나무젓가락에 붙여본다.
- 역할 인물을 얼굴에 대고 실감 나게 연기해본다.
- 서로의 역할을 주의 깊게 듣는다.
- 느낌을 자유롭게 나누어 본다.

<강아지똥> 권정생/ 길벗어린이 / 1996

세상 모든 생명에 대한 사랑을 가득 담아 글을 쓰는 권정생 작가의 작품, 아무짝에도 쓸모없는 것처럼 여겨지는 강아지똥이 아름다운 민들레 꽃을 피워내기 위해 온몸을 다 바쳐서 거름이 된다는 이야기다. 1996년 출간된 이후에 지금까지 오랜 세월 동안 아이부터 어른에 이르기까지 큰 사랑을 받으며 명실상부한 우리 그림책의 고전으로 자리 잡고 있다. 이는 그 속에 담긴 사랑과 나눔, 그리고 모든 생명을 귀히 여기는 마음은 우리가 함께 지켜야 할 변함없이 소중한 가치이기 때문이다.

아이들을 사랑했던 작가의 마음을 새기며, 앞으로도 세대를 넘어, 오래도록 변하지 않는 가치를 전하는 <강아지똥> 그림책이 될 것이다.

활동하기

① 그림 순서대로 놓기 - 준비물 : 프린트한 책 그림

- 프린트된 부분이 어떤 부분이었는지 이야기를 나눈다.
- 순서대로 나열한다.

② 원하는 순서대로 놓고 이야기 만들기

4) 말의 재미

<훨훨 간다> 권정생 /김용철 / 국민서관 / 2003

전해 내려오는 다양한 옛이야기를 모아 권정생 작가가 재미있는 이야기로 창작하였다. 같은 화소의 다양한 옛이야기가 전해져 오고 있다. 옛이야기와 작가의 그림책을 비교하며 차이점을 찾아본다.

이야기를 좋아하는 할머니가 할아버지께 무명 한 필을 내어 주며 장에 가서 이야기를 사 오라고 한다. 농부에게 이야기 한 자락을 사 온 할아버지가 할머니에게 재미있게 이야기를 하는 사이에 집 안으로 들어오던 도둑이 놀라서 도망을 가버린 이야기이다. 도대체 어떤 이야기이기에 도둑이 놀라서 도망을 갔을까? 노부부가 서로를 아끼고 지지하며 행복하게 이야기를 나누는 삶, 그것은 도둑조차도 쫓아낼 수 있는 강력한 이야기의 힘이다. 김용철 작가의 해학적인 그림과 함께 아주 재미있는 그림책이다.

활동하기

① 책을 펼쳐서 읽어준다.
② 다시 함께 소리 내어 읽는다.
③ 흉내 내는 말을 실감 나게 하여 이야기를 주고받으며 읽는다.

<고구마구마> 사이다 / 반달 / 2017

고구마 덩굴이 주렁주렁, 기다란 덩굴을 쭈욱 뽑아 올려 보니 가지각색 고구마들이 주렁주렁 달려온다. 이제 고구마들에게 말을 걸어본다. '고구마는 둥글구마.', '고구마는 길쭉하구마.', '크구마.', '작구마.' 고구마의 생김새들이 이렇게 재미있구나 하고 책장을 넘긴다. 둥글구마, 길쭉하구마, 크구마, 작구마 한없이 이야기를 주고받고 싶어진다.

허리가 굽은 고구마, 배가 불룩한 고구마, 온몸에 검은 털이 숭숭 난 고구마, 겨우 하나 난 털을 뽑고 있는 고구마, 조금 험상궂은 고구마. 조그맣구마, 배불뚝하구마, 험상궂구마, 털났구마 각기 다른 고구마들이 하나같이 부끄러워하는 모습도 없이 당당하게 "나도 고구마구마!" 하고 말하며 자신을 뽐낸다.

말놀이는 더욱 신나게 무르익으며 시작해보구마, 아팠겠구마, 쓰러지는구마, 독하구마 하며, 한없이 이어지는 '~구마'체의 말, '끝이구마' 하고 끝났는데 '싹 났구마' 하며 다시 이야기를 이어간다. 맛있는 말놀이시간이다. 이 책을 읽고 나면 자연히 상황에 맞는 구마놀이로 자연스럽게 이어진다. 이야기는 재미있구마, 또 듣고 싶구마, 신나구마.

> 활동하기

① 다양한 모양의 고구마를 준비하여 어떤 모양이 되는지 만들어 꾸민다.
  예) 색종이 치마를 입은 하체가 뚱뚱한 공주 등
② 고구마에 얽힌 추억 이야기를 나눈다.
③ 군고구마, 찐고구마, 맛탕, 고구마튀김 등 사진을 보며 이야기한다.
④ '~구마' 붙여 말놀이를 한다.
  둥글구마, 길쭉하구마, 크구마, 작구마, 좋구마, 사랑하구마 등으로 종이에 카드를 만들어 집 안의 물건을 말하면 ~구마를 붙이는 활동
  예) 우리아빠 - 둥글구마, 길쭉하구마, 작구마, 좋구마, 사랑하구마
      운동화 - 길쭉하구마, 크구마
⑤ 다양한 모양의 고구마 그림을 그려본다.
⑥ 그린 고구마를 잘라서 얼굴을 만들어 볼 수도 있다.

5) 시를 읽는 시간

<흰 눈> 공광규 / 주리 / 바우솔 / 2016

흰 눈과 흰 꽃에서 할머니의 흰머리로 이어지는 꽃의 이미지를 연결하여 놀라운 시로 빚은 공광규 시에 주리의 그림으로 탄생한 아름다운 시 그림책을 읽으며 차례로 피어나는 봄꽃도, 고향에 홀로 계신 어머니도 생각하는 시간이다.

> 활동하기

① 그림을 보며 시를 들어본다.

겨울에 다 내리지 못한 눈은
매화나무 가지에 앉고

그래도 남은 눈은
벚나무 가지에 앉는다.
거기에 다 못 앉으면
조팝나무 가지에 앉고
그래도 남은 눈은
이팝나무 가지에 앉는다.

② 시를 읽고 이야기를 나누어 본다.

- 어떤 꽃을 가장 좋아하나요?
- 추억이 있는 꽃 이야기 나누어 볼까요?
- 봄에 피는 꽃은 무슨 무슨 색이 있나요?
- 하얗게 피어나는 꽃 이름을 말해볼까요?
- 매화, 벚나무, 조팝나무, 이팝나무꽃을 보았나요?
- 산딸나무, 아까시나무, 찔레꽃을 보았나요?
- 꽃 이름이 나오는 노래를 불러볼까요?
    * 아빠하고 나하고 만든 꽃밭에 채송화도 봉숭아도 한창입니다.
    * 엄마 일 가는 길에 하얀 찔레꽃 등
- 이 시에 나오는 꽃들은 언제 피는 꽃인가요?
- 할머니 머리 위의 하얀 꽃을 볼까요?
- 할머니의 표정을 보고 어떤 마음이 드나요?

③ 소리 내어 함께 읽어보기.

자꾸 자꾸 읽어 보면 아름다운 장면이 눈앞에 환하게 펼쳐진다.

④ 최고의 장면을 찾아본다.

왜 그 장면을 선택하였는지 이유를 말해본다.

⑤ 시와 그림으로 시화를 그려 본다.

- 형식은 자유롭게 쓸 수 있다.
- 시를 보고 적어도 좋고 생각나는 글이나 그림을 그려도 좋다.
- 잘 그리는 건 중요하지 않고 마음을 자유롭게 표현하며 편안한 행복감을 느끼면 된다.

<넉 점 반> 윤석중 / 이영경 / 창비 / 2004

아기가 아기가
가겟집에 가서
"영감님 영감님
엄마가 시방
몇 시냐구요."
"넉 점 반이다."

"넉 점 반
넉 점 반."
아기는 오다가 물 먹는 닭
한 참 서서 구경하고

이 시는 윤석중이 1940년에 쓴 동시다. 친근한 우리말과 아가다운 행동이 절로 웃음을 머금게 하는 시다. 가겟집에 시간을 물으러 간 아이는 눈에 보이는 온갖 놀이를 따라다니다가 해가 꼴딱 져서 집에 와 하는 말 "시방 넉 점 반이래." 아이를 따라 함께 몰입하는 그림책이다.

그림작가 이영경은 아버지 어머니들의 어린 시절과 정감 있는 농촌 풍경을 길어 올려 가난하지만 풍성했던 시절의 소박한 아이를 되살려냈다. 아이답게 해찰하며 몸짓과 시선은 무심한 듯 당당하다. 아이의 눈길이 머무는 곳마다 새로운 놀이공간이 열리고 그 안에는 아이와 함께 노는 닭, 개미, 잠자리뿐 아니라 고양이, 두꺼비, 메추라기들도 이야기를 들려준다.

이 그림책은 우리 안에 내재한 동심을 끌어내고, 아득한 풍경 속에서 어린 시절의 향수를 끌어내어 우리를 행복하게 한다.

6) 굽이굽이 인생길

<우리가 글을 몰랐지 인생을 몰랐나> 권정자 외 / 남해의 봄날 / 2019

　글을 모르고 평생을 어둡게 살아온 순천 할머니들이 글과 그림을 배워 책으로 엮고 작품 전시도 하였다. 새롭게 밝은 세상을 향하는 할머니들이 가슴 속 꼭꼭 묻어둔 삶의 이야기를 풀어낸다. 굽이굽이 우리네 살아온 이야기를 나누어 볼까?

　스무 명 할머니 작가들의 그림이 정말 인기다. 서울에서 전시도 하고 순천시청에서도 전시하고 TV에도 출연했다.

　우리와 같은 시대를 살아온 이 할머니들의 절절한 삶의 이야기를 들여다본다.

아버지는 한문을 가르치고
아들들은 다 학교에 보냈습니다.
나도 공부하고 싶었습니다.
그런데 딸이라고 공부를 못 하게 했습니다.

그렇게 답답하게 살았던 내가 글을 배우니까
돈이 들어오고 나간 것도 다 알고
어디를 가도 두렵지 않고 통이 커졌습니다.
그래서 공부가 나에게 큰 선물입니다.
　- **<아버지의 칭찬>** (일부분) / 안안심 -

지금은 혼자서 은행 일도 다 본다.
그래서 비밀통장도 만들었습니다.
평생 느껴보지 못한 짜릿한 행복입니다.
이제는 어깨를 펴고 다닐 수 있다.
공부도 그림도 너무 좋아 자랑도 많이 한다

그래서 지금처럼 행복하게 사는 게 꿈입니다.

- <짜릿한 행복> (일부분) / 황지심 -

<손이 들려준 이야기들> 김혜원 / 최승훈 / 이야기꽃 / 2018

2015년부터 2018년까지 충남 부여군 송정마을에서 진행된 '그림책 마을' 만들기 사업 과정에서 그린이와 글쓴이가 보고 들은 마을 어르신들의 삶과 말씀을 토대로 만든 그림책이다. 열여덟 농촌 어르신들의 손. 그 투박한 손, 그러나 따뜻하고 다정한 손들과 그 손들이 들려준 이야기가 그림책이 되었다. 세대와 세대가 만나고 지역과 지역이 만나고 마음과 마음, 삶과 삶이 만나는 소통과 공감의 시간을 경험할 수 있다. 나의 손 그리기 활동 등을 할 수 있다.

7) 엄마는 나의 힘

<김용택 시인의 자갈길> 김용택 / 주리 / 바우솔 / 2021

김용택 시인의 아픈 이야기를 주리 작가의 아름다운 그림으로 표현하였다.

육성회비를 내지 못해 학교에 가자마자 집으로 돌려보내졌다. 차비가 없어 뜨거운 햇살 아래 비포장 자갈길 사십 리를 걸어 어머니와 아버지가 일하고 있는 밭으로 가 학교에서 쫓겨 온 사연을 어머니께 이야기하였다.

일하던 어머니는 집으로 가서, 아직 털이 다 자라지도 않은 어린 닭을 잡아 망태에 묶어 장으로 향하였고, 판 돈을 고스란히 쥐여 주며 학교로 돌려보내고는 시오리 신작로 자갈길을 걸어서 밭으로 되돌아가셨다. 엄마는 그렇다. 책을 읽어주며 그 시절을 살아낸 삶의 이야기를 끌어내는 시간을 가져본다.

<엄마의 계절> 최승훈 / 이야기꽃 / 2021

손주들이 온다고 해서 아이들 먹일 전을 부치고 있을 때 울리는 전화벨 소리, "어머니, 애들이 감기가 심해서 오늘 못 갈 것 같아요. 죄송해요. 기다리셨을 텐데.", "괜찮다, 괜찮아." 이렇게 대답하지만 '이 많은 전이랑 나물을 다 어쩌나,' 애써 준비한 음식을 주섬주섬 오토바이에 싣는 엄마는 조금 헛헛하다. 기다리던 비를 맞으며 밭에 씨를 뿌리고 몸살이 나도, "난 괜찮다. 애들은 아픈 데 없고?" 그렇게 봄 여름 가을 겨울 자식들 기다리기만 하는 엄마의 계절. 아이를 낳고 키울 때도, 그 아이가 어른이 되어 아이를 키울 때도 그저 뒤에서 기다리는 것이 엄마의 일인 것이다.

8) 삶의 진리

<무슨 일이든 다 때가 있다> 레오 딜런 & 다이엔 딜런 / 논장 / 1998.

이 책은 레오 딜런과 다이엔 딜런 부부의 합작품으로 성경 전도서의 구절을 가져와 종교와 문화가 달라도 인간이라면 누구나 겪는 삶의 면면들을 표현한다. 7~8세기 아일랜드 채색 필사본 양식, 기원전 2000년경 이집트 무덤 벽화 양식, 18세기 일본의 목판화 양식, 중동지방 북극지방 등 전 세계 여러 문화권의 미술 양식과 다양한 재료 16가지 방법으로 표현하였다.

무슨 일이든 다 때가 있다.
무릇 하늘 아래서 벌어지는 모든 일에는 때가 있나니
날 때가 있으면 죽을 때가 있고
심을 때가 있으면 거둘 때가 있다.
죽일 때가 있으면 살릴 때가 있고
허물 때가 있으면, 세울 때가 있다.
울 때가 있으면, 웃을 때가 있고
가슴 깊이 슬퍼할 때가 있으면, 기뻐 춤출 때가 있다.
돌을 버릴 때가 있으면, 모을 때가 있고
서로 껴안을 때가 있으면, 거리를 두어야 할 때가 있다.

> 활동하기

① 책을 소리내어 읽으며 자신의 경험을 나눈다.
  울 때와 웃을 때, 슬퍼할 때와 기뻐할 때, 껴안을 때와 거리를 둘 때,
  사랑할 때와 미워할 때…… 우리네 삶의 야기들이 무궁무진하다.
② 마음을 편안하게 자신의 마음을 나누어 본다.
③ 각기 다른 기법의 그림 표현양식을 감상하여 본다.

<언제까지나 너를 사랑해> 로버트 먼치 / 북뱅크 / 2000

"너를 사랑해 언제까지나" 계속 반복되는 '자장가' 같은 후렴 부분으로 우리를 행복하게 하는 책이다.

한 아이가 태어나서 아빠가 될 때까지의 과정을 통해 부모와 자식 간의 사랑을 보여준다. 미국에서 1,500만 부 이상이 판매된 베스트셀러 그림책이다. 갓 태어난 아이를 품에 안고 불러주기도 하고, 온갖 말썽을 부리는 아이가 잠든 후 아이의 머리를 쓰다듬으며 불러주기도 한다. 어머니가 나이가 들어 움직이기 불편해지자 아들이 찾아와 어머니를 꼭 안고서 노래를 불러준다. 그리고 막 태어난 자신의 아기를 품에 안고 자장가를 불러준다. 세대와 세대를 이어주는 사랑의 힘을 담은 책이다.

너를 사랑해 언제까지나
너를 사랑해 어떤 일이 닥쳐도
내가 살아 있는 한
너는 늘 나의 귀여운 아기

사랑해요 어머니 언제까지나
사랑해요 어머니 어떤 일이 닥쳐도
내가 살아 있는 한
당신은 늘 나의 어머니

9) 추억 속으로

<책보> 이춘희 / 김동성 / 사파리 / 2013

　햇살이 좋은 어느 봄날 아침, 새로 산 책가방을 뽐내는 다희가 부러워 옥이는 무척 속이 상한 채 등교길에 오른다. 수업이 끝나고 집으로 돌아오는 길, 옥이는 다희의 가방을 보지 않으려고 뛰어가다 김칫국이 새고, 옷핀이 빠져 책과 도시락이 와르르 쏟아져 버린다. 옥이는 깔깔대며 책가방 자랑을 늘어놓는 다희가 얄미워 그만 한바탕 몸싸움까지 벌이고, 옥이는 왠지 책보가 초라해 보여 더욱 화가 났다. 앞서 달려가던 다희가 징검다리를 건너다 빠져서 옷이 다 젖고, 옥이는 책보를 풀어 다희에게 책보치마를 만들어주었다. 그리고 둘이는 하나가 되었다.

　1960~70년대의 마을과 집, 학교 가는 길의 풍경은 마치 그 시절 그 마을 이곳저곳을 직접 둘러보는 듯 생생하면서도 마음을 따뜻하고 편안하게 해 준다. '작가가 들려주는 우리 문화 더 잘 알기'를 통해 요즘 아이들에게 생소할 수 있는 우리나라 보자기와 책보가 소박하면서도 정성과 사랑이 있던 옛 생활 모습과 옛 문화였음을 알려준다. 어른들에게는 책보의 기억을 더듬으며 이야기 나눌 수 있는 소중한 자료다.

　보자기 우리 보자기
　쌀을 싸면 쌀보자기
　떡을 싸면 떡보자기
　돈을 싸면 돈보자기

　이 보자기 책보자기
　우리 손녀 책을 읽고
　우리 손녀 글을 쓰는
　이 보자기 복보자기

　조각조각 모여 조각보 되고
　한 땀 한 땀 모여 책보 되지

복아 복아 오너라
이 책보에 오너라.

> 활동하기

① <책보> 읽어주기

- 책보를 맨 경험이나 이야기, 들은 경험을 이야기해 본다.
- 그림을 보며 그 시절을 회상해 본다.
- <책보> 그림책을 넘기며 그림을 살피며 읽어준다.
- 읽은 후 책가방을 맨 다희를 보는 옥이의 마음에 대해 이야기를 나눈다.
- "누더기 같은 책보나 들고 다니는 주제에."라는 말을 들은 옥이의 심정이 어떠할지 생각해본다.

② 조각보 만들기 활동

- 할머니가 바느질하며 부른 이 노래를 함께 불러보며 조각보를 만들어본다. (바느질 대신 색종이를 원하는 모양으로 자르거나 끼우는 등 조각보를 만들어 본다.)

③ 책보 싸기 활동 : 사진을 보며 책보를 싸서 등에 매 본다.

④ 책보 놀이하기 : 책보를 활용한 다양한 놀이를 해 본다.

<들꽃 아이> 임길택 / 김동성 / 길벗어린이 / 2008

시골 마을 작은 학교로 발령을 받아, 6학년 담임을 맡게 된 김 선생님 책상 위에는 매일 들꽃이 꽂혀 있다. 멀리 산길을 걸어 등교하는 아이 보선이가 꽂아놓은 꽃. 보선이네 집을 찾아가는 김 선생님, 산을 넘고 넘어 깊은 밤에 마을에 도착하였다. 해가 기울고 어두워지는 숲속에서 달빛에 드러난 숲의 모습을 보고, 숲의 냄새를 맡고, 바람 소리에 귀 기울이며 숲의 아름다움을 처음으로 느낀다. 이리 먼 길을 다녔구나. 손전등까지 들고. 그런데 눈이 오면 도저히 학교를 올 수가 없고 졸업식에도 나오지 못한 보선이를 끝내 만나지 못하고 선생님은 군대에 가기 위해 학교를 떠나야 했다.

'들꽃 아이' 보선이와 도회지에서 온 김 선생님이 서로의 맑은 마음을 헤아리고 나누는 과정은 두근거림과 즐거움, 안타까움이다.

글을 쓴 임길택 선생님은 강원도 탄광 마을과 경상남도 거창 산골에서 초등학교 선생님으로 아이들과 글쓰기를 열심히 하셨고, 폐암으로 마흔여섯의 나이에 세상을 떠났다.

추억이 담긴 오래된 사진첩을 들춰보는 것처럼 따뜻하고 아늑한 김동성 작가의 그림으로 아름다운 이야기를 담아 초등학교 교과서에까지 실린 이 작품은 어른들의 마음 또한 촉촉이 적신다.

활동하기

① 책의 그림을 보며 이야기를 나누어 본다.

- 교실 풍경을 보고 떠오르는 학창시절 추억을 이야기해요.
- 숲에서 발견한 것들은 무엇인가요?
- 눈에 발이 묶였던 경험이 있나요?
- 학교에 못 오는 아이를 기다리는 선생님 마음을 생각해볼까요?

② 책을 함께 읽으며 이야기한다.

- 좋아하는 꽃은 어떤 꽃인가요?
- 꽃이름 나무이름 대기 놀이해요.
- 기억하고 싶은 장면과 글을 찾아 읽어 보아요.
- 어린 시절 교실에 얽힌 그 시절 그 추억 더듬어보아요.

10) 아름다운 마무리

<할머니가 남긴 선물> 마가렛 와일드 / 시공주니어 / 1995/1997

할머니 돼지와 손녀 돼지의 잔잔한 이별의 과정을 통해, 삶과 죽음의 아름다움을 이야기하며 죽음의 참된 의미를 가르쳐 주는 책이다.

죽음이 눈앞에 찾아왔을 때, 마지막으로 할 수 있는 일은 무엇일까. 남겨진 사람들에게 무언가를 가르쳐 주고 떠난다면 그 죽음은 훨씬 의미 있을 것이다. 죽음은 삶의 한 부분이고, 삶은 죽음이 있기에 더 값질 수 있다는 것을 알려 준다면 말이다. 아마도 남겨진 이들이 삶을 더욱 감사하며 살게 하는 힘이 될 수도 있을 것이다.

할머니 돼지와 손녀 돼지는 오래도록 함께 살아왔다. 집안일을 함께 하고, 함께 옥수수 귀리죽을 먹으면서. 평범한 일상이지만 할머니와 함께 있고, 모든 것을 할머니와 함께한다는 사실만으로도 손녀 돼지는 늘 행복했다. 별로 좋아하지 않는 옥수수 귀리죽도 할머니랑 같이 살 수만 있다면 언제까지나 먹어도 좋다고 생각할 정도로.

그러던 어느 날 아침, 갑자기 할머니 돼지가 일어나지 못하게 되었다. 할머니에게 죽음이 다가온 것이다. 다음 날 간신히 일어난 할머니는 차분히 죽음을 준비하기 시작한다. 도서관에서 빌린 책을 반납하고, 통장을 해지하고, 외상값을 갚는 일. 그러나 할머니 돼지의 죽음에 대한 준비는 이러한 현실적인 것만이 전부가 아니다. 그것들보다 더 중요한 일, 그것은 바로 세상과의 작별 인사. 나무와 꽃과 하늘을 눈으로 보며 마지막으로 즐기는 일.

할머니 돼지는 잔치를 열고 싶다고 하며 손녀와 함께 산책길에 나선다. 마을을 돌아보며 듣고, 냄새를 맡고, 맛을 본다. 삶이 끝나가는 순간에 느끼는 아쉬움과 추억과 소중함이 뒤섞인 마음. 그리고 햇살에 반짝이는 나뭇잎, 하늘에 모여 있는 구름, 연못에 비친 정자들을 보며, 이 세상의 아름다움에 대해서 손녀에게 하나하나 알려준다. 할머니는 세상이 얼마나 아름다운지, 산다는 것이 얼마나 멋진 일인가를 잘 알고 있다. 할머니가 남겨 준 선물이란 바로 세상은 아름다운 곳이고, 삶이 얼마나 소중한 것인가를 알려 준 것이다. 할머니는 자신의 죽음을 통해 손녀에게 삶의 소중함을 가르쳐 주고 있다.

투명한 수채화로 그려진 잔잔한 그림은 죽음을, 삶을 아름답게 느끼게 하기에 충분하다. 죽음에 대한 따뜻한 묘사가 돋보이는 아름다운 책이다.

> 활동하기

함께 그림책을 읽고 생각을 나누어 본다.
  - 할머니와 손녀 돼지가 함께 한 일은 어떤 일인가요?
  - 할머니는 자신의 죽음이 가까운 걸 알았을 때 어떤 일을 했나요?
  - 세상과 작별하기 위해 손녀와 함께 한 일은 어떤 일이었나요?
  - 할머니가 남겨준 선물은 무엇이었나요?
  - 자신이 남기고 갈 선물은 무엇일까요?

<여행가는 날> 서영 / 위즈덤하우스 / 2018

그런데 할아버지 안 슬퍼요?
슬프기는 미안하지
남겨진 사람들이 슬퍼할까 봐 그게 미안해.

  그리운 사람을 만나러 가는 할아버지의 먼 여행. 할아버지는 오늘 먼 여행을 떠나려고 한다. 면도도 하고, 멋진 양복도 차려입고, 아끼던 모자도 썼다. 든든하게 삶은 계란도 일곱 개나 챙겼고, 가는 길에 심심하지 않게 바둑책도 한 권 넣었다. 거기에 가면 오래전에 떠난 할머니가 마중 나온단다. 오늘따라 날도 맑고 따뜻한 게 여행하기 참 좋은 날이다.
  그런데 이 세상을 떠나는 마지막 여행을 이토록 아름다운 색의 그림과 유쾌한 언어로 표현하여 더욱 강렬한 감동을 남긴다.

마무리

천상병 시 <귀천(歸天)> 읽기

이렇게 담담하게 시를 쓰고 떠나갈 수 있을까?
소풍이라고 말하는 시인처럼 내 삶에 소풍 같은 날은 언제였을까?
시를 조용히 읽어본다.

나 하늘로 돌아가리라.
새벽빛 와 닿으면 스러지는
이슬 더불어 손에 손을 잡고,

나 하늘로 돌아가리라.
노을빛 함께 단둘이서
기슭에서 놀다가 구름 손짓하면은,

나 하늘로 돌아가리라.
아름다운 이 세상 소풍 끝내는 날,
가서, 아름다웠더라고 말하리라……

〈참고문헌〉

장유경(2021). 『깜박깜박해도 해도 괜찮아』. 서울:딜레르.

한영진(2018). 『그림책에 빠진 할머니』. 서울:학지사.

가와이 하야오 외, 햇살과나무꾼 옮김(2003). 『그림책의 힘』. 서울:마고북스.

오까다쓰노부(2018). 『그림책 테라피가 뭐길래』. 서울:나는별.

파코 로카 글 그림, 성초림 역(2022). 『주름:지워진 기억』. 서울:아름드리미디어.

하세가와 가즈오, 이노쿠마 리쓰코. 김윤경 옮김(2021). 『나는 치매의사입니다』. 서울: 라이팅하우스.

서근미(2010). 「그림책을 활용한 독서치료프램이 노인의 인지 기능 향상과 우울감에 미치는 효과」. 평택대학교 대학원석사학위논문.

- 원순식(2019). 「그림책 활용 노년인문예술교육의 사례」. 『2019년 한국노년교육학회춘계학술대회, 노년교육의 실용성』.

- 한예희(2012). 「그림책을 활용한 회상중심 문학치료가 노인의 자아존중감과 자아통합감에 미치는 영향」. 경북대학교 대학원석사학위논문.

6장

치매예술케어 동작(움직임)

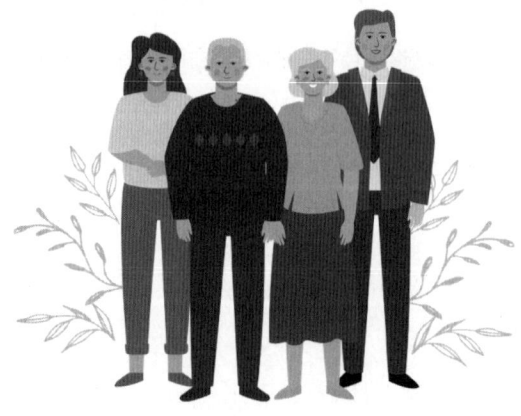

- 들어가며 -

"몸을 보면 마음이 보인다."
꼬부라진 할머니의 짐 보따리는 내가 들기에도 무겁다.
그 안에 들어있는 할머니의 정성과 사랑에 그저
'감사해요' 라는 말밖에 드릴 것이 없다.
사랑이 고파질 때는 언제나 꼬부랑 나의 할머니가 보고 싶어진다.

"몸의 움직임은 정서를 보여준다." 사람이 초조한 경우 나타나는 몸짓, 기분 좋을 때 나타나는 몸짓, 당황했을 때 하는 몸짓 등을 보고 우리가 비슷한 느낌을 받는 것은 움직임이 정서를 반영해 나타나 우리에게 전달되기 때문일 것이다.

살아간다는 것은 무엇인가? 내 몸이 살아내는 것이다. 몸은 지각의 주체로 몸을 매개로 사람뿐만 아니라 자연이나 사물 및 문화적 사물들과 함께 사회적 의사소통을 하며 살아간다. 결국 우리 몸은 나의 생각과 정서의 반영이어서 그 결과 타인과의 소통, 나아가 문화적 교류까지도 가능한 것이다. 그러므로 우리가 움직인다는 것은 곧 내가 살아 있다는 증거이다. 이로써 최소한의 에너지를 사용하는 움직임부터 순간의 집중으로 엄청난 에너지를 사용하는 움직임까지 다양하게 되는 것이다.

우리 몸은 우리에게 다양한 신호를 보내고 있다. 그러나 몸이 아프기 전까지 우리는 자신의 몸의 언어를 무시한 채 살아가기도 한다. 당신의 움직임은 하나의 시그널인 것이다. 몸의 신호로써 움직임은 무수한 이야기를 하고 있지만 그 신호를 즉시 알 수 있는 사람들은 그리 많지 않다. 이번 기회를 통해 나의 몸이 보내는 신호를 알아차리고, 정서를 표현하는 움직임을 바꾸기 위한 노력을 통해 우리들의 삶의 질이 조금 더 나아지기를 기대해 본다. 앞으로 치매예술케어에서는 치매 대상자나 예방을 위해 프로그램을 만들고 연구를 계속할 것이다.

1. 동작(움직임)의 이해

1) 몸과 마음

몸은 알아감의 주체가 된다. 몸의 감각을 통하여 우리는 자연이나 사물뿐만 아니라 추상적인 의미까지도 알게 되어 사회적 소통을 하며 살아간다. 정신과 몸이라는 이분법하에 과거에는 정신이 우월하다고 여겨 몸의 신호를 무시하거나 몸이 정신을 가두는 감옥이라 여겨 억압하며 혹은 억압받으며 살아왔다. 정치, 문화, 사회, 종교적으로도 몸은 억압과 차별, 편견들로 인하여 많은 상처들을 가질 수밖에 없었다.

몸은 개인의 모든 삶의 경험을 담으며, 우리가 하는 동작(움직임)은 몸의 언어이다. 그러니 몸이야말로 한 사람을 이해하는 귀한 자료이며 억압과 차별 편견을 해체하는 새로운 열쇠가 될 수 있다.

움직임에 초점을 맞추어 보면 몸에 남아있는 경험의 흔적을 통해 감각이나 정서, 인지적 상태를 알아차릴 수 있다. 그러므로 한 사람의 자세와 움직임은 그 자신의 역사라고 할 수 있다. 이렇듯 신체는 자기 경험의 주체가 되어 의식적 혹은 무의식적으로 개인의 심리상태를 반영하게 되는데, 억압된 정서나 욕구가 즉흥적이고 상징적인 움직임에 표현되어 숨겨진 기억이나 정서를 끄집어 올리고 의식화하는데 도움이 된다. 억압된 감정은 신체적·심리적 긴장, 근육의 경련, 스트레스, 피로감, 신체 능력 저하, 신경학적 기능과 순환기의 문제 등을 가져온다.

고령화를 앞둔 우리 사회는 치매가 심각하게 대두되면서 노인들의 움직임에 관심을 갖고 있다. 사회활동의 은퇴는 움직임의 부족과 간혹 타인에 대한 배려 없는 동작들을 인지하지 못하게 이르러 이로 인해 오해와 상처가 노인들을 위축되게 만들고 과거처럼 몸을 억압하는 악순환을 불러오게 된다.

움직임을 인지하고 몸과 마음의 하나 됨은 심신의 조화와 온전한 통합을 이루어 신체적, 정신적, 사회적 건강에 긍정적인 영향을 가져오게 하는 것을 목적으로 하고 있다.

(1) 분리와 일치 그리고 만족

몸은 정신이나 마음이 머무는 장소가 아니며, 더욱이 가두는 곳이 아니다. 몸을 통하여 우리는 마음이 지향하는 것을 움직일 수 있는 것이다.

그렇다면 우리의 움직임은 왜 만족감이 없는 걸까? 다시 말해 우리의 움직임은 왜 마음대로 되지 않는 걸까? 왜 일치가 되지 않을까? 그 이유는 신체는 움직이고 있는데 정신은 다른 생각을 하기 때문이다. 종종 우리는 이런 경험을 한다. 반가운 친구와 오랜만의 약속에 한껏 치장을 하고 나오다 불현듯 걸음이 느려지고 심장이 뛰고 식은땀이 나는 경험이 있다.

'가스 불은 끄고 나왔던가.' 급히 집으로 돌아와 이미 꺼진 불을 확인하고 안도의 숨을 쉼과 동시에 약속 시간에 늦을까 봐 정신없이 뛰었던 적이 있다. 혹은 '고양이 방문을 닫았나', '사장님이 먼저 오신 것은 아니겠지', '소금을 넣었나'로 우리 몸에 너무 많은 명령어로 복잡하게 살아왔었는지 모른다. 이제는 집중할 필요가 있다.

나의 움직임에 나의 몸에 내가 무엇을 하고 있는지에 집중하는 것이 만족을 가져오는 것이다. 생각이 신체에 집중했을 때를 떠올려 보라.

"저기까지만 뛰어보자."

"배고프다 밥 먹으러 가자."

"덥다 겉옷을 벗어야겠다."

꼭 말하고 행동하지는 않지만 우리는 수시로 생각하는 것을 몸으로 이행하며 만족을 얻는 경우가 있다. 그렇다면 만족이란 생각한 대로 움직이는 것, 곧 일치를 말한다. 그러나 반대로 생각한 대로 움직이지 못할 수도 있는 신체, 혹은 온전한 생각을 하지 못할 수도 있으니 이것이 곧 분리이다.

우리는 결국 정신과 신체가 일치될 때 만족감을 경험하게 된다. 우리의 동작(움직임)을 통해 심신의 안정을 가져오거나 정서를 바꿀 수도 있다는 것이다.

(2) 요소

신체를 통한 동작(움직임)은 심리적 평가의 근원이 된다. 호흡, 자세, 중심, 긴장, 리듬, 공간사용과 같은 동작(움직임)의 기본 요소들 및 그와 연관된 모든 양상들이 결합하여 동작(움직임)을 창조해 낸다. 이런 구성 요소들은 하나로 결합하여 동작(움직임)을 만들어내지만 분석을 위해 분리하고자 한다.

① 호흡

살아 있음을 알 수 있는 것은 호흡이다. 숨을 쉰다는 것은 살아 있다는 증거이다. 생명 유지를 위한 물리적인 호흡뿐만 아니라 마음을 다스릴 수 있는 것이 호흡이기 때문에 숨을 쉰다는 것은 방법면에서 뿐만 아니라 의미에서도 매우 중요하다.

일반적인 호흡은 코를 통해 공기가 폐 속으로 들어왔다 나갔다 하는 들숨과 날숨으로 설명된다. 들숨에서는 코로 숨을 길게 들이마셔 횡격막을 중심으로 몸 안을 확장시키고, 날숨에서는 그 반대로 횡격막을 중심으로 배를 수축하여 숨을 내쉰다.

다시 세분하면, 호흡은 흉식(가슴)호흡과 복식(배)호흡, 하악(목)호흡이 있다. 어깨를 올리거나 가슴을 젖히거나 하여 흉곽이 확대되는 흉식(가슴)호흡은 짧아진 호흡으로 폐와 가슴을 이용한 호흡으로 주로 상체로 호흡하는 방법이다. 복식(배)호흡은 횡격막의 운동에 의해 이루어지는 호흡법으로 숨을 들이쉴 때 횡격막이 수축, 하강함으로써 흉강의 부피가 커지고 동시에 복강이 압력을 받게 되는데 이때 복강은 장기로 가득 차 있기 때문에 복벽이 앞으로 팽창하게 되는 것이다. 따라서 마시는 숨으로 배가 불룩해지게 되고 반대로 횡격막이 느슨해지고 복압(배의 압력)이 감소하고 복벽이 줄어들면 내쉬는 숨을 쉬게 된다. 하악호흡은 아래턱을 움직이면서 하는 호흡으로 목숨이라고 흔히 부르기도 하고 임종 직전에 하는 마지막 호흡이라고 할 수 있다.

② 자세

누군가의 동작(움직임)을 볼 때 자세가 어떤가를 보게 된다. 자세가 곧은가, 젖혀져 있는가, 구부려져 있는가, 어디 기대어 있는가, 어느 특정 신체를 숨기고 있는가, 자랑하고 있는가 등으로 이상적인 신체는 똑바로 서 있는 것이다.

바로 서기의 기본자세는 우선 두 발에 같은 무게를 실어 바닥을 편하게, 그러나 굳건히 딛고서 몸이 바닥과 수직이 되게 하는 것이다. 이때 시선은 바닥과 수평이 되게 한다.

- 벽에 닿는 부분 : 머리 뒤- 어깨- 등- 엉덩이- 발꿈치가 일직선
- 옆에서 볼 때 : 귀- 어깨- 바지 옆선- 복사뼈가 일직선
- 앞에서 볼 때: 정수리- 이마- 턱- 명치- 배꼽이 일직선

③ 중심

모든 움직임은 중심을 향해 가거나, 중심에서 멀어진다. 우리 몸의 중심은 어디일까? 인간은 태초에 중심의 자리로부터 만들어졌다. 어머니 배 속에서 나와 끊어진 탯줄의 자리가 바로 호흡이 시작되는 자리이며, 곧 우리 생명의 중심 자리이다. 정신과 신체를 통합 가능하게 하는 자리이며, 우리를 안정시키는데 기여하고 움직임의 방향을 정하고 나아가게 하는 자리인 것이다. 중심은 신체적 행동의 출발점이자 도착점인 것이다.

④ 긴장

동작(움직임)에서 긴장 상태는 신체를 에너지로 충전하고, 방출할 수 있다는 것을 의미하며 신체 조직이 수축된 상태이다. 긴장은 심리적으로 평온하지 못하고 정신이 바짝 조여지는 상태로 몸의 근육이 경직된다. 긴장하면 두뇌 회전이 느려지고 판단력도 떨어지며 심장이 평소보다 더 두근거리며, 온몸이 떨리며, 다리에 힘도 풀리고, 목소리가 잘 안 나오고, 배가 아프고 심하면 설사를 하기도 하며 식은땀을 흘리기도 한다.

그러나 긴장은 신체의 도약을 가져다주며, 그 도약으로 자신에게 만족감을 가질 수도 있게 한다. 하여 긴장을 하고 긴장을 푸는 것이 얼마나 중요한지 알아야 한다. 긴장을 푸는 방법으로 가장 대표적인 것이 숨을 천천히 들이쉬고 내쉬는 것이며 얼굴 찌푸리기, 향기 맡기, 잠깐 휴식, 좋은 간식 선택, 조명을 바꾸는 방법, 친구와의 수다 등으로 일상의 작은 변화를 통해서도 가져올 수 있다.

⑤ 리듬

우리말로 율동이라 불리는 리듬은 '운동의 질서'라고 보는데 즉, 운동과 질서 사이의 관련성이라 할 수 있다. 가장 큰 리듬이라 할 수 있는 낮과 밤은 생명 활동에 영향을 미친다. 가장 개인적인 리듬인 심장의 운동 또한 생명 활동의 원초적 리듬으로 우리 몸 안에 있다. 리듬에 문제가 생기면 신경쇠약, 산만함, 심장병, 비만, 우울증 심지어는 암까지도 영향을 미칠 수 있다고 한다.

망가진 리듬을 다시 회복하려면 밝은 낮과 어두운 밤을 완연하게 즐기는 것부터 시작할 수 있는

데, 모든 사람의 리듬은 다르다. 따라서 자신의 리듬을 알아차리고 리듬의 상태를 진단해 볼 수 있어야 한다. 리듬 회복을 위한 방법으로는 아침 햇볕을 쬐는 것, 늘 같은 시간에 일어나는 것, 자연광에 노출되는 근무환경에서 일하는 것, 깊은 수면 전에 불빛의 노출을 피하는 것, 침실을 컴컴하게 만드는 것 등이다.

⑥ 공간

몸을 수용하여 동작(움직임)이 이루어지도록 시각적으로 마련된 장소로써 공간 속에서 몸이 어떻게 공간을 사용하는가를 말한다. 즉, 몸의 각 부분이 앞이나 뒤, 옆, 위와 아래 등 여러 방향으로 움직이는 것과 똑바로 또는 돌려서 여러 궤도로 움직이는 것이나, 공간 속에서 여러 단계를 움직이는 것을 의미한다. 내가 움직이는 만큼 공간 확장이 일어난다. 움직이면 곧 자기 공간이 확보된다.

공간을 키우는 이유는 움직일 범위가 있어야 성장하기 때문이다. 또 성장이란 위로만 가는 게 아니라 전 방위적이기 때문이다. 즉, 공간은 원 형태로 커져야 가장 안정적 형태가 되기 때문이다. 공간은 어디로 움직이느냐를 결정할 뿐 아니라 어떻게 움직이느냐에 따라 감정의 변화와 밀접해진다. 예를 들면 즐겁게 움직이는 것과 축 처져 움직이거나 긴장하며 움직일 때 감정과 사용되는 공간이 전혀 다르다.

2. 개념과 역사

1) 개념

신체 동작(움직임)은 인간의 가장 원초적인 언어이자 의사소통의 수단으로 감정과 연결되어 있다. 치매예술케어동작(움직임)은 무용 치료와는 다르나 아직 학문적 연구가 미비하여 무용 치료의 개념을 토대로 한다.

무용 치료는 인간의 움직임을 통해 자유로운 개인의 정서적 경험을 표현하기 위한 현대무용의 등장과 정신분석학의 영향으로 시작되었다. 1900년대 현대무용은 인간성을 억압했던 무용의 기교 위주와 형식을 벗어나 인간 행동과 그 속에 내재된 동기, 즉 인간의 무의식에 주목하기 시작하였다. 현대무용의 움직임에 대한 통찰은 초창기 무용/동작 치료의 근간이 되었다. 이것의 중요한 치료 요인인 창조성, 즉흥성, 자발성, 개인 표현의 진정성, 신체 인식, 감정표현으로 발전하는데 크게 이바지하였다. 2차 세계대전 이후 정신적 상처를 회복할 수 있는 정신치료이론과 방법론들이 활발하게 연구되면서 정신질환의 보조 치료법으로 무용/동작 치료가 병원에서 시행되기 시작하면서 학문적 정체성을 구축할 수 있게 되었다.

동작(움직임)은 상징적이고 창의적인 신체 움직임으로 인간의 내면을 표현하고 인식할 수 있도록 하여 내적 갈등을 해소할 수 있게 한다. 나아가 타인과의 관계 회복을 위한 바른 움직임에서 오는 긍정의 정서를 경험하게 한다. 대상자들의 자기방어에서 오는 부정적인 움직임으로 인하여 느꼈던 불편한 정서를 바꾸는 데 그 목적이 있다. 예술케어동작(움직임)은 심리적 안녕과 바른 움직임을 회복할 수 있도록 돕는 케어의 한 방법이다.

2) 역사

(1) 춤의 기원

춤은 인류가 시작되면서 종교적 제례나 의식에서 시작되었다. 이러한 고대의 춤은 천상의 원리를 비추는 거울로 하늘과 인간을 이어주는 역할을 하였다. 춤은 자신의 순수한 감각과 감정을 움직임으로 표현하는 것이며, 여기서 생성된 감정들은 조건화된 반응이 아니라 온몸의 자유로운 움직임의 경험에서 오는 무조건의 반응으로 이때의 우리는 움직임을 통해 황홀경을 경험하고 감정을 해소하게 되었다.

(2) 과학적 연구

19C 후반 찰스 다윈(1872)은 하등동물과 유아 및 비문명인 집단에서 나타나는 정서 표현에 관한 많은 일화들과 관찰을 기록한 저서 "인간과 동물의 정서 표현(The expression of the emotions in and animals)"으로 인간 의식에 관한 연구라는 심리학의 새로운 장을 열었다.

지그문트 프로이트(Sigmund Freud, 1856~1939)는 히스테리 연구를 통해서 심리적 원인이 신체적 질환으로 나타날 수 있음을 알아냈다. 이때 히스테리의 원인이란 보통 어린 시절의 충격적 경험(트라우마)인데, 대개는 성(性)과 연관된 것들이었다. 무의식의 작동 방식을 연구하던 프로이트는 이것이 단순히 정신질환 환자의 경우뿐만 아니라 일반인의 경우에도 마찬가지로 적용된다는 점을 알아냈다. 나아가 히스테리 환자의 치료 과정에서 최면술, 압박술, 자유연상 등의 여러 가지 방법을 시도해보는 과정을 통해, 인간의 꿈이나 실언 등의 무의식적 행위가 어떤 억압된 것의 표출이라는 점을 발견하게 되었다. 이른바 에고(자아)- 이드(원본능)- 슈퍼에고(초자아)의 3박자 도식은 무의식의 작동 방식에 대한 프로이트의 최종적인 설명이다.

해리 설리번(Harry Stack Sullivan, 1892~1949)은 조현병(정신분열병) 환자를 치료하면서 정통파와는 다른 인간성 존중, 대화적 관계를 중시하는 심리치료를 개척하고, 후에 미국에서 집단 심리치료, 가족치료가 발전하는 기반을 닦는 데 기여하였다. 설리번의 대인관계 이론에 의하면 대인관계의 불안은 개인의 일생 동안 지속적인 영향을 미친다고 했다.

(3) 현대- 치유로써의 춤

어떠한 형식이 없이 인간의 마음과 소원을 담았던 춤이 남들에게 보여지는 공연적인 춤이 되어가면서 테크닉에 치중하게 되었다. 춤을 추는 사람의 내적 표현보다는 공연예술로만 발전되었다. 발레의 경우 무용수의 신체적 제한점(한계성)은 고려하지 않고 고난도의 테크닉만 요구되어왔다. 이로 인해 무용인들로 하여금 그들의 정체성을 고려하게 되었고 테크닉보다는 새로운 형식의 무용을 추구하게 되었다.

20세기 초 기존 춤의 형식을 탈피하여 개인의 경험을 표현하는 춤의 형태를 발전시킨 이사도라 덩컨(Isadora Duncan, 1877~1927)으로 현대무용의 서막이 열렸다. 초기 현대 무용가는 각각 개인의 고유한 신체 언어로 춤을 추었으며, 기존 신체 언어에 대한 새로운 동작, 신체의 자연스러운 움직임을 표현하고 인간의 감정을 중시하여 표현하였다.

헝가리 태생의 루돌프 폰라반(Rudolf von Laban, 1897~1958)은 인간의 움직임을 실존주의적 입장에서 설명하였다. 라반의 최대 공적은 무용이 시간예술이라기보다는 공간예술이라는 것을 강조한 사실이다.

매리언 체이스(Marian Chace, 1896~1970)는 설리번의 영향을 받았고 집단 무용의 상호관계 속에서 감정을 교류시키는데 역점을 두었다. 무용 동작 하나하나는 표현하는 사람이 전하고 싶은 상징적 표현이 된다. 이를 집단에 적용할 때 구성원 간의 의사소통으로 단결력과 서로에 관한 이해를 유도할 수 있다. 체이스는 무용이라는 매체를 통해서 의사소통에 어려움이 있던 사람들의 의사소통과 감정의 표현, 직접적인 대화를 가능하게 한 인물로 평가받고 있다.

트루디 스쿱(Trudi Schoop, 1904~1999)은 정신과 신체의 상호작용을 중심으로 유머와 마임 기법을 도입하였다.

현대에는 객관적 사실 묘사에서 주관적 관점으로 변화되었는데, 즉 인간의 심적 세계, 내면에 충실하고자 하고 사실적 아름다움보다는 감정에 호소하게 되었다. 의식, 무의식적 감정을 춤으로 표현하는 경험 그 자체에 심리적 치유기능이 있다. 심리학자가 언어를 도구로 무의식을 탐구하였다면, 무용학자는 몸을 도구로 무의식을 탐구하기 시작하였다고 할 수 있다.

3. 활용 방법

1) 동작(움직임)과 무용 및 치료

동작(움직임)과 무용은 몸이 주체가 된다는 공통점은 있다.
그러나 치매 예방을 위한 예술케어동작(움직임)은 무용 및 재활치료와는 목적, 중점과 방법에서 다소 차이가 있다.

(1) 무용

무용은 자신의 신체를 이용해 무리가 가지 않는 범위에서 다양한 강도로 움직임을 조절할 수 있는 신체활동으로 노인에게 무리가 가지 않게 하는 것이 매우 중요하다. 무용은 인간 내면을 표현함은 물론 음악에 맞춰 몸을 움직이기 때문에 두뇌와 신체를 함께 사용할 수 있는 교육도구이다. 노인에게 있어 무용은 정신적, 사회적으로 삶의 질을 높여주고 성공적인 노화에 영향을 미칠 수 있는 활동으로 평생교육의 일환이라 할 수 있다. 단, 스스로 움직임이 가능하며 기술적인 동작을 수행할 수 있는 능력이 있어야 가능하다. 무용의 탁월한 효과성이 있음에도 노인들이 어려워함에는 동작의 기술적인 면을 어려워하고 노화된 몸으로는 표현할 수 없고 거기에 따른 상실감이 부정적인 감정을 불러일으키기 때문이다.

노인 치매 예방에 좋은 무용프로그램으로는 한국무용, 체조, 요가가 가장 많으며 에어로빅, 라인댄스, 챠밍댄스 등이 있다. 자신의 신체가 도구가 되고 예술의 결과물이라는 큰 장점으로 큰 호응을 받을 수 있으나 혼자가 아닌 어울림의 무대이기 때문에 신체기능이 떨어지는 노인들이 참여하기에는 제약이 적지 않다.

(2) 동작(움직임)

무용의 탁월하고도 긍정적인 효과를 뒤로하고 동작(움직임)과의 차이를 분명하게 하고자 함에는 대상자가 치매 노인이라는 데 있다. 스스로 움직일 의지가 없거나 불안정한 정서로 인하여 자신의 상태를 지각하기 어려운 분들을 위하여 동작(움직임)의 목적이 있는 것이다. 동작(움직임)은 일상의 호흡과 움직임을 기반으로 하여 신체에 무리를 주지 않게 할 뿐 아니라 자신의 움직임이 타인과의 관계에 긍정적인 효과가 있게 한다는 것을 알게 하는데 목적이 있다. 하여 동작(움직임)은 치매 대상자가 할 수 있는 최선의 사회적 움직임인 것이다.

동작(움직임)의 결과, 대상자에게서 다음과 같은 모습을 관찰할 수 있다.

웃음이 많아졌다.
얼굴 근육이 부드러워졌다.
표정이 밝아져서 젊어 보인다.
타인에게 미소를 보인다.
짜증이 줄어들었다.
고개를 정면을 향해 들고 있다.
평소 안 하던 움직임도 하려고 한다.
다른 사람의 동작에 관심을 보인다.
폭력적인 반사행동이 줄어들었다.

언어사용의 횟수가 많아졌다.

4. 방법 및 주의점

1) 방법

치매예술케어에서는 움직임의 여러 가지 방법을 상상 기법, 은유 기법, 이미지 기법, 거울 기법으로 나누어 보았다.

(1) 상상 기법

무의식에 잠재되어있는 심상들을 의식으로 끌어올리는 행위 즉, 꿈을 구체화, 불현듯 드는 생각, 계속 머릿속에 드는 생각 등을 내적 감각을 따라 동작(움직임)의 형태를 가져오게 하는 것이다.

꿈	① 하늘을 날아올랐다 말로 표현 ② 하늘을 날아오르는 동작을 몸으로 표현 ③ 하늘을 날아오르는 동작을 한 기분을 몸으로 표현
생각	① 불이 났다 ② 어떤 동작을 했을까? ③ 기분을 동작으로 표현
연상	① 음식 생각 ② 어떤 동작을 했을까? (음식을 만들거나 먹는) ③ 기분을 동작으로 표현

(2) 은유 기법

우리 신체의 각 부분(머리/얼굴, 척추, 가슴, 어깨, 손/팔, 복부, 골반, 다리/발)이 상징하고 있는 은유를 개인의 환경에 따라 동작(움직임)으로 나타낸다.

배를 내밀고 퉁퉁 두드린다.	감각
어머니가 해주신 맛있는 음식을 많이 먹었다.	인지
안정과 만족, 행복을 느낀다.	감정
두 손을 가슴에 모아 쓸어내린다.	감각
군대 간 아들의 옷이 소포로 왔다.	인지
걱정으로 불안하다.	감정

(3) 이미지 기법

하고 싶은 동작을 한 후 동작에 이야기를 찾아 그림으로 그린다. 그림에서 이미지를 찾아 시적 대화를 사회적 동작으로 발전시켜 억압되었던 정서에 공감과 치유를 경험한다.

① 동작 (Movement)	② 그림 (Drawing)	③ 사회적 동작 (Poetic Dialogue)
전지에 누워 하고 싶은 동작이나 부위를 그린다.	전지에 그려진 나의 동작에 이미지를 그린다.	이미지를 동작으로 표현한다.
달리는 다리와 발	발 주변에 꽃을 그린다.	자신 있고 당당한 발걸음

(4) 거울 기법

대상자가 동작을 하면 따라 하는 비교적 단순한 방법이지만 위축되고 의욕 없는 신체에 활력과 생동감을 줌으로 정서의 변화를 가져다줄 수 있는 동작 관찰 프로그램이다.

2) 케어 시 주의사항

(1) 몸 깨어나기

① 들숨과 날숨의 기능을 알고 바른 자세로 호흡하도록 한다.
② 들숨과 날숨의 의미를 표정과 함께 호흡하도록 한다.
③ 간단한 손동작으로 불편하지 않게 인사한다.
④ 따뜻한 손으로 각각의 몸 부위의 긴장을 풀어주며 신체감각을 느끼도록 하며 몸을 이완시킨다.
⑤ 재미있는 동작으로 대상자가 흥미를 가질 수 있도록 한다.

(2) 몸 알아차리기

① 몸의 신체 부위를 가벼운 움직임으로 탐색하고 감각을 느껴보도록 한다.
② 감각이 깨어난 몸이 민감하게 반응하는 것을 찾아본다.
③ 안전한 환경을 가장 우선적으로 고려하여야 한다.
④ 대상자가 내부로부터의 느낌을 알아차릴 수 있도록 기다려주어야 한다.
⑤ 대상자가 스스로 가진 리듬이나 감각에 따라 자연스럽게 움직이도록 도와준다.
⑥ 말로 설명하기보다는 잘 리드할 수 있게 자신을 훈련하여야 한다.

(3) 몸의 감각을 예술로 표현하기

① 몸의 감각에 의해 움직임이 일어나고 신체와 정서를 느끼며 지금, 여기에서의 나를 경험해볼 수 있게 도와야 한다.
② 현재 나의 감각과 경험을 이미지로 상상하여 다른 치매예술케어 프로그램의 그림이나 시, 글쓰기로 표현할 수 있게 해준다.
③ 이미지로 표현할 수 있는 다양한 방법을 가르쳐준다.

(4) 마음과 몸 함께 나누기

① 대상자가 마음과 몸의 감각을 느끼고 신체적 정서 경험을 표현할 수 있도록 돕는다.
② 대상자가 마무리를 잘할 수 있도록 케어자는 도와야 한다.

5. 적용의 실제

1) 치매 노인을 위한 동작실기

(1) 목적

① 인지 기능 유지 및 신체기능을 향상시켜 생활에 활력을 향상시킬 수 있다.
② 거칠고 우울하며 무기력하여 소극적인 움직임에 변화를 줄 수 있다.
③ 변화된 움직임은 관계 회복을 통해 행복한 생활을 할 수 있게 한다.

(2) 주의사항

① 몸에 열이 있거나, 숨이 차거나, 수면 부족, 설사, 두통, 흉통이 있는 경우 움직임 활동을 피하는 것이 좋다.
② 치매 노인은 감각기능과 운동기능 등이 떨어져 있는 경우가 많다. 동작을 실시하기 전에 반드시 사전점검을 할 필요가 있으며, 또한 지병이 있는 경우 의사와 상담 후 활동해야 한다.

(3) 동작 실기

① 심신의 긴장과 이완, 혈액순환, 상해 예방 동작

- 어깨 돌리기

    a. 손을 어깨에 올린다.

    b. 앞뒤로 4박자에 맞춰 돌려준다.

- 등 굽히고 펴기

    a. 깍지 끼고 팔을 앞으로 쭉 펴서 등을 굽혀준다.

    b. 뒤로 깍지 끼고 가슴을 쭉 펴준다.

    ※ 목을 과하게 젖히지 않는다.

- 몸통비틀기

    a. 몸통을 옆으로 틀어 한 손 무릎 대고 천천히 당겨준다.

    b. 반대쪽도 몸통 틀어 천천히 당겨준다.

    ※ 중심이 흐트러지지 않도록 유의한다.

- 발목 돌리기

    a. 발목을 천천히 원을 그리며 돌려준다.

    b. 반대쪽도 원을 그리며 돌려준다.

- 어깨 들었다 내리기

    a. 어깨만 들어 올리며 숨을 마신다.

    b. 어깨를 내리면서 숨을 뱉는다.

② 심폐기능 향상, 인지 기능 향상, 근육 이완 동작

- 걷기

    a. 의자에 앉아 오른쪽 팔과 왼쪽 다리를 교차로 들어 올렸다 내린다.

    b. 반대쪽 팔과 다리도 교차로 들어 올렸다 내린다.

- 팔 들고 내리기

    a. 팔 들어 올리며 숨을 크게 들이마신다.

    b. 팔 내리며 호흡을 크게 내쉰다.

    ※ 가슴을 쭉 펴준다.

- 박수치기 : 박수를 위에서 아래로, 아래에서 위로 친다.
- 팔꿈치 교차하기 : 무릎과 팔꿈치를 교차하여 부딪친다.

③ 손동작을 통한 뇌 기능 활성화

- 손 움직이기 : 손을 마음대로 움직인다.
- 손 털기 : 손목을 흔들어 손을 털어준다.
- 손가락 움직이기 : 손가락을 하나씩 폈다, 접는다.
- 주먹 쥤다 펴기 : 주먹을 쥐었다, 폈다 반복한다.
- 손끝 박수 : 손가락 끝으로 박수를 친다.
- 깍지 끼기 : 손가락을 벌려 깍지 꼈다, 뺐다한다.
- 가위바위보 : 가위, 바위, 보 손동작한다.
- 교차로 주먹 펴기 : 왼쪽, 오른쪽 주먹을 쥐었다 폈다를 달리한다.

④ 뇌 기능 활성화, 두통 해소, 얼굴 혈액순환 동작

- 머리 두드리기 : 손끝으로 머리를 콩콩 두드린다.
  ※ 너무 세게 두드리지 않도록 한다.
- 손바닥 비벼 눈에 대기 : 손바닥을 비벼 눈에 댄다.
- 혓바닥 돌리기 : 혓바닥으로 입 안을 돌린다.
- 혓바닥으로 만든 사탕 : 혓바닥으로 볼을 밀어 사탕이 있는 것처럼 한다.
  ※ 좌우를 반복적으로 한다.
- 미소 만들기 : 처져 있던 입꼬리를 올려 미소를 만든다.
- 사자 웃음 : 사자의 갈기를 손동작으로 하고 몸을 뒤에서 앞으로 젖히며 "어흥"하고 사자 소리를 낸다.
- 관자놀이 누르기 : 주먹을 쥐고 이마 옆 관자놀이를 눌러준다.
- 치아 부딪치기 : 위아래 치아를 부딪쳐 소리를 낸다. 너무 세게 하지 않도록 주의한다.
- 귓볼 당기기 : 귓볼을 마사지하고 당겨준다.
- 턱 젖히기
  a. 손을 교차하여 쇄골을 잡아준다.
  b. 턱을 위로 올린다.
- 눈 굴리기 : 동공을 위아래, 좌우로 움직인다. 크게 원을 그린다.

- 코끼리 코 : 코끼리 코를 잡고 좌우를 바꿔 가며 반복적으로 해본다.
- 코끼리 귀 : 귀를 잡고 코끼리 코를 만들어 좌우로 흔든다. 반복한다.

⑤ 체력 향상, 평형성 향상, 낙상 예방 동작

- 손가락 꺾기
  a. 손을 깍지 낀 후 상하좌우로 잡아당긴다.
  b. 손목을 물결모양으로 반대 손목까지 이어간다.
- 팔 펴고 굽히기
  a. 팔을 밀었다(들숨), 당겼다(날숨) 반복한다.
  b. 팔을 올렸다(들숨), 내렸다(날숨) 반복한다.
- 노 젓기 : 노 젓는 동작을 좌우로 반복한다.
- 무릎 펴기
  a. 바르게 앉은 자세에서 한쪽 무릎을 천천히 펴고 내린다.
  b. 반대쪽 다리도 같은 방법으로 펴고 내린다.
  c. 양다리를 동시에 펴고 내린다.
- 몸 옆으로 굽히기
  a. 손바닥과 팔꿈치를 펴고 팔이 귀에 닿도록 한다.
  b. 좌, 우로 몸을 옆으로 굽힌다.
  ※ 몸이 앞으로 숙여지지 않도록 한다.
- 몸 돌려 팔 내리기
  a. 몸을 돌리고 팔을 내려 바닥을 본다.
  ※ 팔을 너무 내리다가 낙상하지 않도록 주의한다.

⑥ 소통, 공감, 배려, 친밀감 동작

- 마주 보고 손뼉 치기
  a. 짝과 마주 보고 자기 무릎을 2번 친다.
  b. 자기 손뼉을 2번 친다.
  c. 짝꿍 손뼉을 2번 친다.

d. 손을 올려 반짝반짝 모양을 2번 한다.
• 손바닥 붙이고 돌리기
　　　a. 서로 손바닥을 붙인다.
　　　b. 그대로 손을 맞붙인 채로 작은 원, 큰 원을 그린다.
• 쌀보리 놀이 : 보리, 보리, 쌀 놀이를 한다.

2) 대상에 따른 동작(움직임) 프로그램

　노년에 나타나는 체력 저하, 정신 기능 쇠퇴와 기억력 감소를 예방하거나 막기는 쉽지 않다. 그러나 적절한 움직임을 통하여 체력 저하의 속도를 늦출 수는 있다. 근래에는 노년에 학습할 수 있는 기회와 공간이 많이 있으므로 학습의 효과를 염두에 두어 프로그램을 계획함이 좋을 듯하다.
　그러나 치매와 관련하여 움직임의 의욕을 잃은 노인에 대해서는 다른 접근이 필요하다. 따라서 치매예술케어동작(움직임)은 산발적이고 일회성의 프로그램을 지양한다. 매번 낯설게 느껴지는 프로그램은 자칫 두려움을 줄 수 있기 때문에 친숙한 놀이와 재미있다고 느낄 수 있도록 접근함을 원칙으로 한다. 그리하여 편안함과 안정감 속에서 참여를 하며 자신감을 높여주는 움직임으로 기분 좋은 경험을 통하여 정서의 변화와 행동의 변화를 가져다주는 것을 목표로 진행한다.

(1) 스스로 움직일 수 있는 노인

①얇은 종이 불기
　숨 쉬는 것의 가치를 잃어가는 노인에게 활력을 찾아주는 것을 목표로 세 가지호흡(복식, 흉식, 하악) 중에 복식호흡을 하도록 돕는다. 잘게 자른 얇은 종이를 접시에 올려놓고 빨대를 사용하여 종이를 옮기는 놀이 동작이다.

② 알록달록 뒤집기

기억이 흐려지는 치매 노인의 성취감을 목표로 움직임에 활력을 가져다 줄 수 있는 놀이다. 양면이 다른 색깔로 속에 솜을 넣어 잡기 쉽게 만든 집기판을 자신이 선택한 색깔의 쪽이 보이게 만드는 활동이다. 혼자 하거나 둘이 할 수도 있으나 경쟁은 지양한다.

(2) 신체장애를 가지고 있는 노인

① 사랑해와 최고야

장애로 인해 자존감이 떨어지고 말하기를 잃어가는 치매 대상자의 긍정적인 언어훈련을 목표로 동작과 언어를 함께 하게 한다.

a. 하트모양의 스티커와 별 모양의 스티커를 각각 나눠준다.
b. 하트모양 "사랑해, 사랑해 너를 사랑해" 언어와 동작, 별모양은 "최고야 최고야 네가 최고야" 언어와 동작을 가르쳐준다.
c. 스티커를 주고 싶은 사람에게 붙여주면, 스티커를 받은 사람은 언어와 동작을 한다.
예) 대상자가 케어자에게 하트를 원하는 위치에 붙여주면 케어자는 대상자를 보고 '사랑해, 사랑해 너를 사랑해'라고 말을 하며 동작을 함께 한다.
d. 스티커의 수만큼 반복적으로 서로 번갈아 가며 동작을 할 수 있다. 스티커를 뜯기가 힘들거나 작아서 문제가 생길 수 있는 대상자들은 두꺼운 종이에 붙여 부채처럼 만들어 사용하는 것도 좋다.

(3) 움직일 의지가 없는 노인

① 나를 따라와~

대상자의 손바닥만 보고 따라가는 동작으로 '나를 따른다는 것'의 만족도는 인정 욕구가 해결되는 데 있다. 인정 욕구 결핍에 따른 행동은 성격에 따라 폭력적이거나 우울을 가져오기도 한다. 그러나 '나를 따라와'를 통해 인정 욕구도 충족하고, 새로운 동작으로 상대와 즐거운 시간을 보내므로 생활의 활력과 웃음을 찾게 될 것이다.

이상으로 동작(움직임)에 대해 마무리하고자 한다. 다소 생소할 수 있는 기법이므로 잘 읽고, 적용하길 당부한다.

〈참고문헌〉

김명숙(2018).심신통합중심 무용/동작치료가 노인의 신체적, 심리적, 영적 건강에 미치는 영향. 경기대학교대학원 대체의학과. 박사학위논문.

김방옥(2002). 몸의 연기론(Ⅱ). 〈한국연극학 19호〉

김현주(2012). 노인 대상 예술통합형 움직임 교육 프로그램 개발 및 적용 사례 연구. 국연구재단

류분순(2000). 무용·동작치료학. 서울:학지사.

이예승(2009). 무용/동작치료 프로그램을 통한 후기 고령노인의 자존감 및 사회성 연구 고려대학교대학원. 박사학위논문.

7장

치매예술케어 드라마(연극)

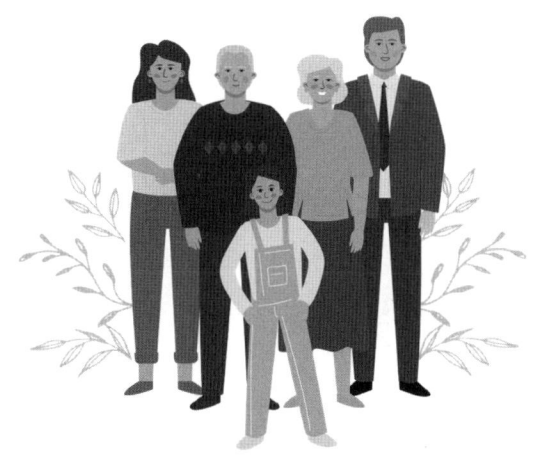

- 들어가며 -

인간은 혼자서는 살 수 없는 사회적 존재이기에 인류는 그 시작과 함께 타인과의 관계 형성과 공존을 위한 의사소통 수단이 필요하였다. 언어가 없던 시대에서는 이러한 의사소통의 수단으로 몸짓과 손짓을 사용한 것이 연극의 기원이 되었다. 즉 인류는 생존과 생활을 위해 연극을 시작하게 된 것이다. 연극은 '의식'을 통해 나와 너, 우리, 더불어 자연과의 관계를 꾀했던 것이다.

동국대 연극학과 안민수 교수는 "연극은 진선미의 요지경이다"라고 한다. '진(眞)'은 진실, 참된 것을 가리키는 '진리'와 다름없는 세계를 말한다. 인간이 스스로 진리를 제시하는 활동 중 하나가 예술이다. 그런 의미에서 연극은 진실이 무엇인지를 인간 삶의 모양으로 엮어내는 것이라 할 수 있다. '선(善)'은 착한 것, 올바른 것, 훌륭한 것이다. 존재가 본래 지니고 있는 착하고, 바른 모습이며 모든 존재의 까닭이 되는 것이다. 연극에서의 선은 인간의 선한 움직임을 흥미로운 모양으로 만들어 보여줌으로써 인간 정신을 고양시키는 예술인 것이다. '미(美)'는 아름다운 것이다. 아름다운 것은 완전한 것을 말하며 어느 각도에서 보아도 균형과 조화를 이룬 모습이다.

'진'은 객관적이면서 보편적인 진실을 추구하는 노력이고, '미'는 개성적이면서 구체적으로 체험된 가치를 추구하는 노력과 관련된다, '선'은 내적인 가치의 추구라면, '미'는 현상에서 직접 파악되는 감각적 가치와 연관된다, 이렇듯 '진·선·미'의 조화는 극의 내용부터 작업하는 이들의 행동 규범에 이르기까지 연극 창조의 각 요소에 고르게 구현되어야 한다.

노인 인구는 전 세계적으로 늘어나고 있는 가운데 우리나라도 예외는 아니다. 지난 2000년 이미 우리나라도 고령화 사회에 진입하였다. 2010년 전체인구의 약 11%에 이르렀고, 2020년에는 전체인구의 16%, 2050년에는 전체인구의 38%로 추산하고 있다. 빠른 속도로 증가하는 만큼 사회적 문제도 심각하다. 특히 치매는 노년기에 나타나는 대표적인 질환으로 뇌의 인지적 기능에 손상을 입히는 정신장애이다. 치매 노인에게 공통적으로 나타나는 증상으로 기억, 언어, 판단력, 수행 능력, 주의력의 손상을 들 수 있다. 인지적 기능 손상의 속도를 줄일 수 있는 연구 결과로 환경적 자극이 차단되거나 사회적으로 고립된 상태에서는 인지적 손상이 가속화되는 반면, 환경적 자극이 충분히 주어진다면 인지적 손상이 지연되거나 완화될 수 있다.

드라마(연극)은 가상의 현실 세계를 지금 경험을 통해 환경적 자극을 주기에 가장 적합한 장치라 여겨지며 그동안의 치매 대상자를 만나 활동했던 내용을 중심으로 소개하고자 한다.

1. 연극과 드라마의 개요

1) 연극의 역사

인류 역사상 최초로 본격적인 연극을 시작한 민족은 그리스이다. 아리스토텔레스의 '시학'을 보면 즉흥적인 디오니소스 찬양대의 지휘자의 몸짓, 손짓에서 희랍비극이 시작되었다. 그리스인들의 연극에 대한 태도는 단순한 볼거리 그 이상의 의미가 있었다. 그들의 역사를 알고 인간을 배우는 수단으로써 인간의 존엄성을 이미 이야기했었던 것이다. 국민 상호 간의 친화력을 기르고 협동 정신을 고취하여 그리스인들의 자긍심을 가지게 했던 것이다. 이러한 연극을 통한 국민 정서의 공유가 그리스 연극의 융성 원인이었다.

로마의 연극은 그리스의 영향을 받았다. 로마가 점점 성장하여 이탈리아뿐 아니라 지중해 전 지역에 전쟁을 치르면서 그리스의 영향을 받은 여러 지역의 문화를 로마로 가져오게 된 것이다. 그리스의 위대했던 연극을 그대로 전승하기보다는 오락이나 서커스에 더 가까운 형태로써 마임과 더불어 노래와 춤이 공연의 중요한 특징이다. 로마의 연극은 후기로 갈수록 언어의 장벽으로 인해 자극적이고 외설스럽게 변질되어 갔다. 로마연극의 쇠퇴 원인은 무엇보다 로마제국을 좀먹은 도덕성의 퇴폐 때문이고 그다음은 로마제국을 침입한 북방 민족이 주류가 되면서 연극을 축소하거나 사라지게 하였다. 콘스탄티누스 1세가 국교로 기독교를 공인하면서 연극을 탄압하였기 때문이기도 했다.

중세는 사회적으로 교회가 모든 권력을 장악한 시대였다. 설교만으로는 포교가 힘들어서 효과적인 포교의 수단으로 '연극'이 필요했다. 예배 연극이 본격화되면서 기적극, 신비극, 목가극. 도덕극이 발생했다. 연극공연이 빈번해지고 규모가 커지자 교회에서 감당하기 어렵게 되었고 비교적 여유가 있는 시장 조합 길드가 만들어지기도 했다. 중세의 목적연극에서 엘리자베스 시대엔 윌리엄 셰익스피어가 등장하여 르네상스의 절정을 이루기도 했다.

1550년 이후에 이탈리아에서는 본격적으로 시작된 코메디아델아르떼는 배우 위주의 연극으로 즉흥적이며 서민들이 즐기던 연극이었다. 1630~1650년 사이에 크게 변화한 프랑스는 신고전주의 시대라 할 수 있다.

근대 연극을 살펴보면, 18세기는 감상주의 연극이다. 그 당시엔 인간은 선천적으로 선한 존재로 보았고, 불행의 원인은 환경이기에 참고 견디어 외적인 힘이 제거되기만을 기다려야 한다고 생각했다. 그래서 연극이 타인의 불행을 보고 일어나는 감정을 최대한으로 과장시켰다.

19세기 초에서 중엽까지는 고전주의나 신고전주의에 반발하는 낭만주의 연극이 나온다. 자유로운 형식을 추구하면서, 상상력이 커지고 그래서 '미'도 상식적인 아름다움이 아닌 기이한 아름다움에서 찾았다. 감성이 이성을 앞지른다고 보았다. 19세기 유럽 연극은 멜로 드라마가 주류를 이룬다. 대중의 연극이며 흥미, 오락 위주였고 철저한 권선징악이었다. 19세기 후반은 나폴레옹의 시대가 지나고, 산업혁명이 일어나면서 낭만주의의 낙관론과 이상론은 깨지기 시작했다. 사회 실태에 대한 파악의 필요성을 인식하면서 합리주의 사상과 과학 정신이 주류를 이룬다. 연극도 이에 영향을 받아 무대가 과장이나 공상이 아닌 일상생활이 배경이 된다. 사건도 원인과 결과가 뚜렷이 연결되는 논리적인 사건이다. 그래서 이 시기의 연극을 사실주의, 자연주의라 한다.

20세기 들어서면서 사실주의 연극이 사진을 찍듯이 사실을 그대로 재현하지만 결국은 표면적인 사실에 그칠 뿐, 인간 심리 깊숙이 묻어 있던 자아를 표현하기에는 미흡하다는 불만이 생기면서 표현주의 연극, 인간이 이성적이고 위대한 존재인 줄 알았으나 세계대전을 통해서 인간이 이성적이라는 것에 회의를 품게 되면서 부조리극이 나왔고, 연극이 사회를 변화시키기를 바라는 브레히트에 의해 서사극 등이 나오게 된다. 또한 20세기에는 수많은 실험극이 나왔으며 현재는 연극을 한가지로 설명할 수가 없을 정도이다.

위 역사의 흐름 속에서 발견할 수 있는 '연극'은 아래와 같다.

① 연극이란 것은 나를 찾아가는 길이다.
② 연극은 다른 사람과의 커뮤니케이션이다.
③ 연극은 한 시대를 바라보는 언어이다.

2) 드라마(교육연극)

연극은 예술뿐만 아니라 교육을 위한 도구로도 사용되면서 교육연극으로의 발전을 가져오기도 했다. 교육연극의 기능과 효과는 기본적으로 연극을 매체로 하여 대상자들을 교육(education), 재창조(re-creation) 및 치료(therapy)하는 것이며, 궁극적으로는 개인과 개인이 속해 있는 사회를 성장 및 성숙시키려는 목적을 가지고 있다. 또한 교육연극은 현실 세계에서 직면한 문제를 연극이라는 가상 세계를 통하여 그 문제와 해결책을 시험, 점검, 확인함으로써 현실 문제를 해결하는 기능을 수행한다.

교육연극 분야에서는 일반적으로 '드라마(drama)'와 '연극(theatre)'의 개념을 구분하여 사용하는데 '드라마(drama)'는 비공식적이고 즉흥적이며 과정 중심적인 활동으로 전통적인 연극과 다르게 참여자와 관람자는 별개로 존재하지 않으며 모두가 참여자이자 동시에 관찰자로서 존재한다. 반면 '연극(theatre)'은 텍스트를 기반으로 최종 공연 혹은 발표가 목적인 활동을 의미한다. 즉, '드라마(drama)'가 행위자와 그 과정(process)을 강조하는 개념이라면 '연극(theatre)'은 최종 결과물(product)이나 표현물이 궁극적인 목적이 되는 행위를 의미하며 배우와 관객이 명확히 구분된다. 이렇게 교육연극은 드라마적 요소와 연극적 요소로 양분할 수 있다. D.I.E(Drama- In- Education), 연극 놀이, 연극치료 등은 참여자들과의 긴밀한 과정 중심 작업을 주로 하는 대표적인 드라마적 특징을 지닌 장르들이다. 이들 장르들은 대개 교사나 전문 지도자가 정해진 인원의 참여자들과 함께 일회성이 아닌 지속적인 활동을 하는 형태를 띠며, 여러 차례의 수업 및 워크숍을 통해 서서히 친밀감과 공감대를 형성해가는 작업으로 이루어진다. 이러한 작업은 치유의 목적으로도 다양하게 활용되면서 과정을 중시하는 드라마로써의 개념이 부각되어 왔다.

2. 정의 및 5대 요소

1) 정의

과정 중심의 드라마는 대상자로 하여금 자발적으로 자신을 알아가게 하는 중요한 수단이 되어 준다. 연극적 행위를 통한 배움의 과정은 "만약~라면"의 장치로 안전할 뿐 아니라 배움과 성장을 돕는 접근 방법이 즐겁고 유쾌하다 할 수 있다. 따라서 과거 회상이나 상상의 세계를 "지금-여기"에 초점을 맞추어 마치 지금(현재)에 일어나는 것처럼 재연하는 것인데 감정적 체험을 중요시한다.

치매예술케어 드라마는 대상자가 긍정적인 정서를 경험하게 하는 데 목적을 둔다. 상처가 되어버린 좌절의 경험과 폭력으로부터의 두려움과 고통 억압과 후회, 수많은 상처와 아픔에 대한 기억들에서 자유로워질 수 있도록 공감과 인정을 통해 위로받으며 문제를 해결할 수 있는 기회를 다시 제공 받을 수 있게 한다.

다양한 드라마 기법 중에 역할 바꾸기와 빈 의자 기법, 마법 방석을 중심으로 치매 노인에게 적합한 주제로 다양한 연극적 방법을 가지고 구성하였다.

치매예술케어 드라마는 케어자의 역할이 매우 중요하다. 케어자는 대상자의 자발적인 참여를 위하여 안내자, 촉매자, 리더로 진행을 해야 하며 대상자가 만나고 만들어내는 다양한 역할을 할 수 있어야 한다. 대상자에 대한 이해와 지식이 충분해야 하며 치매 대상자의 현재 모습을 존중해야 한다. 연극적 지식이나 기법들도 다양하게 구상할 수 있는 기본소양을 갖출 것을 권한다. 치매의 정도에 따라 치매예술케어 드라마 적용이 힘들 수도 있으나 케어자의 유쾌하면서도 친절한 진행과 대상자와의 관계에 따라 기적 같은 활동을 가능하게도 한다. 따라서 서둘러 안 될 것이라는 속단을 하기 전에 대상자와의 깊이 있는 나눔과 변화의 과정을 경험해보시기를 부탁드리는 바이다.

결론적으로 치매예술케어 드라마는 대상자가 과거에 겪었거나 현재에 처한 어려움과 갈등을 행위화하고, 문제 해결뿐만 아니라 공감과 인정으로 위로받는 과정에서 자신과 타인에 대한 새로운 인식과 통찰의 경험으로 회복과 삶의 질을 높이는 경험을 하게 하는 것이다.

2) 드라마의 5대 요소

드라마의 요소는 치매 노인(protagonist- 주인공), 예술케어자(director- 연출자), 보조 자아(auxiliary ego- 감정적으로 위탁된 대상), 관객(audience), 무대(stage)이다.

예술케어드라마의 5대 요소

- 치매 노인(protagonist - 주인공)
- 보조 자아(auxiary ego - 감정적으로 위탁된 대상)
- 예술케어자(director - 연출자, 안내자, 촉진자, 리더)
- 관객(audience)
- 무대(stage)

---

(1) 치매 대상자(protagonist- 주인공)

관객의 한 사람으로 참여하였다가 중심인물이 되기도 한다. 언제든지 다시 관객으로 되돌아갈 수 있는 권리가 있으며 때에 따라서는 진행 과정 도중에 관객이 되거나(거울 기법) 행위가 마무리되면 다시 관객의 자리로 되돌아간다. 주인공의 보조 자아가 되거나 연출자가 될 수도 있다. 자신의 역할을 맡아 하는 이중자의 행위 과정을 제3의 인물(신, 천상의 인간, 수호자)이 되어 관찰할 수도 있다.

주인공은 세계와 자신을 제대로 응시하고, 회의하고 드러내고 체험하며 증명한다. 자신의 잉여현실, 자신의 이 순간의 진실을 쫓는다. 오직 지금 이 순간에만 그는 실존한다. 비록 허구의 세계라 할지라도 한순간이나마 그는 현실의 삶보다는 훨씬 진실한 자발적이며 창조적인 삶을 살 수도 있다.

(2) 보조 자아(auxiliary ego)

주인공의 또 다른 자아라는 의미에서 보조 자아라 하며, 주인공이 필요로 하는 다양한 역할을 맡아 하는 사람이다. 주인공의 신체나 성격, 영혼의 일부가 되기도 한다.

보조 자아는 집단 구성원 중에 해당 역할과 비슷한 관객에서 고르는 것이 대부분이다. 보조 자아의 역할을 통해 주인공을 자극하기도 하고 지지하기도 하면서 균형을 맞추어야 하지만 준비되지 않은 보조 자아가 역할을 수행하기는 어렵다. 왜냐하면 그는 배우가 아니기 때문이다. 그러므로 주인공이 보조 자아의 역할을 수행하기도 하는데 치매 대상자의 경우 혼란을 초래할 수 있기 때문에 연출자의 판단이 중요하다.

(3) 연출자(director)

연출자(director)는 예술케어드라마의 전문가이다. 예술케어드라마의 정신으로 가득 차 있고 이상적으로는 자신의 삶 자체가 자발적인 사람이어야 한다. 집단의 일원이자 촉매자로 잉여현실에 불을 붙여 현실이 되게 한다. 지지자이자 촉진자로 시공간과 사건을 축소하고 확대시킨다. 모든 것을 수용하며 지지한다. 눈에 보이지 않는 현미경과 망원경으로 주인공과 더불어 진실을 찾아 나선다. 매 순간마다 자발성을 촉진시켜 창조성을 드러낸다. 사고에 대한 책임뿐 아니라 주인공이 최상의 자발성으로 자신의 잉여현실을 표현하고 보조자와 관객이 최상의 자발성으로 동참하도록 전체를 책임지는 책임자다.

(4) 관객(audience)

관객은 집단으로 프로그램을 해야 할 때 주인공 외의 분들을 이야기한다. 관객은 무대에 직접 올라오지 않는 사람들을 가리키는 말이다. 관객은 드라마가 실연되는 동안 필요한 경우에 피드백을 줄 수도 있고, 주인공으로 등장할 수도 있으며, 보조 자아로 활동할 수도 있다. 예술케어드라마가 끝난 뒤에는 토론에 참여할 수도 있다.

(5) 무대(stage)

예술케어드라마는 사람들이 있는 곳이면 언제 어디서든 진행할 수 있다. 따라서 무대라는 공간적 개념보다는 '지금 이곳'이라는 개념이 더 적절하다. 주인공이 관객과 무대에 큰 영향을 받지 않을 것 같지만 주인공에게 불편함을 주는 관객과 공간(무대)은 피하는 것이 좋다. 그 또한 억압적인 요인이 될 수 있기 때문이다. 안정성이 확보되지 않은 시간은 물리적으로 관객과 공간에서 가장 먼저 느껴지기 때문이다.

3) 예술케어 드라마의 정신

치매예술케어 드라마를 연극에 국한하지 않으려고 한다. 그것은 연극이 공연을 기반으로 한 예술로 한정시키기 때문이다. 근래에 와서는 참여자의 자발성을 우선으로 과정 중심 연극교육을 드라마(drama)로, 공연을 기반으로는 연극(theater)으로 분류하기도 한다. 따라서 치매 예방을 위해 예술케어드라마로 지칭하겠다. 참여자의 자발적 참여를 위해 예술케어자의 마음가짐이 중요하다. 드라마 예술케어자가 가져야 할 정신의 요소는 창조성, 자발성, 수용, 연민, 유발하기, 협동 정신, 거리 두기이다.

(1) 창조성

드라마의 새로운 역할을 창조하는 데 효과적이다. 일상에서 제공하지 못하는 새로운 방식으로 창조적 에너지를 방출한다. 즉흥극을 이끌어 가야 하는 사람으로서 연기자이자 연출가로서 역할을 해야 한다. 따라서 연극이라는 예술형식도 자유자재로 다룰 수 있는 능력을 가지고 있어야 한다.

(2) 자발성

자발성은 기존의 상황에 새롭게 반응하고 새로운 상황에 적절하게 반응하는 힘이다. 스스로 주인공이 되어 보는 경험은 주인공에게 전이될 수 있는 자신의 욕구와 문제를 파악하는데 매우 중요하다. 따라서 스스로 할 수 있도록 끊임없이 적절한 자극을 주는 예술케어자의 역할이 중요하다.

(3) 유발하기

개인의 감정과 자원에 초점을 두고 이해하는 것이 중요하다. 변화에 대한 양가감정, 염려 등을 알아보며 변화를 향해 나아갈 수 있도록 내적 동기를 이끌어내는 것이다. 주인공이 이미 가진 자원(가치관, 가족의 지지, 사회적 지원, 장점 등)을 찾아주기도 하고 정서를 순화시킬 수 있도록 유발하는 것이다.

(4) 수용

치매 대상자의 행동을 모두 허용한다거나 현재 상태로 머무는 것을 묵인해야 한다는 것을 의미하지 않는다. 치매 대상자의 존재 자체를 존중하되 부족할 수도 있고, 실수할 수도 있다는 것을 받아들이는 것이다. 치매 대상자의 노력을 알아주고 인정하는 것이다.

(5) 연민

주인공(치매 대상자)에 대한 이해가 없이는 케어의 과정은 껍데기에 불과하다. 주인공이 처한 환경의 맥락을 이해하고 그들의 삶을 존중하고 복지적 측면에서 바라봐야 할 것이다.

(6) 협동 정신

치매 대상자와 함께 행위화(작업)하는 것이다. 주인공을 존중하여 변화에 대한 생각을 기다려주는 것이 중요하다. 케어자로서 설득하고 논쟁하는 것이 아니라 함께 고민을 나누어 긍정적 사고와 변화를 지지하는 것이다.

(7) 거리 두기

주인공의 역할에 너무 감정 이입되어 예술케어자로서의 역할을 잊어버리고 지나친 연민에 빠지지 않도록 해야 한다. 적절한 위로로 대상자의 삶이 인정받아지는 경험을 주는 것 외에 케어자가 우울감에 빠질 정도로 감정적 거리를 밀착하는 것은 부적절하다.

3. 목표 및 특징

1) 치매예술케어 드라마의 목표

● 치매 대상자를 위한 예술케어 드라마 프로그램 목표
  ① 치매 대상자의 긴장을 완화하고 대인관계의 친밀감을 높일 수 있다.
  ② 치매 대상자의 다양한 감정표현으로 감정정화를 경험하게 한다.
  ③ 드라마에서의 행위화를 통해 치매 대상자의 경험세계를 재창조한다.
  ④ 드라마에서의 역할극을 통해 새로운 대처기술을 습득한다.
  ⑤ 심리, 사회적 지지를 통해 긍정적인 대상 관계를 경험한다.
  ⑥ 다양한 역할의 경험으로 기존 역할을 수정하거나 새로운 역할을 경험한다.
  ⑦ 대상자가 자신을 이해하고 신뢰하며 타인과의 관계를 향상하도록 돕는다.

2) 치매예술케어 드라마의 특징

드라마예술케어는 연극 매체를 활용하여 정서적 안정과 배우 체험에서의 신체활동이 동반되어 마음과 몸을 스스로 치료할 수 있는 자극을 주는 프로그램으로 인지적 기능의 손상을 지연시키거나 완화될 수 있다. 치매예술케어 드라마는 현실 확인 기법보다 인정기법을 지향한다. 다음은 인정기법의 기본 원리이다.

· 무비판적으로 대상자를 수용하라.
· 치매 대상자가 변화할 준비가 안 되었다면 케어자는 치매 대상자로 하여금 행동을 변화시키거

나 통찰하도록 강제할 수 없다.
- 치매 대상자는 각자 고유한 존재이다.
- 치매 대상자의 감정표현이 신뢰가 가고 적극적 공감을 가진 경청자에게 감정의 강도는 점차 누그러지는 반면, 무시되거나 거부된다면 감정은 한층 격해진다.
- 인생의 단계마다 고유한 발달 과업이 존재하며, 사람들은 생활주기마다 이 과업에 직면하게 되고, 발달 과업을 성취하기 위해 최선을 다해야만 다음 단계로 이행할 수가 있다.
- 선행의 발달 과업이 미해결 상태라면 후기 단계에서 재수행되도록 요구된다.
- 항상성 이론에서와 같이 인간은 균형을 유지하고자 노력한다.
- 고령 노인들은 최근의 단기기억은 잘 생각나지 않으며 어릴 적 기억을 되살림으로써 균형을 회복하려는 경향이 있다.
- 어릴 적 제대로 형성된 기억은 나이가 들어도 생생하다.
- 고령 노인에게 있어 뇌는 유일한 행동 규제자가 못되며, 노인의 행동은 생활주기에서 발생하는 신체적, 사회적, 정신 내적 변화의 결합체이다.
- 지남력 장애를 지닌 고령 노인의 행동 이면에는 이유가 존재한다.
- 장애와는 상관없이 인간은 누구나 가치 있는 존재이다.

드라마예술케어에서 치매 노인은 표현하지 못했던 감정을 표현하고, 표현하고 싶었던 감정을 표현하는 방법을 익히며 새로운 경험과 이해를 얻는다. 가슴에 묻어 둔 언어와 그에 대한 감정을 찾고 그러한 감정의 원인이 되는 시간과 장소뿐 아니라 신체화 증상까지도 찾아 인정을 받고, 위로를 받음으로 정서적 변화를 경험하게 된다. 부정적인 과거 경험과 미해결된 갈등을 빈 의자 기법을 통하여 재경험하는 것이다. 과거에 하지 못한 것, 하고 싶었던 것, 보고 싶은 사람, 미운 사람, 가고 싶은 곳, 아쉬웠던 순간 등을 새롭게 경험하는 것이다.

역할 바꾸기를 통하여 하고 싶은 말이나 듣고 싶은 말을 할 수도 있으며 감정을 표출하고 정화(카타르시스)를 경험하면서 갈증이 해소되면서 일명 한풀이도 가능한 것이다. 그리고 상대방의 역할이 되어 타인의 시각으로 자신을 경험하면서 새로운 관점으로 과거를 재구성할 수도 있다. 해결하지 못한 감정을 해결한 후에 새로운 만남이 시작되면서 상대방을 용서하고 화해하는 장면을 만드는 것도 가능할 것이다.

4. 적용기법 및 사례

1) 역할 바꾸기 (role reverse)

역할 바꾸기는 관점을 변화시킴으로써 주인공에게 자신의 감정에만 너무 몰입하지 않게 한다. "문제가 있을 때 역할을 바꿔라" 그래서 주인공은 다른 역할을 통해 문제에 거리를 두고 자신을 조정할 수 있게 된다.

(1) 역할 바꾸기의 목적

① 공감을 증진하는 것이다.
② 관점을 변화시키기 위한 것이다.
③ 상황에 대한 이해를 증진하기 위한 것이다.
④ 역할주인공(치매 대상자)이 자신의 질문에 대한 답을 찾도록 하는 것이다.
⑤ 관객이 자신을 보는 것처럼 스스로를 볼 수 있도록 하기 위한 것이다.
⑥ 역할주인공(치매 대상자)이 감정의 정화를 경험하도록 돕기 위한 것이다.
⑦ 역할주인공(치매 대상자)이 편안해지도록 돕기 위한 것이다.

(2) 역할 바꾸기의 유의점

① 케어자는 대상자에게 최대한 격려와 질문을 통해 정보를 찾고 역할 바꾸기에 활용되도록 촉진한다.
② 역할을 바꿀 때 그림이나 사진을 올려놓아 헷갈리지 않게 한다.
③ 치매 대상자에게 위협이 되거나 협박이 될 수 있는 인물로는 역할 바꾸기를 하지 않는다.
④ 너무 많은 역할 바꾸기는 신체적, 정신적으로 힘들기 때문에 지양하는 것이 좋다.

(3) 도구(준비물)

- 의자 2개

(4) 사례

주인공 : 엄마, 내가 노래 잘하는 거 알고 있었어요?
　　　　내가 우리 국민학교 대표로 노래대회에 갔다 왔잖아요.
　　　　나 중학교도 못 다니고 공장에 다녔잖아요.
　　　　내가 월급 보낸 거로 삼촌 대학 보냈잖아요.
　　　　나는 그 돈으로 동생들 공부시키고 엄마 병원 가기를 바랐는데,
　　　　엄마는 삼촌한테 썼잖아요. 나는 지금도 그게 화가 나요.

연출자 : 엄마와 역할을 바꿔보겠습니다. 엄마 자리로 이동해 주세요.
　　　　엄마가 당신 이야기를 들었다고 합시다.
　　　　당신에게 어떤 말을 해주면 좋겠어요?

주인공 : (엄마로서) 딸, 정말 미안해.
　　　　엄마는 네가 속상할까 봐, 대회 갔던 거 물어보지도 못했어.
　　　　몸이 허약해서 서울로 가는 내내 멀미를 해서 노래를 못 불러서
　　　　무대에서 울다가 내려왔다는 선생님 말씀을 듣고 엄마도 울었어.
　　　　미안하다. 엄마가 너를 너무 고생시켜서 미안하다. (격하게 운다)
　　　　네가 가져다준 돈을 쓸 수가 없어서 가지고만 있다가 돈이 없어
　　　　중도에 공부를 포기한다는 삼촌한테 준 것도 정말 미안하다.
　　　　나는 삼촌한테 그 돈 주면 너희한테 잘할 줄 알았지.
　　　　어휴 나쁜 놈!

연출자 : 자 다시 역할을 바꾸겠습니다. 처음 자리로 돌아가 주세요.
　　　　(관객에게) 주인공의 이야기를 이해하셨지요?
　　　　(관객에게) 주인공을 도와주실 분 있으신가요?
　　　　(자원한 관객에게) 그럼 당신은 주인공이 바라는 엄마 역할을 해주세요.

관객(엄마역) : 나쁜 놈! 삼촌은 나쁜 놈이야.
　　　　　　　엄마가 바보지. 미안하다.
　　　　　　　너 지금이라도 네가 하고 싶은 거 다해라.
　　　　　　　노래 교실도 다니고, 너 공부도 하고, 엄마가 다 해줄게.

연출자 : (대상자에게) 지금 당신의 감정은 어떠십니까?
　　　　 엄마 말을 듣고 마음속에 어떤 마음이 드는지 말이 아닌 행동으로
　　　　 표현해 주실 수 있습니까?

주인공 : (엄마 역을 해준 동료를 안아준다)

연출자 : 왜 엄마를 안아주었습니까? 말로 표현해 보세요.

주인공 : 엄마 마음 다 알아요. 우리 엄마도 불쌍해.

연출자 : 제가 당신의 엄마라면 당신을 안아드리고 싶습니다. 안아도 될까요?

주인공 : 그럼요~

연출자 : (안아주며) 네가 내 딸이어서 엄마는 행복했어.
　　　　 엄마는 내 딸이 자랑스러워~
　　　　 자 다른 분들도 잘했다고 고맙다고 안아주며 말해주세요.
　　　　 (그 자리에 있던 4명의 동료 노인들이 나와서 안아주며 모두 울었다.)

위 사례에서 보듯이 역할 바꾸기는 주인공(대상자)이 엄마의 역할도 하는 것이다. 엄마에게 하지 못했던 원망을 하는 것을 볼 수 있다. 이후 역할을 바꿔 엄마의 역할을 할 때 엄마에게 듣고 싶었던 말 혹은 엄마는 이랬을 것이라고 이해하고 자신을 위로하고 치유하는 것을 볼 수 있다. 역할 바꾸기의 주목할 만한 특징은 동료(관객)가 역할을 해준다는 것이다. 주인공의 이야기를 충분히 공감해주는 동료가 역할을 해주는 것이 좋다. 그런 동료가 부재하다면 케어자가

하는 것이 좋다.

역할 바꾸기가 혼자가 아닌 함께하는 드라마였기에 깊이를 더했고 주인공은 그때는 하지 못했던 과거를 재구성하여 경험하면서 감정의 정화를 가져올 수 있었다. 역할 바꾸기는 주인공이 자신의 욕구를 스스로 알고 해결할 수 있다는 장점이 있다. 역할 바꾸기에 출연한 관객이 보여준 반응은 주인공의 감정을 동일시하여 위로하고 수용하는 모습을 보여주었다. 따라서 주인공은 집단에서 안정감을 가질 수 있게 되었다.

2) 빈 의자 기법

주인공들이 힘들어하는 인물들이 대상이 될 때, 효과적인 방법으로 너무 어렵거나 두려움의 대상 혹은 살아 있지 않은 사람과 만날 때 빈 의자가 그 대상을 대신 해줄 수 있는 것이다.

치매 대상자의 경우 빈 의자의 대상이 누구였는지 헷갈리지 않게 사진이나 그림, 대상을 떠올릴 수 있는 소품들을 의자에 올려놓고 진행하는 것이 좋다.

(1) 빈 의자 기법 목표

① 실제상황으로 감정을 표현하고 느낄 수 있게 한다.
② 위협적인 대상과 대면할 때 자신의 감정을 표현할 수 있게 한다.

(2) 빈 의자 기법 유의점

① 케어자는 대상자에게 최대한 격려와 질문을 통해 정보를 찾고 빈 의자 기법에 활용되도록 촉진한다.
② 빈 의자에 그림이나 사진을 올려놓아 헷갈리지 않게 한다.
③ 보이지 않는다고 분노 표출에만 몰입하지 않게 한다.

(3) 도구(준비물)

① 빈 의자
② 안대
③ 대상자의 상대를 생각나게 하는 도구(사진이나 그림), 또는 소품
④ 주인공이 모르게 관객에게 부탁할 안내 사항

(4) 사례

연출자 : 저기 의자에 누가 앉아 있나요?

주인공 : 못된 시어머니요.

연출자 : 왜 못된 시어머니인가요?

주인공 : 방이 냉골이에요. 미역국도 안 끓여주네요.

연출자 : 무슨 일이 있었던 거지요?

주인공 : (운다) 내가 딸을 낳았어요. 세 번째 딸이에요.

연출자 : 시어머니에게 하고 싶은 말이 있으세요?

주인공 : 예

연출자 : 그럼 의자 가까이로 가셔서 어머니에게 하고 싶은 말을 하세요.

주인공 : 어머니 왜 그러세요? 딸은 자식이 아니에요?
   어머니는 애 아빠 하나, 자식이 하나뿐이잖아요.
   저는 셋이에요.

어머니 비행기 못 타 보셨잖아요. 저는 몇 번인지 몰라요.
재작년에 큰 사위가 고맙다고 베트남 보내줬잖아요.
작년에는 둘째가 교수되면서 중국 구경시켜주고, 올해는 막내가
보너스 받았다고 단 둘이 여행가기로 했어요.
부럽지요. 딸이라서 그래요. 아들 하나도 안 부러워요.
저는요 자식 농사 잘 지었어요.

연출자 : 지금 기분이 어떠세요?

주인공 : 속이 후련할 것 같은데 답답하네요.

연출자 : 왜 답답하세요?

주인공 : 어머니가 없어서.

연출자 : 제가 눈을 가려도 괜찮을까요? (눈을 가린다)
어머니가 계신 의자로 제가 모시고 다시 가겠습니다.
어머니가 의자에 앉아 계실 겁니다.
(관객 중 희망하시는 한 분을 의자에 앉힌다.
자원하는 분이 없으면 케어자가 선택한다)
(의자로 이동한다) 의자 앞입니다.
어머니가 말씀은 안하시고 당신에게 어떤 행동을 했으면 좋겠습니까?

주인공 : 손을 잡아서 토닥여 주면 좋겠어요.

연출자 : (의자에 앉아있는 관객에게 말대로 하라고 지시한다)
당신의 손을 시어머니가 토닥토닥 해주시면 좋겠군요.
(관객이 대상자의 손을 토닥여준다)

주인공 : 어머니! (운다)
연출자 : 어머니께 하고 싶은 말 있으시면 하세요.

주인공 : 어머니 죄송해요. 미워해서 죄송해요. 어머니가 우리 큰 손녀하며 큰애
예뻐할 때 제가 만지지도 못하게 한 거 죄송해요.
어머니 내 품에서 나를 꼭 껴안고 돌아가실 때 내가 너무 아팠어요.
미워하지 말걸, 어머니랑 빨리 화해할걸.

연출자 : (관객에게) 손잡아 주셔서 감사합니다. 자리로 돌아가세요.
(주인공에게) 도와주신 분을 자리로 안내하고 안대를 풀어드릴게요.
자 저기 빈 의자에 어머니는 어떤 모습인가요?

보조자아 : 늙고 힘이 없어요.

연출자 : 어머니에게 가서 하고 싶은 말을 하세요.

주인공 : 어머니 잘 지내시죠. 제가 좀 더 빨리 용서 안 해드려서 죄송해요.
어머니 사랑해요. 곧 만나요.

연출자 : 제가 안아드려도 될까요? 당신은 충분히 잘 하셨습니다.

위 사례처럼 마치 잘 짜인 극처럼 흘러가기 위해서는 연출자, 곧 케어자의 역할이 중요하다. 자신의 생각을 조리 있게 말할 수 있는 치매 대상자는 그리 많지 않다. 그럼에도 대상자들은 답답하게 참아왔던 옛날이야기를 듣거나 하는 것만으로도 만족해한다. 그래서 자신은 못 해도 말 잘하는 사람을 보고 자꾸 해 보라고 부추기기도 한다. 과거에는 두렵고 불편했던 사람이 있었으나 현재에는 없는 그래서 더 답답하고 억울했을 마음을 빈 의자에 쏟아내는 장치가 결코 쉽지 않기에 케어자(연출자)의 유연한 진행이 무엇보다 중요하다.

케어자의 역할은 가상의 현실 속에서 치매 대상자가 직면한 문제를 두려워하거나 원망과 시비가 없이 해결할 수 있도록 도와서 스스로 억압했던 감정의 터널에서 나올 수 있도록 도와야 한다.

3) 마법 방석 기법

인간은 이성과 더불어 감정과 정서를 가지고 있으며 판단과 행동에 지대한 영향을 발휘하고 특히 정서가 인생에 큰 부분을 차지할 뿐 아니라 정서를 어떻게 수용하고 표현하느냐에 따라 인생이 달라진다.

정서는 두 가지로 나눌 수 있는데 시기, 질투, 자만심 등으로 자기중심적인 정서와 사랑, 정의감, 존경 등의 자기초월적 정서이다. 자기초월적 정서는 개인과 공동체를 따듯하고 부드럽게 할 뿐 아니라 평화롭게 한다. 마법 방석 기법은 정서를 훈련하고 교육할 수 있는 기법이다. 주인공이 다시 돌아가고 싶은 과거의 장소로 갈 수 있는 마법의 방석이다. 좋았던 과거를 기억하면서 안정적인 정서를 불러오게 함과 동시에 가고 싶은 또 다른 공간에서 자기초월적인 정서를 경험하게 하여 관계를 발전시킬 수 있는 프로그램이다.

(1) 마법 방석 기법 목표

① 좋은 기억을 회상하여 행복을 표현할 수 있게 한다.
② 좋은 일들을 자신이 만드는 것임을 느낄 수 있게 한다.

(2) 마법 방석 기법 유의점

① 대상자에게 억지로 장소를 말하라고 강요하지 않는다.
② 좋았던 장소를 생각함에 언어로의 표현이 힘들어 행동을 하려고 할 때 다치지 않게 케어자의 세심한 관심과 주의가 필요하다.
③ 정서를 바꾸어 주는 작업이므로 케어자가 정서에 대한 명확한 이해로 대상자를 관찰하고 안내하여 신체적 변화도 가져오게 해야 한다.
④ 1:1이 아닌 집단으로 할 경우 대상자 외에 분들이 너무 기다리지 않게 돌아가면서 할 수 있도록 유연한 진행과 대처 능력이 필요하다.

(3) 도구(준비물)

① 방석

② 악기(과거로 들어가게 하는 음악)

③ 다양한 소품(위험 요소가 적은 천들)

(4) 사례

케어자 : 자, 이 방석은 마법의 방석입니다.
방석에 앉으시고 눈을 감으세요. 가장 기분 좋았던 장소로 이동할게요.
(휠체어나 이동식 의자인 경우, 케어자가 이동을 시켜주면 더 좋다)
여기는 어디인가요?

대상자 : 바다입니다.

케어자 : 기분이 어떤가요?

대상자 : 시원합니다.

케어자 : 그 기분을 소리로 표현해 볼까요?

대상자 : 와~시원하다. 갈매기다!

케어자 : 다른 분들도 따라서 말해 볼까요.
(대상자 외의 분들이 있다면 따라하게 한다)
자, 다시 눈을 감으세요. 가보고 싶은 곳이 있으세요?

대상자 : 산

케어자 : 왜 가고 싶으세요?

대상자 : 이제 다리가 아프고 힘이 없어서 산에 올라갈 수가 없어.

케어자 : 그래도 꼭 가고 싶다면 좋은 방법이 없을까요? 상상해 보아요.

대상자 : 날개가 있으면 좋은데.

케어자 : 그럼 날개를 달았다고 생각하고 올라가 볼까요.
자, 눈을 뜨고 여기 천 중에서 날개를 골라 볼까요?

대상자 : 난 노란색이 좋아. 따뜻해서.

케어자 : 노란 날개 누가 생각나세요?

> 대상자 : 병아리
> 케어자 : 병아리도 다리가 아플까요?
>
> 대상자 : 예
> 케어자 : 병아리를 어떻게 할까요?
> 대상자 : 지켜줄래요.
> 케어자 : 어떻게 도와줄 거예요?
> 대상자 : 고양이나 매가 못 잡아가게 해야지.
> 케어자 : 고양이나 매가 가까이 못 오게 소리쳐 볼까요?
> 대상자 : 저리 가!
> 케어자 : 천을 흔들며 말해볼까요?
> 대상자 : 저리 가~
> 케어자 : 덕분에 병아리가 엄마 품으로 잘 갔어요.

  정서를 바꾸는 작업은 적절한 타이밍을 요한다. 케어자는 순발력 있게 대상자의 정서변화를 바꿀 수 있는 요소를 파악하여 이끌어줌과 동시에 촉매자로서의 역할도 충실해야 한다.
  위의 사례에서 보듯이 약한 동물 병아리를 생각해냈을 때 자신이 할 수 있는 정의 구현을 함으로써 자기 초월의 정서를 경험하게 되는 것이다. 따라서 정서를 스스로 조절할 수 있는 경험을 하게 되는 것이다.

5. 방법 및 진행

  치매예술케어 드라마는 케어자와 대상자 사이의 신뢰가 우선적으로 형성되어야 한다. 대상자는 케어자에게 정서적으로 공감과 지지를 받고 있음을 느낄 수 있는 경험적 체험이 있어야 함으로 치매예술케어 드라마는 케어자의 역할이 무엇보다 중요하다.
  치매예술케어 드라마의 과정은 준비단계(warming-up), 행위화(action), 마무리(sharing)의

세 단계로 나누어진다.

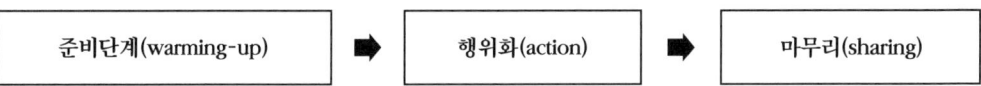

1) 준비단계(warming-up)

주인공들은 자신에게 중요한 타인들과의 관계 속에서 자신의 역할을 하게 된다. 준비단계에서 주인공들은 자신의 내면을 깊이 있게 살펴볼 필요가 있는데 케어자는 집중할 수 있도록 도와야 한다. 두려움과 거부감을 극복하고 자발적으로 참여할 수 있는 분위기를 조성하는 것이 매우 중요하다. 준비단계에서는 근육을 이완시키고 몸의 긴장을 푸는 신체활동이 가장 많이 쓰이고 있다. 움직임이 힘든 대상자들에게는 상상을 통한 정신적 이미지를 그림이나 소품을 활용하기도 한다. 혹은 언어적 준비단계로 최근에 있었던 일이나 느낌을 얘기하면서 시작하기도 한다.

심리적, 신체적으로 편안함으로 안정을 주어야 표현하지 못했던 것들도 표현하려는 의지, 곧 위험을 감수하고 새로운 경험에 도전하려는 분위기가 행위화로 자연스럽게 넘어갈 수 있는 것이다. 준비단계의 가장 중요한 쟁점은 분위기 조성을 통하여 대상자의 자발적인 참여를 유도하는 데 있다.

2) 행위화(action)

드라마예술케어에서 행위화는 역할 바꾸기와 빈 의자 기법 위주로 진행한다. 치매 대상자는 중요한 타인과의 갈등, 자기 내면의 갈등을 표현하는 역할을 하게 된다. 케어자는 경우에 따라서 중요한 타인, 주인공의 내적 목소리 제2의 자아인 분신, 지지자, 악마나 천사 같은 환상적인 인물 등 여러 역할을 하면서 주인공이 자신을 깊이 있게 들여다보고 자신의 정서를 표현할 수 있도록 해야 한다. 대상자 스스로 자신을 용서하고 사랑할 수 있도록 케어자의 탁월한 진행이 요구된다. 따라서 현재의 모든 환경에 대한 긍정적인 시선을 가질 수 있도록 정서를 바꾸는 것이 중요하다 할 수 있다.

3) 마무리 (sharing)

마무리의 가장 중요한 목적은 주인공이 가상의 현실에서 일상의 현실로 이동할 수 있게 돕는데 있다. 주인공이 극에서 빠져나와 거리를 둘 필요가 있다고 느낄 때는 케어자의 숙련된 판단이 중요하다.

마무리 과정의 핵심은 공유(sharing)이다. 공유(sharing)를 통해 집단 구성원이 드라마와 관련된 자신의 체험을 나누고 지지함으로 역할 벗기를 할 수 있도록 해야 한다. 공유(sharing)를 통해 대상자만 아니라 관객도 자신의 감정을 표현할 기회를 얻고 일상으로 돌아올 수 있게 해야 한다.

6. 프로그램의 실제

어르신들과 몇 회차를 진행할지는 여러 상황에 따라 다르겠지만 프로그램은 각 회차별 진행이 마무리되는 편이 좋다. 프로그램이 연속성이 있다면 지난 회차를 기억하지 못하는 것에 대한 자괴감에 빠질 수 있기 때문이다.

또한 소개하는 프로그램은 케어자와 대상자 사이의 충분한 신뢰가 형성되었을 뿐 아니라 케어자의 숙련된 진행을 전제로 한다.

치매예술케어 드라마 기법인 역할 바꾸기, 빈 의자, 마법 방석만으로도 운영이 가능하나 동작으로 준비단계를 거쳐 회상과 드라마의 융합으로 행위화 및 마무리를 구성하여 다양한 프로그램 개발이 가능하다.

다음은 동작 및 회상과 드라마의 융합을 통해 대상자가 인정과 공감, 지지를 받을 수 있는 4회차 프로그램의 예이다. 50분씩 4회 차의 회상을 통한 치매예술케어 드라마 프로그램을 소개한다.

1) 1회 차

회차	주제	내용	
1	나와 고향	워밍업	동작하면서 노래 부르기 - 고향의 봄
		행위화	고향 자랑하기 - 고향 자랑으로 긍정적인 어린 시절 추억
		마무리	가보고 싶은 지역 이야기하기 - 다른 이의 고향 자랑을 기억한다.

(1) 1회 차 목표

① 고향을 생각하며 어린 시절을 통해 가물가물해진 저편의 기억을 꺼낼 수 있다.
② 어린 시절 즐거웠던 시간, 장소, 정서를 떠올려 볼 수 있다.
③ 다른 이의 고향을 기억하고 이야기하여 기억의 즐거움을 되새겨 볼 수 있다.

(2) 1회 차 내용

- ● 동작하면서 노래 부르기 : 고향의 봄
- 예술케어동작을 통해 분위기 조성을 한다.
- 동작은 간단하면서도 재미나게 한다.
- 어르신들이 하고 싶은 동작을 추가하여 즉흥적으로 만들어도 좋다.

- ● 고향 자랑하기
- 고향 자랑으로 긍정적인 어린 시절 추억할 수 있게 한다.
- 고향하면 떠오는 것이 무엇인지 질문한다.
- 고향에서 가장 생각나는 사람이 누구인지 질문한다.
 (분위기를 살펴 역할 바꾸기나 빈 의자 기법의 드라마로 연결할 수 있다)
- 고향에서 다시 가보고 싶은 장소가 어디인지 질문한다.

(대상자의 정서를 살펴 가며 마법 방석 기법의 드라마로 연결할 수 있다)
- 고향을 떠올릴 수 있는 다양한 도구들을 사용하는 것도 좋다.
- 이야기하기 어려운 분들은 그림으로 설명해도 좋다.
- 고향에서 많이 먹었던 것을 몸으로 설명하며 맞추는 게임도 좋다.
- 고향 주소나 마을 이름을 기억하여 말해준다.

※ 행위화 과정에서 치매예술케어 드라마의 기법들을 활용하여 깊이 있는 진행이 가능하다. 단 대상자에 따라 난이도를 조절해야 한다.

● 가보고 싶은 곳 이야기하기
- 마법 방석 기법으로 자기 초월 정서를 통해 개인과 집단의 성장을 도모한다.
- 다른 이의 고향 자랑을 기억한다.
- 다른 이의 고향 중 가보고 싶은 곳을 이야기한다.
- 다른 이의 고향에 가고 싶은 이유를 이야기한다.

(3) 1회 차 효과

① 고향 자랑 이야기를 통해 긍정적인 어린 시절을 기억할 수 있다.
② 나의 고향을 자랑할 때 타인의 인정으로 자존감을 향상시킨다.
③ 고향에서 떠오르는 사람에 대한 기억을 통해 드라마로 연결할 수 있다.
④ 다시 가고 싶은 고향의 장소를 통해 드라마로 연결할 수 있다.
⑤ 나의 고향을 가보고 싶다는 활동을 통해 과거와 현재의 시간 차를 이해할 수 있게 한다.

회차	주제		내용
2	나와 가족 (어머니)	워밍업	손에 로션을 발라주면서 함께 노래 부르기 - 자장가, 섬집 아기
		행위화	어머니께 하고 싶은 말 - 어머니 그림을 그린다. - 역할 바꾸기로 어머니께 하고 싶은 말을 한다.
		마무리	느낀 점 나누기

2) 2회 차

(1) 2회 차 목표

① 손에 로션 바르기로 분위기를 조성하고 타인과 긍정적인 교감을 할 수 있다.
② 가족 구성원을 기억할 수 있다.
③ 어머니에 대한 회상을 통해 과거와 현재를 연결할 수 있다.

(2) 2회 차 내용

● 손에 로션을 발라주면서 함께 노래 부르기(자장가, 섬집 아기) - 타인에 대한 경계심을 줄일 수 있다. - 친절한 타인에 대해 생각해 볼 수 있다. - 유대관계를 형성할 수 있다.
● 어머니께 하고 싶은 말 - 어머니 그림을 그린다. - 어머니 그림을 왜 그렸습니까? - 어머니께 하고 싶은 말이 있습니까? (여러 반응과 대답을 유도한다) - 적절한 대상 노인을 찾아 역할 바꾸기 진행을 한다. - 어머니에 대한 긍정적인 기억들을 되새겨 볼 수 있도록 유도한다. - 어머니와 함께 가고 싶은 장소를 상상하게 한다. 　(마법 방석 기법으로 후회가 아닌 자기 초월 정서를 경험하게 한다)
● 느낀 점 나누기 - 나의 기억에 긍정 피드백을 받을 수 있도록 한다.

(3) 2회 차 효과

① 어머니에 대한 공통의 이야기로 안정감을 느낄 수 있다.
② 좋은 기억들을 강조하여 행복한 생각을 할 수 있다.

③ 과거를 아름답게 기억하는 현재에 나의 모습을 객관적으로 볼 수 있다.

3) 3회 차

회차	주제		내용
3	나와 가족 (미운 사람)	워밍업	풍선 던지기를 한다. - (대상자의 손목에) 줄을 묶은 풍선을 던진다. - 던져도 계속해서 나에게 묶여있는 풍선을 인지한다.
		행위화	풍선 같은 존재를 생각해 본다. - 미운데 미워할 수 없는 사람을 생각한다. - 빈 의자 기법으로 내 감정표현하기 - 풍선에 그 사람의 별칭을 쓴다.
		마무리	다른 사람의 사연을 공감하고 위로해 준다.

(1) 3회 차 목표

① 워밍업 놀이 동작을 통해 신체 에너지를 높일 수 있다.
② 부정적인 기억에 대해 전환을 시도할 수 있다.
③ 다른 사람을 공감해 줄 수 있는 마음의 여유도 가져 볼 수 있다.

(2) 3회 차 내용

> ● 풍선 던지기를 한다.
> - 풍선에 생각 난 사람의 얼굴이나 이름을 그리거나 쓰고 불어본다.
>   (대상자가 도움을 요청하면 친절하게 도와준다)
> - 풍선에 줄을 묶어 치고받는 놀이를 한다.
> - 던져도 계속해서 돌아오는 풍선이 나에게 묶여있음을 인지한다.

	• 풍선 같은 존재를 생각해 본다.
	- 미운데 미워할 수 없는 사람은 누구일까요?
	- 풍선에 그 사람의 별칭을 쓴다.
	- 왜 미운지 가볍게 이야기한다.
	- 빈 의자 기법으로 내 감정 표현하기
	• 다른 사람의 사연을 공감하고 위로해 준다.
	- 사연 주인공의 등을 토닥여 준다.
	- 대상자가 말할 수 있다면 "그 정도면 충분해"하며 격려해 준다.

(3) 3회 차 효과

① 재미난 놀이 동작으로 주변 인물들을 기억한다.
② 주변인들에 대한 부정적인 나의 생각들을 용서함으로 바꾼다.
③ 과거 인물들에 대한 현재 나의 태도 변화를 인정받음으로 안정감을 느낀다.

4) 4회 차

회차	주제		내용
4	나와 가족 (고마운 사람)	워밍업	온몸으로 인사 나누기 - 반갑게 서로를 맞아 준다.
		행위화	고마운 사람과 닮은 행동을 하는 사람을 찾는다. - 어떤 행동이 닮았는지 이야기한다. - 고마운 사람에게 하고 싶은 말을 한다.
		마무리	온몸으로 인사하면서 서로 칭찬을 한다. - 현실로 돌아와 상호 작용한다.

(1) 4회 차 목표

① 동작 활동을 통해 서로에 대한 관심을 가질 수 있게 한다.
② 다양한 동작들이 서로에게 기쁨을 줄 수 있다는 것을 경험한다.
③ 고마운 사람의 기억이 지금의 나를 행복하게 할 수 있다.
④ 나의 행동이 다른 사람을 기쁘게 할 수 있다는 것을 인지한다.

(2) 4회 차 내용

- 온몸으로 인사 나누기
  - 반갑게 서로를 맞아준다.
  - 돌아다닐 수 있는 대상자는 걷다가 '멈춰'에 정지를 한다.
  - 지시한 신체 부위로 인사를 한다.
    (예: 눈으로 인사 - 윙크를 하거나 눈을 깜빡거리며 인사를 한다)
    (예: 손으로 인사 - 악수를 하거나 서로 손뼉을 치며 인사를 한다)
  - 대상자 중 한 명을 지목하면 그 대상자의 동작을 똑같이 따라하며 인사한다.
  - 음악을 들으며 서로 춤을 추며 인사한다.

- 고마운 사람과 닮은 사람을 찾는다.
  - 고마운 사람 이름이 뭘까요? (언니, 오빠, 가족을 떠 올릴 수 있도록 한다)
  - 활동했던 사람 중에 닮은 사람이 있을까요?
  - 어떤 행동이 닮았을까요? (외모가 아닌 행동을 살필 수 있도록 유도한다)
  - 왜 그 행동이 닮았다고 느끼나요?
    (나에게 친절한 사람이 기억될 수 있는 사람이라는 것을 유도한다)
  - 고마운 사람에게 하고 싶은 말이 있을까요?
    (대상자가 자발적으로 지목한 사람에게 수행하도록 한다)
  - 역할을 바꾸어 고마운 사람이 나를 어떻게 칭찬할지를 말하게 한다.
    (언어를 말하기 힘든 대상자는 동작으로 바꾸어 진행할 수 있다)

> - 온몸으로 인사를 하면서 서로 칭찬한다.
> - 현실로 돌아와 고마운 사람이 되도록 노력하는 방법을 이야기한다.

(3) 4회 차 효과

① 동작의 즐거움이 생각의 변화를 가져오게 한다.
② 과거의 기억 속에 좋은 관계를 오래 기억하게 한다.
③ 좋은 사람의 기억을 통해 따라 하므로 좋은 사람이 되려고 노력하게 한다.

〈참고문헌〉

김영란(2014). 회상치료프로그램이 치매 노인의 인지, 일상생활 수행능력 및 우울증에 미치는 효과. 대구한의대학교 대학원. 박사학위 논문.

김영란(2015). 회상치료프로그램이 치매 노인 인지 기능에 미치는 효과. 노인복지연구.

박향숙(2018). 중학생 인성교육을 위한 교육연극 프로그램 연구. 동국대학교 석사학위 논문.

안민수(2008). 연극적 상상 창조적 망상. 서울:연극과 인간.

이수경(2016). 연극 활동 기반 소집단 언어치료가 요양병원 입원 치매 노인의 의사소통 능력에 미치는 효과. 연극예술치료연구 제6호.

장우심(2008). 집단인정치료가 치매 노인에게 미치는 영향에 관한 연구. 한국노년학.

8장

치매예술케어 가족화

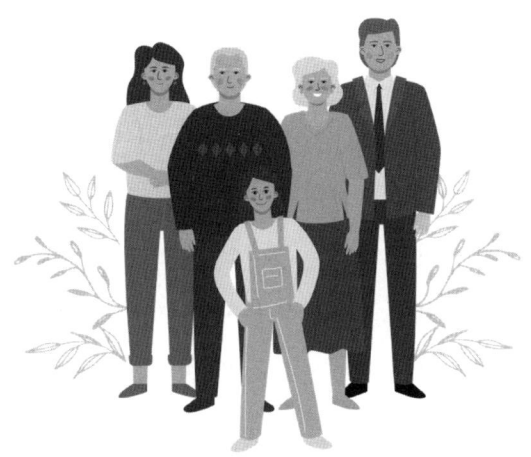

- 들어가며 -

치매예술케어 가족화는 활동 프로그램으로 동시에 여러 목적을 갖는다. 치매 대상자에게는 가족 구성원에 대한 생각이나 감정을 표현하게 하고, 케어자에게는 대상자를 좀 더 이해하도록 하며, 기관에서는 대상자의 서비스에 대한 논의를 누구와 하면 용이할지에 대한 정보 등을 제공한다.

우리에게 '가족'은 어떤 의미일까? 현대를 살아가고 있는 치매 대상자를 포함한 우리에게 가족은 단순히 혈연집단과 경제적 공동체 그 너머의 의미를 지닌다. 우리는 대부분 20~30년 정도를 가족 내에서 영·유아기, 아동기, 청소년기, 장년기를 거치면서 가족과의 관계를 통해 심리·정서적으로 안정을 경험하기도 하고, 그 반대의 경우가 되기도 한다. 안정을 경험하지 못한 경우 성인이 되어서도 지속적이고 반복적인 문제에 어려움을 느낄 가능성이 높다. 다시 말하면 우리의 삶과 생활 전반에 걸쳐 가족은 서로 관여하게 되고 원하든 원치 않든 지속적인 관계를 맺는 집단이라는 것이다. 우리가 잘 알고 있듯이 분리가 어려운 대상이 가족이기도 한 것이다.

'부모는 죽어서도 자식의 삶에 관여한다'라는 말도 있듯이 가족은 서로에게 깊은 영향력을 행사하고 있음은 말할 필요도 없다. 노인도 예외는 아니어서 배우자, 자녀, 손주 혹은 대상자의 원가족을 떠올리며 생활과 삶을 이어간다. 결국 가족은 우리의 전 생애에 걸쳐 서로의 삶에 관여하게 되는 것이다. 그러므로 치매 대상자의 가족 구성원을 이해하고, 그가 가족 관계 속에서 느끼고 있는 여러 가지 감정표현을 통해 가족 내에서의 치매 대상자의 위치와 역할을 파악하는 것은 매우 중요한 일이 아닐 수 없다. 그리하여 가족화는 대상자를 위한 지지와 지원체계를 찾는데 도움을 주며, 이를 통해 대상자의 정서·심리·인지에 안정과 만족감 등을 위한 질 높은 서비스를 제공하게 되는 것이다.

이 장에서는 치매예술케어에서 사용할 2종류의 가족화 실시 방법과 해석, 장점, 특징 등을 알아보고자 한다.

1. 가족화의 정의와 목표

1) 가족화의 정의

우리는 가족화를 통해 대상자 가족[10]에 대한 상호작용, 심리적 거리감, 역동 등을 알아볼 수 있다. 가족화는 직접적으로 가족을 그리게 하는 경우도 있지만 심리적으로 대상자의 부담을 덜고, 무의식적으로 표현하는 것을 돕기 위해 동물, 물고기, 난화, 색종이, 자연물, 기타 재료 등을 이용해 가족을 표현하기도 한다.

즉, 직접적으로 가족을 그리는 것에는 동적 가족화, 동그라미 가족화가 있으며 직접적으로 표현하지 않는 것에는 어항 가족화(물고기 가족화), 동물 가족화, 난화 가족화, 색종이 가족화, 자연물 가족화 등이 있다.

정리하면, 치매예술케어 가족화란 대상자가 가족을 그리거나 표현하여, 그가 느끼고 있는 대상자와 가족 구성원 간의 상호작용, 심리적 거리감, 중요 인물과의 역동 등을 통해 대상자를 위한 지지, 지원체계를 알아보기 위함이다.

2) 가족화의 목표

① 가족화를 통해 대상자를 위한 지지, 지원체계를 찾는데 용이하다. 이것은 보호자 중 누구를 심리적으로 가깝게 느끼는지를 통해 치매 대상자에 대한 서비스 내용, 케어 방법 등을 의논할 수 있게 되는 것이다. 요양 서비스 현장에서 사회복지사나 케어자가 보호자 중 누구와 대화를 나누는 것이 대상자가 편안하게 느끼는지를 처음부터 알게 된다면 서비스 정착에 큰 도움이 될 것이다.

② 가족 구성원의 특징 및 성격 등을 그림을 통해 이해하고, 치매 대상자가 느끼는 감정을 스스로 표현하도록 돕는다. 이는 가족 구성원 각각에게 느끼는 대상자의 여러 감정을 스스로 표현해보는 소중한 시간이다.

---

10) 가족화는 원가족과 현가족 모두 가능하다. 대상자를 중심으로 원가족은 부모를 포함한 과거의 가족(어린 시절 즉, 결혼이나 독립 전)을 의미하며, 현가족은 현재의 가족(결혼이나 독립 이후)을 의미한다.

③ 가족화에 나타난 가족 간의 역동성을 통해 대상자 스스로 가족 구성원들과의 관계를 향상시킬 수 있도록 돕는다. 가족 이야기를 통해 대상자에게 필요한 관계에 대한 조언이나 위로를 통해 가족들 간의 관계 향상을 도울 수 있다.

④ 가족 구성원에 대한 기대감, 감사함, 아쉬움 등으로 치매 대상자의 심리·정서적 안정에 도움이 되도록 한다. 원가족이나 현 가족에서의 기쁨, 그리움, 아쉬움이나 후회스러움에 대해 그림을 그린 후 이야기하므로 마음에 있던 감정을 표출함으로 안정감을 경험할 수 있다.

⑤ 대상자가 인식하고 있는 가족 관계에서의 문제점을 해결하기 위한 기초를 제공하기도 한다. 가족 관계는 겉으로 드러난 경우도 있지만 그 반대의 경우도 있다. 반대의 경우 타인은 특히나 알아차리기 어려운데 그림을 통해 작은 단서로 이야기의 실마리를 풀어나가면 치매 대상자 스스로 가족 관계의 문제를 기억하여 문제해결의 기초를 제공하기도 한다.

2. 가족화의 필요성 및 장점

1) 가족화의 필요성

가족 그리기 활동을 통해 케어자와의 친밀감 형성이 빠르게 형성될 수 있다. 가족에 대한 이야기는 다분히 사적인 이야기이고, 친밀감 있는 타인에게 이야기하는 것이 대부분이라 우리는 가족화 활동을 통해 치매 대상자와 케어자가 가까워질 수 있는 기회를 제공받게 된다. 또한 가족화를 그림으로써 자녀와 자신과 관련된 이야기로 생활에 활력을 가질 수 있으며 이는 나아가 심리적, 정서적으로 안정되지 않은 대상자에게 자랑스러움, 행복감 등을 통해 안정감을 경험하도록 한다.

더불어 가족화를 통한 가족 이야기는 기관에서 서비스의 질과 지속성에 관계되는 결정을 내리는데 큰 도움이 되곤 한다. 너무나 다양한 가족의 삶을 통해 대상자를 깊이 이해하고 그가 어떤 삶을 살아왔으며, 앞으로 어떻게 살아가고 싶은지를 알게 되는 많은 정보를 우리에게 주는 역할을 할 것이다.

2) 가족화의 장점 및 특징

노인들은 대부분 자녀 이야기하는 것을 좋아한다. 그러나 이야기할 시간과 공간이 없어 친분이 있는 사람과 나눌 뿐이다. 우리는 노인에게 가족 구성원이 어떤 역할을 하는지, 상호작용은 어떠한지 등을 알아보기 위해 가족화를 그린다. 이것은 대상자의 가족에 대한 주관적인 감정표현이므로 대상자를 위한 가족 구성원 안에서 지지체계를 찾고 문제점 해결 등에 도움이 된다. 특히 그림은 언어로 어떻게 표현해야 할지 어려움을 느끼고 있는 치매 대상자에게는 더욱 효과적이라고 할 수 있겠다.

치매예술케어 가족화는 몇 가지 장점을 가지고 있는데 정리하면 아래와 같다.

① 가족의 과거, 현재, 미래에 대한 대상자의 주관적, 정서적, 심리적 상황을 볼 수 있다. 즉 가족 구성원의 일상적 행동이나 동작들에 대해 치매 대상자가 지각한 것을 선택하여 그림으로 표현하게 되는 것으로 가족구성원 간의 관계, 역동성, 역할 등을 이해하는데 도움을 준다.

② 케어자나 사회복지사는 치매 대상자가 직접적인 언어로 가족에 대한 정보를 말하기 어려울 경우, 그림이라는 매개체를 통해 상징적이고 간접적인 표현으로 알아볼 수 있다. 다양한 방법의 가족화는 치매 대상자에게도 방어를 감소시켜 부담 없이 즐겁게 가족에 대한 작품을 완성할 수 있게 한다.

③ 다양한 가족화는 언어의 한계에서 벗어나 그림 안에서 대상자가 경험한 것들에 대해 동시에 나타낼 수 있다. 예를 들어 대상자는 가족 구성원에 대한 심리적 거리감, 감정, 생활 환경, 중요도 등을 그림에 동시에 표현하게 되어 치매 대상자를 깊이 이해하는데 도움이 된다.

④ 대상자가 느끼는 가족에 대한 분노, 적대감 등을 그림을 통해 해소할 수 있고, 그를 통해 정화를 경험하기도 한다.

⑤ 구체적 유형의 자료인 작품을 통해 가족에 대한 이야기를 할 기회가 제공되어 그림이라는 이미지를 언어로 인식하게 도와주어 인지 자극에 도움이 된다. 언어의 한계가 있는 치매 대상자의 경우 시각적 그림의 도움으로 언어화하는데 도움이 된다.

3. 가족화의 종류 및 실시 방법

가족을 미술로 표현하는 방법에는 여러 가지가 있다. 치매예술케어 가족화에서는 비교적 대상자에게 접근이 쉬운 어항가족화(KFFDT), 동물 가족화에 대해 알아보도록 한다.

1) 어항 가족화(물고기 가족화:Kinetic Fishes Family Drawing Test)

치매예술케어 가족화에서 가장 많이 사용하고 있는 가족화로써 대상자가 그림에 대한 부담이 적고, 익숙한 사물 표현이라 대상자의 선호와 만족이 높은 편이다. 치매의 경우 '물고기'를 기억하기 어려워해도 '생선'은 기억하는 경우는 많다. 어항 가족화 또는 물고기 가족화라고 하며, 그림에 나타난 가족 간의 관계, 역동성 등을 통해 치매 대상자의 현재 심리상태를 파악하는데 유용하다. 그리기에 대해 거부감 및 부담감이 있는 치매 대상자들에게 쉽게 접근 가능하다.

(1) 실시 방법

준비물
A4용지(혹은 어항도안), 색연필, 검정 등 진한색 사인펜

① 준비된 재료를 책상 위에 올려놓은 후 실시할 프로그램에 대해 대상자에게 인사 후 설명한다.

② 원가족(혹은 현가족)에 대해 구성원, 나이 차 등에 대해 간단히 이야기 나눈다.

*대상자가 원가족, 현 가족을 어려워하므로 원가족이면 원가족에 대한 이야기를 나누고, 현 가족이면 현 가족의 이야기를 나누도록 한다. 여기서는 간단히 구성원 정도만 이야기 나누고, 가족에 대한 긴 대화는 하지 않도록 한다.

③ 그릴 가족이 정해지면 대상자에게 어항이 그려진 도안(또는 대상자가 스스로 그리기를 원할 경우 직접 그리도록 한다)또는 치매예술케어자가 어항만 직접 그려 제공하도록 한다.
*어항을 그릴 때 대상자에게 원하는 모양을 물어 그려주면 더 좋다.

④ 다음으로 지시문을 말해준다. 지시문은 초기치매의 경우 일반지시문을 그대로 사용해도 무방하나 치매 진행 정도가 초기 말이나 중기 정도가 되면 쉬운 지시문으로 말하고 어항도 그려주도록 한다. 물고기가 무엇인지 모르면 생선을 떠오르게 하고 그래도 기억이 나지 않으면 머리 몸통 꼬리 등을 간단히 그려 보여주면서 설명해주도록 한다. 그러나 대부분 생선의 구체적 이름을 말하면 떠올리게 된다.

〈표8-1〉 치매예술케어 어항가족화 지시문

지시문 종류	내용	치매 정도
일반 지시문	어항 속에 물고기 가족을 그려주세요. 반드시 자신을 포함한 물고기 가족이 무언가를 하고 있는 그림을 그려주세요. 그리고 나서 자신이 꾸미고 싶은 대로 자유롭게 표현해 주세요.	초기
쉬운 지시문	어항 속에 가족을 물고기로 그려주세요. 무엇을 하고 있는 가족 물고기를 나를 포함해서 마음대로 그려서 색칠해주세요.	초기말 중기

* 그림을 그리면서 묻는 모든 질문에 대해서는 '마음대로 하세요'라고 대답한다.

⑤ 대상자가 마음대로 그릴 수 있도록 하며, 어려워할 경우 예술케어자는 위의 힌트를 주도록 하는데 가족 구성원 중 생략한 사람이나 어항 밖에 있는 사람에 대해 이야기하기보다 대상자가 전체 가족 구성원을 기억하며 그릴 수 있도록만 돕는다.

⑥ 대상자가 스스로 그림을 그리며 그린 순서와 누구인지를 바로 기록하는 것이 가장 좋은 방법이다. 그러나 대부분 치매 대상자는 가족 그린 순서를 잊기 때문에 케어자는 치매 대상자가 그린 순

서를 메모하거나 대상자의 그림에 번호를 매기고 누구인지를 기록해두도록 한다. 질문은 간단히 누구인지 무엇을 하는지 정도만 물어 메모한다. 대상자가 사인펜을 이용해 그림을 그리고 나면 채색을 하여 완성하도록 한다.

* 케어자는 대상자가 그림을 그릴 때 많은 질문을 삼간다.
* 어항안에 무엇이 있었으면 좋은지에 대해 이야기 나누고 원하면 더 그리도록 한다.

(2) 그림에 대한 질문

① 케어자는 물고기 그린 차례대로 천천히 말해주거나 치매 대상자가 스스로 기록한 경우 순서대로 누구인지 말하도록 한다.

* 초기 경증이면 차례대로 말해보도록 하는 것도 괜찮으나 치매 대상자로 하여금 기억하고 있는지의 테스트 같은 느낌이 들지 않도록 주의해야 한다.

② 각 물고기는 누구이며, 무엇을 하고 있는지에 대해 질문하고 대상자가 그 구성원에 대해 하고 싶은 이야기를 충분히 할 수 있도록 한다. 그 외에 가족 중 그리지 않은 사람이 있다면 누구인지, 왜 그리지 않았는지 등에 대해 이야기 나눈다.

③ 치매 대상자에게 자신의 그림이 어떤 느낌인지 묻고 듣도록 한다.
*이때는 작품을 대상자가 정면에서 바라볼 수 있도록 들거나 벽에 붙여주도록 한다.

④ 물고기 외에 무엇을 그렸는지 묻고 듣도록 한다.

2) 동물 가족화

가족을 동물로 표현하는 것으로 비교적 표현이 자유롭고 흥미를 느끼기 쉬우나, 그리기에 다소 부담을 느끼는 경우는 동물 도안 그림을 제시하여 대상자가 동물 도안을 골라 색칠한 뒤 도화지에 붙여 표현하는 것을 동물 가족화라 한다.

(1) 실시 방법

준비물
도화지 혹은 A4용지, 도안 그림(크기, 방향 등을 다양하게), 가위, 풀, 색연필

① 준비된 재료를 책상 위에 올려놓은 후 실시할 프로그램에 대해 대상자에게 인사 후 설명한다.
② 원가족(현가족)에 대해 구성원 정도에 대해 간단히 이야기 나눈다.
③ 그릴 가족이 정해지면 대상자에게 지시문을 말해준다.

〈표8-2〉 치매예술케어 동물가족화 지시문

지시문
자신을 포함한 가족을 동물로 그려주세요. 자신이 원하는 대로 표현해 주세요.

* 그림을 그리면서 묻는 모든 질문에 대해서는 '마음대로 하세요'라고 대답한다.

④ 지시문을 천천히 말해주고 도안을 보여주며 동물로 표현된 가족을 고르도록 한다. 이때 특정 동물을 지칭하거나 규정하거나 하는 등의 설명은 하지 않도록 한다. 또한 대상자가 그림을 그리면서 하는 모든 질문에 대해 마음대로 하도록 하면 된다. 예를 들면, 가족이 아닌 사람을 골라도 되는지, 가족 중에 누구는 집에 없으니 빼고 싶다는 등의 모든 질문에 대해 대상자가 원하는 대로 하라고 대답하면 된다.

⑤ 케어자는 대상자가 동물 도안에서 고른 가족에 색칠을 하도록 하며 이때 그것이 누구인지 묻고 치매 대상자가 프로그램을 반복할 때 잊지 않도록 이야기해주도록 한다. 예를 들면 '강아지는 우리 딸이야'라고 대상자가 이야기하면 '따님을 강아지로 고르셨네요'라고 표현해 준다.

⑥ 이렇게 하여 동물을 골라 채색을 마치면 가위로 오리는데, 치매 대상자가 치매 초기이거나 가위 사용 가능성을 케어자가 판단하여 제공하며 가위 제공이 어려운 경우 케어자가 오려주거나 치

매 대상자 스스로 찢어 붙이도록 한다.

⑦ 도화지나 A4 용지에 오린 동물 도안을 대상자가 원하는 위치에 붙이도록 한다. 이때 처음 동물 도안에서 고른 순서와 다르게 붙인다면 붙인 순서대로 차례를 기록하도록 한다. 예를 들어 도안을 볼 때는 딸, 아들, 남편 순서였는데 도화지에 붙일 때 남편, 딸, 아들 순서라면 붙인 순서대로 기록하면 된다.
*대상자가 그림을 붙일 때 '따님을 붙이고 계시네요'라고 상황을 읽어주어도 된다. 그러나 많은 질문은 집중하는데 방해가 되므로 주의한다.

⑧ 그림을 붙이고 난 뒤 더 추가해서 그리고 싶은 것이 있는지 묻고 그리도록 한다.

(2) 그림에 대한 질문

① 케어자는 동물을 붙인 차례대로 천천히 말해주거나 대상자가 스스로 기록한 경우 순서대로 누구인지 말하도록 한다.
*초기 경증이면 차례대로 말해보도록 하는 것도 괜찮으나 대상자로 하여금 기억하는지의 테스트 같은 느낌이 들지 않도록 세심하게 이야기하도록 한다.

② 각 동물은 누구이며, 무엇을 하고 있는지에 대해 질문하고 치매 대상자가 그 구성원에 대해 하고 싶은 이야기를 충분히 할 수 있도록 한다. 그 외에 가족 중 붙이지 않은 사람이 있다면 누구인지, 왜 붙이지 않았는지 등에 대해 이야기 나눈다.

③ 치매 대상자에게 자신의 그림이 어떤 느낌인지 묻고 듣도록 한다.
*이때는 작품을 대상자가 정면에서 바라볼 수 있도록 들거나 벽에 붙여주도록 한다.

④ 동물 이외에 무엇을 더 그렸는지 묻고 듣도록 한다.

4. 가족화의 해석

우리는 앞에서 치매예술케어 가족화의 실시 방법에 대해 알아보았다. 이 방법은 치매 대상자를 위한 방법이며, 해석 또한 마찬가지임을 밝혀둔다.

1) 어항가족화 해석

다른 그림 검사와 마찬가지로 치매 대상자의 그림만 보고 해석해서는 안 되며, 대상자 스스로 무엇을 그렸는지 등의 이야기를 충분히 할 수 있도록 케어자는 이끌어주도록 한다.

어항 속의 물이 2/3 정도로 어항을 넘지 않고, 어항과 물고기, 물풀 등 기타 그려진 것들이 조화롭게 구성되어 있는가를 중심으로 해석한다. 여기에 여러 가지 그려진 내용물들이 상징하는 의미를 더하여 해석하는데, 그 상징적 의미에 대한 해석 방법은 다음과 같다.

(1) 물의 양

물의 양은 어항 크기에 적당한 것이 좋으며, 대략 어항의 2/3 정도면 정서적으로 안정된 상태라고 할 수 있다. 반(1/2)이 안 되는 경우는 반대로 정서적 결핍으로 해석한다. 어항의 물이 꽉 차거나 넘치는 것은 억압으로부터 분출하고 싶은 욕구를 나타내며, 때로는 충동적, 검사에 대한 회피 등으로 해석되기도 한다.

(2) 물고기 그리는 순서

물고기를 그리는 순서는 치매 대상자가 가족에게 느끼는 친밀도, 관심도, 중요도, 권위 등을 나타내며, 이것은 해당 물고기의 꾸밈 정도로 재해석할 수 있다. 또한 가족 중에 생략된 사람은 대상자와의 불편한 관계로 해석할 수 있다.

(3) 물고기 위치 및 거리

대상자의 그림에서 자신의 물고기보다 위에 위치한 물고기는 권위적, 지배적, 비중 높음을 의미한다. 반대로 수평 혹은 아래에 위치하면 대상자와 관계가 친숙함을 의미한다. 그러나 힘이 없는 치매 대상자의 경우 극단적으로 하단에 자신의 물고기를 위치시키기도 한다. 물고기가 서로 마주 보는 것은 긍정 혹은 대립으로 해석되므로 주의하여야 한다. 물고기 간의 거리는 해당 가족과의 심리적 관계로 가까이 그려질수록 친밀하다고 볼 수 있다. 그러나 간혹 치매 대상자가 소망을 담아 그린 경우가 있으므로 해석 시 주의하여야 한다.

(4) 물고기의 크기

물고기의 크기는 클수록 가족 내에서의 중요한 역할을 말하며 자신감, 자기중심, 외향적으로 해석하며 반대로 작은 경우는 위축, 소심함, 내향적으로 해석한다. 어항에 비해 물고기가 지나치게 큰 경우 치매 대상자가 충동적 혹은 안정되어 있지 않음을 의미하기도 한다.

(5) 기타 여러 가지 표현의 의미

어항 아래에 그려진 받침 혹은 테이블, 손잡이 등은 안정되지 않은 심리와 외부 혹은 타인으로부터 도움을 요청하는 것으로 해석한다. 어항 속에 집을 그리는 경우 휴식, 보호의 욕구를 나타낸다. 산소기는 의존을, 큰 물방울은 감정의 둔감함을, 작은 물방울은 민감함을 나타낸다. 대부분 많은 물방울은 스트레스로 해석된다. 적당한 수초와 먹이는 각각 사회화, 애정으로 표현된다. 그러나 치매 노인에게서는 거의 나타나지 않는다.

2) 동물가족화 해석

동물은 그 자체가 상징성을 나타낸다. 우리가 알고 있는 동물의 이미지와 특징, 생태, 속성을 중심으로 대상자가 느끼는 의미에 대해 충분히 나눈 뒤 해석하도록 한다. 그림의 위치, 거리,

크기 등은 위에 설명한 어항 가족화와 같다.

(1) 전체적 위치

전체적으로 그림의 느낌이 어떠한지를 살펴보고, 그려진 위치나 조화가 잘 이루어졌는지, 구조는 적절한지, 이상한 곳은 없는지 등을 중심으로 살펴보도록 한다.

(2) 동물 순서

동물의 순서는 대상자가 가족에게 느끼는 친밀도, 관심도, 중요도, 권위 등을 나타내며, 가족 중에 생략된 사람은 대상자와의 불편한 관계나 갈등이 있는 것으로 해석할 수 있다.

(3) 동물의 위치 및 거리

대상자의 그림에서 자신의 동물보다 위에 위치한 동물은 권위적, 지배적, 비중 높음을 의미한다. 반대로 수평 혹은 아래에 위치하면 대상자와 관계가 친숙함을 의미한다. 그러나 힘이 없는 치매 대상자의 경우 어항가족화와 마찬가지로 하단 구석에 자신을 위치시키기도 한다. 또한 동물 간의 거리는 해당 가족과의 심리적 관계로 가까이 그려질수록 친밀하다고 볼 수 있으나 간혹 대상자가 소망이나 희망을 담아 그린 경우가 있으므로 해석 시 주의하여야 한다.

(4) 동물의 크기

동물의 크기는 클수록 가족 내에서의 중요한 역할을 말하며, 자신감, 자기중심, 외향적으로 해석하며 반대로 작은 경우는 위축, 소심함, 내향적으로 해석한다.

(5) 기타 여러 가지 표현의 의미

이외에 동물들의 방향이나 종류, 특징을 중심으로 살펴볼 수 있다. 예를 들어 강아지는 주인을 잘 따르고 귀여움을 상징하며 토끼의 경우 겁이나 두려움이 많은 것으로 해석할 수 있다. 또한 새는 자유로움을 상징한다고 볼 수 있다. 이렇듯 동물이 가지고 있는 여러 특징과 함께 동물의 크기, 방향을 함께 보며 해석하도록 한다. 이때 단편적인 해석에 치우치기보다 해당 동물이 치매 대상자에게 어떤 의미가 있는지를 중심으로 이야기 나누면 된다.

5. 가족화의 진행 방법 및 주의사항

1) 진행 방법

치매 노인에게 가족화를 적용하는 것이 다른 치매예술케어 프로그램과 크게 다르지 않으나 치매 상태와 치매 노인의 신체 상태를 고려하여 접근하도록 한다. 가족화로 프로그램을 할 때 들어가기부터 마무리까지 어떤 것들이 포함되는지 먼저 알아보도록 하자.

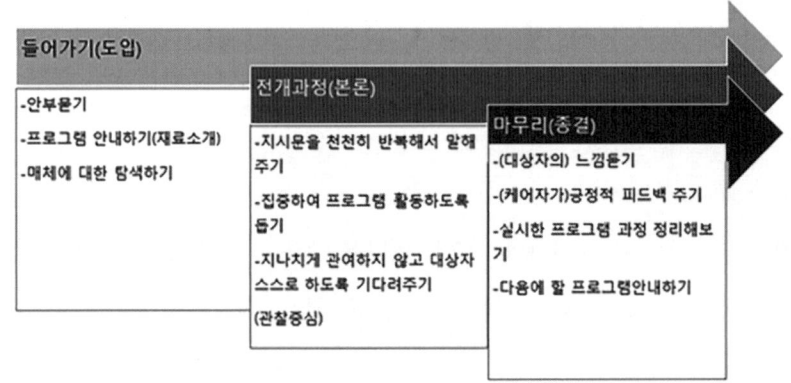

(1) 가족화 프로그램 진행 방법

① 들어가기(도입)

하나의 프로그램도 전체의 프로그램처럼 도입, 전개, 마무리의 과정을 거친다. 프로그램의 도입에서 대상자의 신체 상태와 기분을 살피는 안부 묻기는 매우 중요한 일이다. 그날의 프로그램이 좌우되는 시간이기도 하다. 편안하고 진심을 담아 치매 대상자와 이야기 나누고 서둘러 진행하려고 애쓰지 말아야 한다.

안부나 몸 상태, 지난 시간 동안 있었던 일을 충분히 묻고 나면 진행할 프로그램 재료를 꺼내어 프로그램을 안내한다. 대상자가 자연스럽게 매체를 만지도록 하면서 사용해 본 적은 있는지, 어떨 것 같은지, 좋아하는 다른 매체가 있는지, 종이 크기는 마음에 드는지, 냄새는 어떤지, 질감은 어떤지 등 대상자가 모든 감각을 자극받을 수 있도록 충분히 탐색하도록 한다.

② 전개 과정(본론)

매체 탐색을 마치고 나면 해당 가족화의 지시문을 천천히 말해준다. 말의 속도는 평소보다 조금 느리면 된다. 말 톤이 어린이에게 하는 것처럼 하지 않도록 하며 반복해서 말해준다. 이때 치매 대상자가 부분을 질문해도 다시 한 번 전체를 말해주도록 한다.

치매 대상자가 활동을 시작하면 케어자는 다른 일을 하거나 떠들지 않아야 하며, 함부로 질문하지 않도록 한다. 관찰은 치매 대상자가 부담되지 않도록 주의해야 한다. 만약 치매 대상자가 부담스러워하거나 이해가 잘 안되면 케어자가 조금 늦은 속도로 함께 활동을 하는 것도 괜찮다. 활동을 관찰하며 적당한 매체가 있으면 찾아 권유하거나 음악을 틀어주는 등 대상자가 프로그램 활동에 집중할 수 있도록 분위기를 만드는데 노력해야 한다.

③ 마무리(종결)

대상자가 활동을 마치고 나면 각 가족화에 해당하는 질문을 하여 충분히 치매 대상자가 이야기하도록 도와야 한다. 이때 케어자는 그림을 분석하거나 해석하기보다는 치매 대상자의 느낌과 생각을 충분히 들어주는 것이 더 중요하다. 대상자의 이야기가 끝나면 케어자는 긍정적인 피드백을 주고 마무리하도록 한다. 프로그램을 마치면서 실시한 프로그램에 대해 다시 한번 재료, 방법, 작품 제목, 대상자의 느낌 등을 정리해준다. 정리를 마친 후 다음 만날 날짜와 요일, 시간과 함께 프로그램을 안내하고 인사 후 마무리하면 된다.

2) 주의사항

가족화를 치매 대상자에게 진행함에 있어 몇 가지 주의점을 알아보고자 한다. 또한 종류별 가족화마다 주의사항이 조금씩 다른데 이에 대해 잘 알고 시행하기 바란다. 여기서 주의사항은 가족화 전체에 필요한 기초 주의사항이며 내용은 아래와 같다.

① 가족화는 대상자의 무의식과 가족 구성원에 대한 감정을 알아보고자 하는 하나의 수단일 뿐 전체가 아님을 명심해야 한다. 또한 그 시점에 있는 대상자의 마음 상태이므로 확대하거나 축소하지 않고 그대로 받아들여야 한다. 치매 대상자와의 이야기를 통해 해석은 역동적이고 유동적이어야 하며, 이것을 대하는 케어자의 태도 또한 유연하여야 한다.

② 케어자는 대상자로 하여금 표현에 제약이 되는 말과 행동을 삼가고, 대상자가 가족에 대해 생각해보는 충분한 시간이 되도록 해야 한다. 예를 들어 '아드님이 빠졌네요. 섭섭해하시겠어요' 등 작품에 관여하는 말 행동은 절대로 삼가야 한다. 또한 프로그램에 대한 강요나 완성에 대한 강요 또한 하지 않아야 하고 치매 대상자의 욕구에 따라 충분한 시간을 주도록 한다.

③ 케어자의 궁금증으로 질문하는 것을 삼가고, 대상자가 가족 구성원에 대해 하고 싶은 이야기를 중심으로 질문하며 이야기를 이어가도록 한다. 예를 들어 아들에 대해 이야기하는 중에 직업이 뭔지, 돈은 많이 버는지, 용돈은 자주 주는지 등 케어자의 관심이 아니라 대상자가 그 어느 시점에 대해 생각하고 말할 수 있도록 기회와 시간을 충분히 제공해주도록 한다.

④ 작품을 모두 마친 뒤 생략된 가족이나 도화지 밖에 표현된 가족에 대해 질문을 하되 대상자가 작품을 하는 중에는 생략된 가족 구성원에 대해 말하지 않는다. 도입에서 가족 구성원에 대해 간략하게 이야기하도록 한다. 특히 케어자는 대상자가 활동 중에 생략되는 가족에 대해서 표현하도록 강요하지 않아야 한다.

⑤ 케어자는 치매 대상자가 작품활동을 하는 동안 가족에 대한 여러 가지 생각과 느낌을 존중하여야 하며, 대상자가 편안하고 즐거운 마음으로 활동하도록 분위기 만들기에 힘써야 한다.

⑥ 치매 대상자가 활동 시에 도와달라고 할 때는 가족화를 검사로 실시하는 경우는 최소화(가위

질 등)하여 돕거나 도와줄 수 없음에 대해 부드럽게 거절하도록 한다. 그러나 가족화를 검사가 아닌 활동 프로그램으로 진행할 경우는 반드시 그래야 하는 것은 아니다. 하지만 가능한 한 치매 대상자가 스스로 활동을 하는 것을 목표로 하고 있으므로 케어자는 늘 활동에 필요한 부분만 최소화하여 대상자를 돕도록 한다.

⑦ 활동을 마치고 시간이 걸리더라도 대상자와 함께 실시한 프로그램에 대해 정리하며, 작품 전시하기, 재료 제자리 넣기, 쓰레기 버리기 등을 함께 하길 권한다. 치매예술케어는 프로그램 준비부터 활동을 마친 정리까지가 프로그램 활동임을 잊지 않기 바란다.

⑧ 모든 정리가 마무리되면 치매 대상자에게 다음에 실시할 활동에 대한 안내와 시간 등에 대해 설명하여 대상자가 다음 프로그램에 대해 기대를 가질 수 있도록 한다.

〈참고문헌〉

유미, 정선화(2011). 가족미술치료와 물고기 가족화의 해석. 서울:이담북스

임진화 외(2020). 치매예술케어 Ⅲ. 서울:한국요양협회,한국기술교육대학교

최외선, 김갑숙. 정은주, 정광석(2014). 미술치료기법Ⅱ. 서울:학지사

한국미술치료학회(2000). 미술치료의 이론과 실제. 대구:동아문화사

Helen B. Landgarten(2008). 가족미술심리치료. 서울:학지사

9장

치매예술케어 동적집나무사람
(Kinetic House Tree Person)

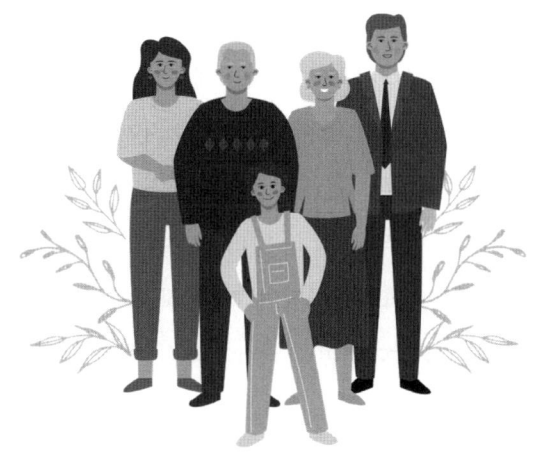

- 들어가며 -

현재 우리가 서비스하고 있는 노인장기요양에서는 치매 대상자이건, 일반대상자이건 적어도 1년에 한 번 욕구사정을 실시하여 대상자와 보호자의 욕구에 부합하는 노인장기요양 서비스를 제공하도록 되어있다. 욕구사정이란 대상자의 문제, 자원, 해결 능력 등을 감안하여 욕구에 맞는 서비스를 하기 위해 실시하는 기초평가이다. 장기 요양기관에서는 대상자가 받은 장기요양인정서와 장기요양이용계획서를 참고하여 대상자와 보호자의 욕구를 사정한 뒤 해당 대상자와 보호자가 원하는 개별적인 서비스를 추가하여 국민건강보험공단에 통보한 후 서비스를 실시하고 있다. 그런데 2021년 '표준 장기 요양 이용계획서'라는 명칭이 '개인별 장기 요양 이용계획서'로 바뀐 것에서도 알 수 있듯이 서비스라고 하는 것은 표준이라기보다 개별적 욕구로 접근해야 한다는 것을 알 수 있다. 그동안도 개별적 욕구 서비스를 안 해 온 것은 아니지만 명칭에서 느끼듯이 더욱 강조됨을 알 수 있다. 또한 개인적인 욕구들이 강조되다 보니 만족과 서비스 질은 더 나아질 것으로 전망된다.

그러나 이러한 노력에도 불구하고 장기 요양 서비스 내용과 목표를 정하는 것은 쉬운 일이 아니다. 현장에서 대상자들을 만나보면 치매, 뇌졸중, 파킨슨, 중풍 등으로 언어의 한계가 있는 경우는 사실상 자신의 욕구를 표현하기란 결코 쉽지 않기 때문이다. 그러한 경우 보호자와 면담을 실시하여 서비스 계획을 세우는데 참고하고 있다. 하지만 독거이거나 보호자가 함께 거주하지 않는 경우, 보호자가 있다 하더라도 잘 모르는 경우 등은 전혀 도움을 받을 수 없는 경우도 있다. 설사 보호자가 있다 하더라도 대상자의 욕구를 반영했다고 보기도 쉽지 않은 경우도 간혹 있다. 그렇다고 대상자들이 욕구가 없는 것은 아닐 테니 서비스를 준비하는 우리는 어떻게 해야 하는지를 고민해야만 한다. 그렇다면 우리는 어떻게 대상자의 욕구를 알아내어 서비스 계획을 세울 수 있을까?

주로 검사 도구와 상담을 이용하는 것이 일반적이며, 그것은 언어로 되어있어 언어가 자유롭지 않거나 잊은 대상자들, 또는 국어를 모르는 경우는 사실상 검사가 가능하지 않다. 그렇다고 이 대상자들에 대한 서비스 계획을 임의대로 할 수는 없지 않은가? 우리가 할 수 있는 최선의 노력을 찾아보아야 함은 너무도 당연한 일일 것이다.

그리하여 치매예술케어에서는 언어에 어려움이 있어 검사가 어려운 경우, 최소한의 대상자가 가지고 있는 욕구를 알아낼 수 있는 도구로 KHTP그림검사를 이용하고자 한다. 그리하여 그들이 원하는 서비스에 근접하도록 대상자가 원하는 욕구를 찾아내 서비스를 하게 된다면 대상자의 의식과 무의식적인 욕구까지 모든 것이 포함하게 되므로 아마도 만족도 높은 서비스가 될 것이다.

우리는 여기서 그들을 위한 서비스의 방향과 목표를 어떻게 설정할 수 있는지에 대해 학습해 보고자 한다. 이것은 다른 검사 도구들과 함께 대상자의 삶의 질 향상과 욕구를 반영하는 좋은 기회가 되리라 생각한다.

1. KHTP의 정의와 검사 종류

1) KHTP의 정의

동적집나무사람(KHTP:Kinetic House Tree Person)검사란 집나무사람(HTP:House-Tree-Person)그림검사에 대한 보완으로 따로 그리던 집나무사람을 A4용지 한 장에 그리는 것을 말한다. 심리 미술에서 집나무그림검사(HTP)는 가장 흔히 사용하는 보편적인 검사로 나무는 사람의 개인적인 변화 과정을 반영해주며, 인물화에서 사람은 나무와 상호작용함으로써 그림 그리는 사람의 자신이나 자아 기능을 더 많이 반영해 줄 수 있으며, 집은 개인 생활의 물리적 측면을 반영하고 있다(김동연, 2002). 그러나 상호역동성 파악이 어려워 이에 대한 보완으로 동적집나무사람(KHTP)그림검사를 번스(1987)가 고안하게 되었다. 여기서 Kinetic(동적)이란 어떠한 움직임을 말하는 것으로 세 가지 요소에 움직임을 부여함으로써 상호역동성을 파악하기 쉬워졌다고 하겠다.

동적집나무사람(KHTP)의 상호관계는 대상자에 의해 은유적으로 표현되어지는 여러 의미를 케어자가 볼 수 있도록 한다. 이를 통해 치매 대상자는 언어의 한계에서 벗어난 자유로운 의사

표현으로써 그림을 그리게 되는 것이기도 하다. 그러나 대상자가 그림 그리기를 좋아한다 하더라도 여러 장의 그림을 그려낸다는 것은 정신적으로나 신체적으로 쉬운 일이 아니다. 게다가 치매 대상자가 신체적 제약이나 통증이 있는 경우는 더욱 어려울 수 있다. 그래서 치매예술케어에서는 연구를 통해 각각의 검사에 분명하게 나타나지 않던 즉, 집나무사람(HTP)그림검사에서 나타나지 않던 은유적 의미와 혼재된 선 등을 동적집나무사람(KHTP)그림검사에서 발견하고 치매 대상자의 검사로 적용하게 된 것이다. 우리는 여기서 치매 대상자가 그린 그림을 통하여 그의 심리·정서적 안정상태와 욕구를 알아보고자 하며, 이것을 통해 치매 대상자가 원하는 욕구와 상태를 파악하는 서비스의 기초자료로 삼고자 한다.

다시 정리하면 치매예술케어에서 KHTP의 정의는 '한 장의 종이에 집, 나무, 어떤 행동을 하는 사람을 그리는 것으로 언어적, 심리적, 신체적으로 어려움을 가지고 있는 대상자가 자신의 욕구나 상태를 그림으로 나타내는 것'이라고 할 수 있다.

2) 그림검사 종류

그림검사의 종류는 참으로 다양하다. 그림검사의 종류에 따라 선택적으로 사용하게 되는데 선택하는 기준이 정해져 있는 것은 아니다. 종류로는 우선 집나무사람검사, 동적집나무사람검사, 인물화검사, 가족화, 풍경구성법, 자유화법 등이 있다. 보통 일반적인 검사로는 집나무사람검사와 동적집나무사람 검사를 사용한다. 그러나 치매예술케어에서 그림검사의 활용으로 선택한 것은 동적집나무사람(KHTP) 검사이다. 이것은 집, 나무, 사람의 그림을 한 장의 종이에 모두 그리는 것으로 집나무사람검사의 총 4장에 비해 간단하며, 신체 기능적으로 노화된 대상자들에게 간편하거니와 서로의 역동과 혼재된 선 등 여러 가지로 점검이 가능해 치매예술케어에서 선택하게 되었다. 또한 집, 나무, 사람을 동적집나무사람(KHTP)검사 안에서 각각 살펴볼 수도 있는 장점을 가지고 있다.

이외에 치매예술케어에서 사용하는 그림검사는 몇 가지 더 있는데 자세한 것은 치매예술케어 10장 '치매예술케어 척도'편을 참고하기 바란다.

2. KHTP의 장점

그림검사의 하나인 KHTP는 여러 영역에서 사용되고 있다. 여기서는 치매예술케어로 사용하며 그 장점에 대해 알아보고자 한다.

① 대상자의 욕구를 파악하기 쉽다.
② 언어의 한계를 가지고 있는 치매 대상자는 그림으로 좀 더 쉽게 자신의 감정이나 욕구를 표현할 수 있다.
③ 집, 나무, 사람이라는 친근한 소재로 그리기가 용이하다.
④ 언어로 표현된 내용과의 일치성을 확인할 수 있다.
⑤ 준비물이 간단하고 번거롭지 않아 언제, 어디서든지 그릴 수 있다.
⑥ 척도로서의 기능을 하므로 프로그램 활동 전·후에 사용하여 대상자의 인지적, 심리적, 정서적 향상 정도를 알아볼 수 있다.
⑦ 평균이나 척도 점수가 없어 대상자의 개별 측정 자체가 기준이 되므로 대상자의 거부감을 줄일 수 있다.
⑧ 검사 도구나 프로그램 진행 도구로도 사용이 용이하다.
⑨ 그림의 소재가 우리의 생활과 관련되므로 기억회상에 도움이 된다.
⑩ 대상자가 의도하거나 예측하기 어려워 대상자의 상태 그대로를 알아보는데 도움이 된다.

3. KHTP의 목표 및 실시 방법

1) 검사 목표

대상자의 내면에 있는 욕구나 상태를 알아보기 위함으로, 언어를 통해 욕구를 겉으로 드러내기 어려운 대상자들에게 그림을 이용하여 욕구를 파악한다.

2) 준비물

종이(A4용지) 1장, 연필(2B), 지우개

3) 실시 방법

① 한 장의 종이(A4용지)를 가로로 제시한다.
*케어자는 대상자에게 그림을 그린다(지시문이 아닌 프로그램에 대한 안내)고 안내하고 종이를 가로로 대상자 앞에 천천히 밀어주고 옆에 연필과 지우개를 이용하여 그릴 것이라고 말해준다.

② 대상자는 케어자의 지시문을 듣고 그림을 그리도록 한다.
"종이 위에 집, 나무, 그리고 어떠한 행동을 하는 사람의 전체 모습을 그려주세요. 사람 전체 모습을 그릴 때 만화나 혹은 막대기와 같은 사람이 아닌 사람의 전체 모습을 그려주세요."라고 말해주고 그 외에 나오는 어떠한 질문에 대해서는 "자유입니다. 혹은 마음대로 하세요."라고 대답한다.
케어자는 치매 대상자의 상태를 잘 살펴야 하는데 대상자가 부담스러워하거나 거부하는 경우 강제로 실시하기보다는 상태를 살펴 실시 여부를 결정하는 것이 좋다. 만약 치매 대상자가 못 알아듣거나 다시 반복을 요구할 경우 천천히 지시문을 다시 말해주도록 한다. 이때 특정 단어를 강조하거나 반복하지 않고 말해주어야 한다. 예를 들어 '집 다음에 뭐라고 했지?'라고 치매 대상자가 묻는다면 '나무'라고 대답하지 말고, 처음부터 지시문을 다시 한번 말해주도록 한다.
*집나무사람을 그린 순서는 해석 시 필요한데 치매 대상자가 기억을 못할 경우가 많으므로 치매 대상자가 그릴 때 그림의 오른쪽 상단에 연필로 작게 기록해놓도록 한다.

4) 그린 후 질문사항

케어자는 대상자가 그림을 완성하였으면 몇 가지 질문을 통해 그림에 대한 이야기를 듣도록 한다(대상자가 이야기를 잘 하는 경우에는 그림에 대해 이야기를 해 달라고 한 뒤 이야기 내용 중 부족하다고 느껴지는 부분에 대해서만 질문하는 방법도 좋다).

① 대상자가 그린 그림 중 '집'을 바라보도록 한 후 질문을 한다.
- 누가 살고 있는 집인가요?
- 이 집에 대한 느낌은 어떠세요?
- 이 그림의 계절은 언제인가요?
- 날씨는 어떤가요?

이 집은 어디에 있는 집인지 등 집에 관한 궁금한 사항을 충분히 듣도록 한다. 간혹 치매 대상자의 경우 과거 자신의 어린 시절 집을 떠올리기도 하는데, 검사에 너무 연연하지 말고 이야기를 충분히 들어주도록 한다.

② 대상자가 그린 '나무'를 보도록 한 후 질문을 한다.
- 이 나무는 무슨 나무인가요? 낙엽수인가요? 상록수인가요?
- 이 나무의 나이는 얼마일까요?
- 나무의 건강은 어떠한가요?
- 지금 나무에게 필요한 것은 무엇일까요?

나무의 이름을 묻고 이름을 모른다고 하면 사계절 푸른 상록수인지, 계절의
변화가 눈에 띄는 낙엽수인지 등을 묻는다.

③ 치매 대상자가 그린 '사람'을 보면서 질문을 한다.
- 이 사람은 누구인가요?
- 이 사람은 무엇을 하고 있나요?
- 이 사람은 몇 살인가요?
- 남자인가요? 여자인가요?
- 그리기 힘들거나 어려웠던 부분은 어디인가요?
- 이 사람은 지금 무슨 생각을 하고 있을까요?
- 이 사람의 소원 세 가지를 말해보세요.
- (둘 이상 그렸을 경우) 두 사람의 관계는 무엇이며 어떠한가요?

집, 나무, 사람 그림에서 치매 대상자들이 어려워하는 부분은 사람이다.
그래서 표현이 충분치 않은 경우가 많으므로 위의 질문을 통해 충분히 듣도록 한다.

KHTP그림 검사 후 질문내용

작성자 : _____

이름 : _____ 성별 : _____ 생년월일 : _____ 실시일 : _____

구분	질문	대답 내용
집	1. 누가 살고 있는 집인가요?	
	2. 이 집에 대한 느낌은 어떠세요?	
	3. 이 그림의 계절은 언제인가요?	
	4. 날씨는 어떤가요?	
나무	1. 이 나무는 무슨 나무인가요?	
	2. 이 나무의 나이는 얼마일까요?	
	3. 나무의 건강은 어떠한가요?	
	4. 지금 나무에게 필요한 것은 무엇일까요?	
사람	1. 이 사람은 누구인가요?	
	2. 이 사람은 무엇을 하고 있나요?	
	3. 이 사람의 나이는 얼마인가요?	
	4. 남자인가요? 여자인가요?	
	5. 그리기 힘들거나 어려웠던 부분은 어디인가요?	
	6. 이사람은 지금 무슨 생각을 하고 있을까요?	
	7. 이 사람의 소원 세 가지를 말해보세요.	
	8. (둘 이상 그렸을 경우)두사람의 관계는 무엇이며, 어떤가요?	
기타		
관찰내용		

4. KHTP의 양식에 대한 해석

1) KHTP 그림의 밀착, 거리, 순서에 대한 해석

(1) 밀착

집과 나무, 사람과 집 등이 지나치게 붙어 있는 것을 의미하며 이는 일반적으로 거리를 유지하는 것과 다르게 밀착되어있는 것으로 분리할 수 없음, 해결이 어려움을 나타낸다.
* 집과 사람이 밀착, 집과 나무가 밀착, 나무와 사람이 밀착

- 대상자가 그들의 생활 속에서 여러 가지 중요한 일들을 분리할 수 없고 해결할 수 없다는 것을 반영한다.

(2) 순서

집, 나무, 사람 순서로 지시문을 말해주어도 대상자는 자신의 욕구에 따라 그리는 순서가 달라진다. 집부터 그리거나, 나무부터 그리거나, 사람부터 그리는 경우 해석이 달라지는데 간략하게 살펴보면 아래와 같다.

* 순서가 뜻하는 의미
- 먼저 그려진 그림을 가장 중요하게 생각하는 것으로, 위의 발달단계로 해석할 때는 가장 먼저 그려진 것으로 해석을 하게 되는 것이다.

① 집을 먼저 그린 경우
동적집나무사람에서 집을 먼저 그리는 경우는 주로 어딘가에 소속되고자 하는 욕구를 나타낸다. 즉, 세상에 소속되고자 하는 욕구(생존을 위한 욕구), 신체에 소속되고자 하는 욕구(신체 욕구 혹은 강박 관념을 나타내기도 함), 사회에 소속되고자 하는 욕구, 양육을 위한 가정, 창조적이고 즐

거운 장소로 양육을 주고 받는, 위협으로부터 보호받는 가정 등을 나타내는 것이다.

②나무를 먼저 그린 경우

나무를 가장 먼저 그린 대상자는 생활에너지와 성장을 중요하게 생각한다고 볼 수 있다. 이것은 성장하려고 하는 대상자들의 전형적인 유형이기도 하다. 그러나 그림은 양면적인 면도 함께 가지고 있으므로 대상자의 경우 성장 즉 살려는 의지의 반대일 수도 있다는 것을 염두에 두어야 한다. 그러므로 전체를 먼저 보고, 부분으로서 나무를 보고 해석하여야 한다. 그것은 그 나무가 가진 내포된 의미를 보다 분명하게 알아차리도록 도와줄 것이다.

③사람을 먼저 그린 경우

사람을 먼저 그리는 것은 일반적으로 세상에 대한 소속감의 통제와 관련된 관심으로 '성공'을 보여주거나 혹은 '성공'에 대한 경멸을 나타낸다. 만일 사람 그림에서 자신 이외의 사람을 그린다면 그것은 특별한 사람일 가능성이 높다. 예를 들면 죽은 가족 구성원, 사랑하는 사람, 증오하는 사람, 존경하는 인물 등을 반영하는 것이다.

2) KHTP그림의 양식에 대한 해석

동적집나무사람(KHTP) 그림에서 갖가지 양식이 나타날 수 있는데 여기서는 치매 대상자에게서 주요하게 나타나는 양식을 중심으로 알아보고자 한다.

(1) 밀착

둘 혹은 그 이상이 복잡하게 그물망과 같이 연결되어 어려움을 나타내고 있는 양식. 다시 말해 그린 선이 서로 복잡하게 얽혀 있는 것으로 지나치게 붙어 있는 경우를 말한다. 치매 대상자의 경우 선이 혼재되어 나타나기도 한다.

(2) 구분화

하나 혹은 둘 이상의 직선을 이용하여 의도적으로 분리하는 것을 말하는 것으로 흔한 예로 집안에 그려지는 사람의 경우가 이에 해당한다. 이는 다소 지쳐 타인들로부터 자신을 분리하고, 개방적으로 소통하는데 어려움을 나타내고 있다. 치매 대상자에서는 간혹 나타나기도 한다.

(3) 가장자리

두 군데 이상 가장자리에 그려지는 양식으로 상호작용 등에 수동적 욕구를 나타내거나 친밀하거나 깊은 수준을 방어하려는 경우 나타난다.

(4) 포위

무엇에 둘러싸인 것을 의미하는 것으로 대상을 선으로 둘러싸게 되는 것을 말한다. 예를 들어, 줄넘기를 하는 사람, 그네를 타는 사람 등이 이에 해당된다. 이것은 위협이나 불편한 사람들을 고립 혹은 제거시키고 싶을 때 나타난다.

(5) 도화지 상단이나 하단에 잘리는 대상

상단에서 가장 많이 잘리는 것은 나무로 이것은 힘이나 우월에 대한 갈망과 관련되어 있다. 청소년의 그림에서 많이 나타나는 양식이다. 반대로 하단에 잘려지는 것은 사람이 많으며 이것은 '소속되고자'하는 갈망과 관련이 있다. 치매 대상자의 경우 상하단에 잘리는 그림은 거의 나타나지 않고 대부분의 그림은 화지 안으로 그려지게 된다.

(6) 음영

불안정에 대한 안정을 갈망하는 것으로 불만족의 표현이 음영으로 나타난다. 대게 불안과 갈등으로 해석하게 되며, 치매 대상자에게 나타나는데 치매 초기의 불안 및 불만과 관계있어 보인다.

(7) 지면선 혹은 개별적 그림들의 지면선

하단의 지면선은 안정감을 필요로 하는 경우, 스트레스를 받고 있는 경우 등을 나타낸다. 그리고 각 그림 아래에만 있는 지면선들은 안정을 하기 위한 시도로 볼 수 있다. 치매 대상자들의 그림에서 관찰되어진다.

* 치매 대상자 그림검사의 일반적 점검 사항

① 소요 시간 : 일반적으로 그림검사 한 장을 그리는데 10분~15분 정도 소요된다. 그러나 치매 대상자들은 신체적으로 제약이 많아 사용하지 않는 손으로 그림을 그리는 경우도 많으므로 크게 의미를 둘 수는 없다. 그럼에도 불구하고 지나치게 오래 그리지 않는지에 대한 관찰은 필요하다. 오랜 시간이 소요되는 경우는 완벽성, 강박 경향 등이 있다고 볼 수 있다.

② 그린 순서 : 무엇부터 먼저 그렸는지를 치매 대상자가 기억하지 못할 수도 있으므로 케어자의 관찰이 필요하다. 관찰 후 간단히 대상자의 그림 오른쪽 상단 위에 연필로 기록해 두면 좋다.

③ 그림 크기 : 용지의 2/3 정도가 적당한 크기이다. 지나치게 큰 그림은 환경에 대한 공격과 적의, 과잉행동 등 과장되는 경향과 관련되며, 지나치게 작은 그림은 위축되거나 억제적, 우울 등으로 소심함과 관련되어 있다.

④ 필압 : 그림 검사에서 필압은 중요한 요소 중에 하나인데 치매 대상자인 노인의 경우 손에 힘이 없거나, 사용하지 않던 손이거나, 불편하게 된 경우가 있으므로 관찰과 기록을 요한다. 진한 선과 옅은 선으로 구분하며 이것은 일반적으로 에너지 수준과 관계된다. 매우 진한 선은 심한 긴장, 공격성, 자기 주장성 등으로 해석하며, 매우 옅은 선은 우유부단함, 소심함, 에너지 수준이 낮음, 부정적 자긍심, 우울 등으로 해석한다.

⑤ 생략과 왜곡 : 대상자가 갈등하고 있는 부분이며, 생략되거나 왜곡되어 나타난다. 치매 대상자의 경우 인지 기능과 관계될 수 있으므로 질문을 통해 의도된 생략인지, 아니면 인지 기능에 의한

생략인지 확인하도록 한다. 예를 들면 "나무는 어디에 있나요?"라고 질문했을 때 " 나이가 들어 잘라 버려서 없어."라고 대답하면 의도된 생략이라고 보면 된다.

⑥ 스트로크(stroke) : 스트로크는 스케치선처럼 그려지는 형태로 긴 스트로크, 짧은 스트로크, 흔들리고 덧칠 된 선 등으로 나뉘며 이것은 대상자의 안정되지 않음과 관련되어 있다. 긴 스트로크는 자신 통제, 짧은 스트로크는 충동성, 한 줄로 그려진 선은 안정되고 자신 있는 것, 흔들리고 덧칠되는 선은 자신감이 없고 불안정함으로 해석한다. 그러나 치매 대상자의 경우 신체기능이 어려운 경우 스트로크로 그려질 수 있으므로 대상자의 신체 상태를 관찰하고 평소 사용하는 손인지의 여부도 확인해야 한다.

5. KHTP의 주의점 및 적용 방법

1) KHTP의 주의점

① 일반적인 그림 검사는 초기에 실시해서 실시할 프로그램의 방향이나 목적을 정하는데 사용한다. 그런 이유로 초기 면담 시에 주로 실시하게 되는 것이다. 그러나 치매 대상자의 심리적, 정서적, 인지적 접근을 위해서는 부담감이 많거나 혹은 거부할 경우 억지로 실시하기보다는 대상자가 편안해질 때를 관찰하여 검사를 실시하도록 하는 것이 바람직하다.

② 지시문을 못 들었거나 다시 말해주기를 요구하면 처음부터 다시 반복해주면 된다. 내용을 강조하거나 말 톤을 바꾸지 말고 처음과 비슷한 톤으로 말해주면 된다. 예를 들어 대상자가 안 그린 것이나, 못 그렸다고 생각하여 그 부분만을 말해주어서는 안 된다. 치매 대상자와 천천히 눈을 마주하고 반복하여 전체 지시문을 말해주며, 그러다가 대상자가 "그리는 게 뭐 뭐였지?"라고 하거나 " 지금 뭐를 안 그렸지?"라는 질문에도 전체 지시문을 천천히 다시 말해주도록 한다.

③ 검사는 비지시적으로 접근하도록 하며, 어떤 단서를 제공하거나 대신 그려주어서는 안 된다. 이것은 검사이므로 대상자가 부담스러울 수 있음을 충분히 이해해주고 감안하여 격려와 지지를 해

주나 절대로 도와주어서는 안 된다. 치매 대상자가 도와달라고 요구할 경우 부드럽게 거절하고 재촉하지 않고 기다려주도록 한다.

④ 그림을 그릴 때 만화 캐릭터나 막대인물상 그림(예:졸라맨)처럼 그릴 경우 다시 한번 그리도록 전체의 지시문을 다시 반복해서 말해준다. 그러나 치매 대상자가 다시 또 만화 캐릭터나 막대인물상으로 그릴 경우 그대로 그리도록 둔다. 이것은 해석적인 유의미성을 지닌다고 할 수 있는데 그림 검사에 대한 거부감이나 저항의 표시일 수 있다.

⑤ 검사 그림을 그릴 때 모든 질문에 대해서는 "마음대로 하세요"라고 대답한다. 예를 들어 '지우개 사용해도 되나요?', '사람을 한 명만 그려도 되나요?', '나무를 안 그려도 되나요?' 등 모든 질문에 대해 대상자 마음대로 하도록 한다. 이때 부드럽고 온화한 표정과 말투로 대답하여 치매 대상자에게 안정감을 주도록 한다.

⑥ 그림 검사의 재료 중 하나인 연필은 대상자가 노인임을 감안하여 필압이 일반적으로 약하므로 2B 이상의 진한 연필을 사용하도록 한다. 단, 초기와 말기에 실시하게 될 그림 검사이므로, 같은 케어자가 같은 방법과 재료로 실시하여야 한다. 다시 말해 초기와 후기의 그림 검사자는 가능한 동일 인물이어야 하며 방법과 재료도 동일해야 한다는 것이다(실시한 내용에 대한 기록이 필요함).

⑦ 대상자의 그림을 케어자가 판단하지 않도록 해야 하며, 그림을 잘 그리고 못 그리고를 보고자 하는 것이 아님을 말해주어 편안하게 그림을 그릴 수 있도록 돕는다.

⑧ 해석시에는 같은 그림이라 할지라도 발달에 준거해야 함을 잊지 않아야 한다. 예를 들어 아동에게서는 문제가 되지 않는 그림이 성인에게서 나타난다면 문제일 수도 있듯이 대상자의 발달 단계를 고려하여 해석하여야 한다.

⑨ 여기서 우리는 대상자를 진단하기 위함이 아니고 욕구와 상태를 알아보기 위함임을 명심하고 대상자의 내면을 이해하는데 주력해야한다.

* KHTP를 검사로 사용하지 않고 프로그램으로 진행할 경우
  집, 나무, 사람은 우리에게 매우 친숙하므로 프로그램 활동으로 그리도록 하는 것도 좋다.

만약 언어로 된 평가만을 하였거나 목표가 정해진 단체의 경우, 인지 프로그램으로의 활동 등으로 사용할 수 있다.

준비물
8절 도화지(혹은 A4용지), 연필, 지우개, 색연필

① 종이에 집, 나무, 사람을 그리도록 한다. 지시문은 위에 있는 그대로를 말해준다.
② 다 그린 뒤에는 색연필이나 기타 치매 대상자가 원하는 재료로 채색하도록 한다.
③ 채색 후에는 그림을 벽이나 전시 공간에 붙이고 그림에 대해 이야기를 듣도록 한다.
(프로그램으로 실시하는 것이므로 해석이나 분석보다는 그리게 된 이유와 생각나는 이야기를 중심으로 충분히 나눌 수 있도록 한다)

2) KHTP의 적용 방법

(1) 적용을 위한 집나무사람 간단해석

① 적용을 위한 집(H:House)그림 해석
집 그림은 가족과 가정생활, 가족관계에 대한 대상자의 생각을 나타내는 것으로 그것에 대한 의미를 알아보도록 하자.

a. 지붕의 의미 : 사람으로 생각하면, 지붕은 '머리'에 해당되는 부분으로 내적 인지과정, 공상 영역과 관련되어 있다. 매우 큰 지붕은 환상에 과몰입, 외부 세계와 사람과의 접촉으로부터 철수되어 있음을 나타내기도 한다. 음영이 강조된 지붕은 환상을 통제하고 있거나 양심과 죄책감을 나타내기도 하며, 평면적인 지붕은 정서적인 억제와 상상력의 결여를 나타내기도 한다. 처마가 강조된 지붕은 의심이 많은 태도나 과잉 방어를 나타내기도 한다.

b. 벽이 가지는 의미 : 그림에서 벽은 자아 강도와 자기통제와 관계되어 있다. 즉, 튼튼한 벽은 건강한 자아, 얇은 벽은 약한 자아를 나타내며, 벽면이 경사진 것은 자아의 통합성과 안정성이 흔들림을 나타내고, 집 밑면의 강조는 현실의 욕구와 뿌리를 내리고 싶은 욕구를 나타낸다.

c. 창문이 가지는 의미 : 창문은 밖을 살피고 정보를 알 수 있는 것으로 대인관계와 관련되어, 환경과의 상호작용과 접촉 능력에 대한 감정들과 관련되어 있다. 완전히 닫혀있는 커튼은 환경과의 접촉 회피를 나타내며, 과도하게 크거나 많은 수의 창문은 환경과의 상호작용에 대한 지나친 관심을 나타내기도 한다. 반대로 과도하게 작거나 없는 창문은 부정적이며 적대적인 경향, 타인에 대한 관심 부족 등을 나타내기도 한다.

d. 문이 가지는 의미 : 그림에서 문은 밖으로 나가고 들어오는 공간으로 세상과 자신과의 접근 가능성, 환경과의 직접적인 상호작용을 나타낸다. 문이 생략된 것은 자신을 타인에게 개방하는 능력이 많이 부족함을 나타내기도 한다. 또한, 과도한 문은 타인에게 과도하게 의존적임을 나타내며, 열려있는 문은 외부로부터의 따뜻함과 다정함을 요구하는 것을 나타내기도 한다. 옆으로 표현된 문은 외부 세계에 대한 경계와 의심, 회피를 나타내기도 한다.

② 적용을 위한 나무(T:Tree)그림 해석
나무 그림의 나무 종류, 계절, 날씨 등으로 함께 해석하며, 표현되는 분위기와 주제는 개인적인 심리 상태를 나타낸다.

a. 나무의 종류 및 주제 : 무슨 나무인지, 낙엽수인지, 상록수인지, 얼마나 되었는지 등에 대해 치매 대상자에게 질문하여 이야기를 나누도록 한다. 상록수는 자신을 활력이 넘치는 존재로 인식, 낙엽수는 외부의 힘에 의해 움직이고 있음을 나타내며, 밑으로 처지는 버드나무는 폐쇄적, 내향적, 우울을 나타내기도 한다. 죽은 나무는 매우 혼란스러운 심리를, 매우 작은 나무는 열등감, 내향적, 낮은 에너지 수준, 약한 자아의 상태를 나타내기도 한다. 홀로 서 있는 언덕 위의 나무는 우월감, 고립감, 자율성 등을 나타내기도 한다.

b. 나무기둥(줄기)이 가지는 의미 : 나무의 기둥, 즉 줄기는 대상자의 성격구조가 얼마나 견고한지 내면화된 힘을 나타낸다. 즉, 나무의 기둥은 성장과 발달에 있어 창조력과 생명력, 에너지, 생활에 대해 느끼는 감정을 반영한다.

c. 나뭇가지의 의미 : 나뭇가지는 사람 그림에서 팔과 유사한 역할을 한다. 즉, 주변환경과 접촉하는 것을 의미하며, 대인관계에 대한 대상자의 표현인 것이다. 갈라지지 않은 가지 그림은 경직된 성격을 나타내며, 위로만 향한 가지는 성취에 대한 긴장감을 나타내기도 한다. 위가 잘리거나 부러진 가지는 성공에 대한 희망이 없음을 나타내며, 끝이 날카로운 창 같은 모양의 가지는 강한 공격성과 적개심을 나타낸다. 또한 가지가 없는 나무는 타인과의 관계에서 어려움을 느끼고 있음을 나타내기도 한다.

d. 수관이 가지는 의미 : 수관은 잎들이 모여 큰 형태를 이룬 것으로 집의 지붕과도 같으며, 사람의 머리에 해당한다고 할 수 있다. 기둥이 짧고 수관이 큰 나무는 야망과 자신감, 기둥이 아주 가늘고 수관이 지나치게 큰 경우는 마음 안정의 상실을 나타내기도 한다. 뒤범벅되고 아무렇게나 그린 선의 수관은 정서적 불안정과 충동적, 혼란, 흥분을 나타내기도 한다. 모양이 소용돌이치는 수관은 수다스럽고 적극적인 사회활동을 나타내며, 참을성이 부족함을 나타내기도 한다.

* 기타 표현되는 양식

a. 뿌리

나무의 뿌리는 대상자의 안전에 대한 욕구, 성격적 안정성, 현실을 지배하는 자신의 능력을 어떻게 인지하고 있는가를 나타낸다. 뿌리의 강조는 미성숙이나 정착되지 않은 일과 관련된 과거에 대한 관심을 나타내기도 한다. 또한, 생략된 뿌리는 부적절감과 불안정감을 나타내기도 한다. 과도하게 강조한 뿌리는 과도하게 현실접촉을 강조하거나 염려하는 상태를 나타내기도 한다. 뿌리의 음영은 불안정감과 불안을 나타내기도 한다.

b. 잎

나무의 잎은 활력과 관계되는데, 생략된 잎은 자아통합의 어려움 (계절을 감안하여 해석함 - 겨울에는 잎이 없는 그림 많음), 많은 잎은 효과적이고 생산적으로 보이고 싶은 욕구와 강박 성향을 나타내기도 한다. 끝이 뾰족한 잎은 행동화 경향과 공격성을 나타내며, 가지에 비해서 과도하게 큰 잎은 적절하게 적응하는 것처럼 보이지만 이면에는 부적절감을 느끼고 있음을 나타내기도 한다.

③ 적용을 위한 사람(P:Person) 그림 해석

사람 그림은 '자기개념', '자기상'을 나타낸다. '사람' 그림은 의식적이고 또는 무의식적인 자신의 상태를 표현하기도 한다. 사람 그림은 자화상이 될 수도 있으며 이상적인 자아, 중요한 타인 또는 일반적으로 인간을 어떻게 인지하고 있는지를 나타낸다.

 a. 머리가 가지는 의미 : 사람 그림에서 머리는 사람의 인지적 능력을 보여준다. 큰 머리는 정신적인 것에 집중하고 지적인 것에 열망하며, 지능을 과대평가하는 것을 나타내며, 작은 머리는 지적 능력의 부족과 열등감, 무력감, 강박증적인 경향을 나타내기도 한다. 가장 늦게 그린 머리는 대인관계에서의 갈등을 나타내기도 한다.

 b. 얼굴이 가지는 의미 : 얼굴은 세상과 직면하는 통로로 개인적인 만족감이나 불만족감을 전달하고 외부의 현실 세계와 어떻게 접촉하는가의 상징을 나타낸다고 볼 수 있다. 눈, 코, 입의 생략은 대인관계에서 어려움이 있고, 이 문제를 피하려 함을 나타내고, 피상적이고 회피적인 대인관계를 나타낸다. 희미하고 흐릿한 얼굴은 수줍음과 약한 자아 강도, 소심함, 위축 경향성을 나타내며, 지나치게 강조하여 그린 얼굴과 덧칠한 것은 공격성이나 지배적인 행동 등을 나타낸 것으로 볼 수 있다.

 c. 눈이 가지는 의미 : 눈은 '세상을 향한 창문'이라고 표현되며, 집 그림의 창문과 같이 타인과 어떻게 관계 맺는지에 대한 정보를 제공한다. 눈동자 없는 원 모양의 그림은 자기에 몰입, 환경에 관심 없음, 미성숙, 퇴행을 나타내며, 큰 눈은 불안, 외향성, 사회적 의견에 과민함을 나타낸다. 반대로 작은 눈이나 감겨진 눈은 주변 환경에 대한 무관심과 자아 몰입, 내향성 등을 나타내기도 한다. 눈의 생략은 부적응 상태를 나타내기도 한다.

 d. 코가 가지는 의미 : 코는 후각이라는 통로를 통해 외부 세계의 정보를 받아들이는 역할을 한다. 코의 강조는 성적 어려움, 성적 미숙, 부적절감을 나타내며, 코의 생략은 성에 대한 갈등, 우울, 수줍음, 동성애 경향을 나타내기도 한다. 또한 강조된 콧구멍은 공격적인 성향을 나타내기도 한다.

 e. 입이 가지는 의미 : 입은 말을 하는 기관으로 교류와 욕구 충족 등과 관련되어 있다. 입의 강조는 퇴행, 구강 공격 충동으로 인한 불안, 천박한 언어사용과 관련됨을 나타내기도 한다. 치아의 강조는 공격적, 유아적 경향, 가학적 경향성을 나타내기도 한다. 한 선으로 표시된 입의 경우는 긴장을 나타내며, 두툼하고 벌려진 입은 의존적 성향을 나타내기도 한다. 입이 진한 선으로 그려진 것은 강한 공격 충동성을 나타내기도 한다.

f. 몸통이 가지는 의미 : 사람 그림에서 몸통은 자신의 신체상과 관련된다. 작은 몸통은 신체적 에너지의 결핍과 열등감을 나타내기도 한다. 과도하게 큰 몸통은 충동과 욕구의 불만족을 나타내며, 둥그스름한 몸통은 공격이 약하고 미 발달적, 여성적 경향과 관련된다. 각이 진 몸통은 공격적이고 자기주장적, 남성적 경향과 관련되며, 몸통이 없는 인물화는 자신의 신체상을 상실함을 의미하고, 신체에 음영이 있는 몸통은 신체적 충동성의 거부를 나타내기도 한다.

g. 팔과 손이 가지는 의미 : 팔은 주변 환경에 접촉하고 조작, 통제하는데 사용한다. 짧은 팔은 접촉의 제한성과 수동 의존성, 무기력을 나타내며, 팔이 신체에 붙어 있는 그림은 수동적, 의존적, 억압, 긴장 등을 나타내기도 한다. 팔이 몸에서 뻗어 있는 것은 밖으로 향한 공격성을 나타내며, 도움이나 애정을 필요로 하는 환경이나 대인 접촉에의 욕구를 나타내며, 팔의 생략은 우울, 정신 분열을 나타내기도 한다. 또한, 뒷짐지고 있는 팔은 화나 분노를 참고 있거나 인간관계에 있어서 반감을 가지고 있는 것을 나타내기도 한다.

h. 다리와 발이 가지는 의미 : 다리와 발은 몸을 유지하고 균형을 이루며, 이동성과 관련이 깊다. 긴 다리는 자율성에 대한 강한 욕구를 나타내며, 반대로 짧은 다리는 의존 욕구를 나타낸다. 딱 벌리고 있는 다리는 안정성의 강조를 나타내며, 용지 하단에 다리가 잘려서 그려진 것은 자율성의 부족을 나타내기도 한다. 매우 큰 발은 안정감을 과도하게 추구하는 것을 나타내고, 매우 작은 발은 의존성과 위축됨, 불안정감을 나타내기도 한다. 또한, 생략된 발은 자율성의 부족과 무기력감을 나타내기도 한다.

3) KHTP 적용 방법

앞에서도 언급했듯이 우리는 동적집나무사람 그림검사를 진단이 아닌 서비스 목표 설정을 위한 기초자료 마련임을 강조했었다. 위에서 학습한 방법을 통해서 대상자에게 필요한 검사가 되길 바란다.

① 그림검사는 주관적인 검사의 하나임을 인지하고 객관적인 시각을 갖도록 하며, 대상자 서비스를 위한 목표 설정에 적용하도록 한다. 또한 과도한 분석이나 해석보다는 대상자로부터 받아야

할 정보에 집중하도록 해야 한다.

② 대상자가 그림검사를 거부, 방어할 경우 무리하지 말고 대상자를 살펴 관찰한 후 다시 시도하는 것이 바람직하다. 치매 대상자는 감정에 따라 좌우되는 경향이 있다. 그래서 낯선 것에 대한 거부가 있을 수 있으므로 분위기를 안정적으로 해주고 그 가운데 그리도록 해야 한다.

③ 시설의 경우, 대상자가 타인의 작업을 보고 그리더라도 그대로 수용해주어야 한다. 그것은 타인의 그림이 대상자에게 확대 및 축소를 거쳐 재수정되어 그려지므로 크게 문제 되지 않는다. 다시 말해 타인의 그림을 보고 그린다 하더라도 치매 대상자에 의해 부분과 전체, 생략과 강조 등 다시 그려지게 되므로 크게 문제가 되지 않는다는 뜻이다. 그러므로 대상자가 편히 그릴 수 있도록 그냥 두면 된다.

④ 대상자에게 충분한 시간을 주도록 하며(신체적으로 어려운 경우를 제외하고는 시간을 확인한다), 재촉하지 않도록 한다. 대상자에게 그림 검사가 주는 긴장을 느끼지 않도록 편히 해 주도록 한다. 예를 들어 케어자가 많이 돌아다닌다든지, 말을 많이 시켜 치매 대상자의 집중을 방해해서는 안 된다.

⑤ 그림검사와 함께 대상자에게 필요하다고 생각되는 척도를 이용해서 검사 후 프로그램 목표를 설정하는데 동시에 이용할 것을 권장한다. 척도에 관한 것은 치매예술케어척도편을 참고하거나 일반적인 척도를 사용해도 무방하다. 그러나 척도의 신뢰도와 타당도가 높은 것을 사용하기를 권한다.

마지막으로, 위의 방법과 분석, 해석에 대한 내용은 발달단계의 노인, 치매 대상자에게 해당 됨을 잊지 않기를 끝으로 당부한다.

〈참고문헌〉

김동연, 공마리아, 최외선(2006). HTP와 KHTP 심리진단법. 대구:동아문화사

김병철, 김성삼, 최영주(2016). 그림과 심리진단. 서울:양서원.

이근매(2008). 미술치료이론과 실제. 서울:양서원.

임진화 외(2020). 치매예술케어I. 서울:한국요양보호협회, 한국기술교육대학교

임진화 외(2018). 치매예술케어I. 서울:한국요양보호협회, 한국기술교육대학교

정여주(2010). 노인미술치료. 서울:학지사.

최윤정(2010). 심리검사의 이해. 서울:시그마 프레스

http://biog.daum.net/daollove 2006/4652

10장

치매예술케어 척도

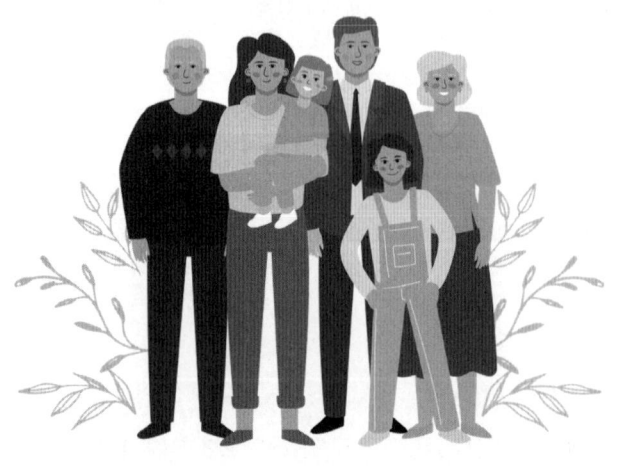

> \- 들어가며 -

우리는 어떤 상태에 관한 기준점이 있으면 목표나 방향 설정이 기준점이 없을 때보다 더 쉽게 접근할 수 있음을 알고 있다. 이것은 그 기준점으로부터 필요한 것들과 목표로 하는 것에 대해 계획이 쉽다는 뜻이기도 하다. 어떤 목표를 향해, 언제, 왜, 어느 정도의 기간에 대한 구체적 계획을 세울 것인지에 관하여 많은 도움이 될 것이다. 이와 같은 맥락에서 대상자의 현재 상태와 필요한 정보들을 알아보는 것이 곧 '평가척도'라고 할 수 있겠다. 그러면 치매 인지 활동을 위한 목표와 방향 설정은 무엇을 기준으로 어떻게 하여야 할 것인가? 우리는 간혹 고민 없이 필요하다고 하니까, 좋다고 하니까 어떤 구체적 방법이나 개인의 욕구를 고려하지 않고 진행하고 있지는 않은지에 대해 함께 고민해보고자 한다. 따라서 척도에 관한 전반적인 안내와 활용 방법 및 주의점에 대하여 알아보고자 한다.

1. 의미와 필요성

1) 평가척도란?

평가척도(Rating Scales) 혹은 척도란 일정한 규칙에 따라 정해진, 혹은 관찰된 현상에 관하여 수치나 기호로 부여하여 주어진 기준에 의해 쉽게 평가하도록 만들어 사용하는 도구를 말한다. 다시 말해 수치로 환산하기 어려운 것들을 수치화시키기 위한 도구를 의미하는 것이며, 가치나 수준을 규칙에 따라 기호 혹은 숫자를 부여하는 것을 '측정'이라고 하며, 이렇게 측정하기 위한 어떤 가치를 제공하는 도구를 '척도'라고 한다.

예를 들어 '당신은 오늘 행복합니까?'라는 질문에 ① '행복하다'(1점) ② '행복하지 않다'(0점)라고 물었을 때, 대상자가 ①번으로 답할 경우 1점으로 수치화하는 것을 말하는 것이며 이렇게 목적을 가지고 묻는 것을 '척도'라고 할 수 있다.

2) 필요성

① 프로그램의 목표와 방향 설정에 도움이 된다.
② 프로그램이 대상자에게 얼마나 도움이 되었는지에 대한 객관적 자료가 된다.
③ 대상자를 위한 새로운 프로그램 계획의 기초자료가 된다.
④ 객관적 자료로 보호자의 상담과 이해를 돕는데 도움이 된다.
⑤ 담당자가 바뀌는 경우 프로그램과 대상자를 인수인계할 경우 객관적 자료로 쓰여 쉽게 접근할 수 있는 토대가 된다.

3) 주의점

척도를 측정할 때 몇 가지 주의점이 있는데 그것은 아래와 같다.

① 대상자가 마음 편안하게 측정에 임할 수 있도록 도와야 한다. 상태가 좋지 않거나 큰 변화(사별, 사고, 통증 등의 사건이나 사고)가 있는 경우에는 되도록 측정을 미루거나 자제하는 것이 좋다.

② 각 척도는 역계산 부분이 있으므로 주의한다. 예를 들어 그렇다(2점), 보통이다(1점), 그렇지 않다(0점)라고 한다면, 역채점의 경우 그렇다(0점), 보통이다(1점), 그렇지않다(2점)로 거꾸로 점수를 부여하여 계산하도록 한다. 각 척도를 보면 역계산 문항 번호가 있으므로 참고한다.

③ 척도는 프로그램 전과 후에 실시해 비교해보도록 하는 것이 좋다.
얼마나 어떻게 나아졌는지, 그렇지 않은지를 비교해볼 수 있도록 하며 이후 지원 활동이나 프로그램 계획 시 참고 자료가 되도록 한다.

④ 프로그램 전과 후에 실시되는 척도 측정은 동일 인물이 실시하는 것을 원칙으로 한다. 그렇

지 않은 경우 일관성에서 벗어날 수 있음에 주의한다.

⑤ 많은 척도를 하는 것이 중요한 것이 아니라 목표에 부합하는 척도를 찾아 실시하는 것이 바람직하다.

⑥ 치매 대상자의 객관적 검사의 경우 대상자가 이해하기 어려워하거나 예, 아니오를 적절하게 답하지 못하는 때도 있다. 이럴 때는 문항을 이해하기 쉽게 풀어서 설명하는 것도 하나의 방법일 수 있고 답변을 카드로 변형하여 재미있고 이해하기 쉽도록 지혜를 발휘하는 것도 필요하다. 따라서 문항 수가 길거나 답변의 종류가 많아지는 것은 바람직하지 않다. 따라서 2점 척도나 3점 척도 사용을 추천한다.

2. 종류와 사용 방법

좀 더 과학적이고 체계적인 방법으로 대상자 개개인의 개인차를 포함하여 측정하는 것은 무엇보다 중요하고 필요한 영역이다. 대상자의 특성과 문제에 대한 정확한 기술과 설명을 통하여 발생할 수 있는 문제들을 예측해보고, 이미 진행되고 있는 문제들을 중재하기 위해 자료수집이 중요하다. 따라서 노인복지 현장에서 주로 사용되는 방법들을 다음과 같이 소개하고자 한다.

1) 대상자 관련 자료수집 방법

(1) 관찰법

케어자가 대상자의 행동을 직접 관찰하여 객관적으로 기록하는 방법이다. 대상자의 행동과 환경 등의 상황들도 기술하면 대상자의 현재 수준과 특성을 이해하는 데 도움이 된다. 관찰법과 관련하여 다음 기회에 제공하고자 한다.

(2) 질문지법

질문지에 적힌 질문을 대상자가 읽고 답하는 방식으로 대상자의 특성, 성격, 사고, 가치, 신념, 느낌, 태도, 행동 등에 관한 자료를 수집할 수 있다. 질문지법은 동시에 많은 자료를 얻을 수 있고, 케어자의 태도나 분위기에 따라 달라지는 변수를 줄일 수 있으며 개인적인 내용이나 대답을 꺼리는 질문에도 솔직한 대답을 얻을 수 있는 장점이 있다.

반면에, 단점은 대부분 언어로 구성되어 있어 대상자가 질문지의 질문을 이해하기 어려운 수준이거나 인지적 어려움의 정도에 따라 제약을 받게 된다. 또한 대상자가 자신의 생각이나 느낌을 정확히 알고 있어도 솔직하게 답하지 않을 수 있어 사회적으로 바람직하다고 생각되는 칸에 체크하는 경향이 있다.

(3) 검사법

측정 방법에 따라 객관적 검사와 투사적 검사가 있다. 객관적 검사는 정답이 있거나 반응이 제한적인 검사로 평가하고자 하는 내용이 일정하게 제시되어 대상자가 그 형식에 따라서 반응하도록 구조화되어 있다. 객관적 검사는 개인의 독특성보다는 상대적으로 비교하려는 목적을 지니고 있어 규준에 기초한 검사라고 할 수 있다.

투사검사는 애매한 자극을 주고 이에 따른 반응을 분석하여 개인의 내면 상태나 성격상의 특성 및 심리적 부적응 등을 측정하는 방법으로 정답이 없는 것이 특징이다. 주로 그림검사가 이에 속한다.

치매 대상자에 대한 그림검사가 가지는 의미를 살펴보면, 치매 대상자의 현재 수준을 검사한다는 것은 생각보다 훨씬 어려운 일일 수 있다. 객관적 질문지를 사용하여 검사하는 것도 좋을 수 있으나 치매라는 한정적인 요인으로 인해 치매 대상자가 답한 질문지의 답을 있는 그대로 신뢰하는 것은 대상자를 정확히 이해하는 것에 걸림돌이 될 수 있다. 따라서 대상자의 최소한 방어와 무의식적 표현을 그림검사를 통하여 알아보고자 한다.

이는 대상자의 현재 수준을 알아보고 그것을 기준으로 프로그램 개입 이후의 과정과 변화를 살펴 대상자와 대상자의 가족 및 케어자에게 대상자의 케어 방향에 도움을 주고자 함이다. 여기에서는 치매 대상자에게 가장 많이 사용되고 있는 검사를 소개하고자 한다.

2) 종류와 사용 방법

치매 대상자를 위해 좀 더 정확한 검사를 위해서는 객관적 검사와 주관적 검사를 함께 실시하기를 권하며, 현장에서 활용 가능한 간단한 척도들을 소개하고자 한다. 해당 척도 아래에 있는 주관적 검사는 위의 객관적 검사와 함께 사용하면 더 효과적일 수 있다.

(1) 대상자의 우울 수준

대상자의 우울 수준을 보기 위해 설문지 형태의 객관적 검사로 한국형 노인 우울척도와 단축형 노인우울척도를 소개한다. 이와 함께 활용할 수 있는 무의식에 근접한 투사검사로 얼굴자극그림검사와 나무그림검사를 소개한다.

① 한국형 노인 우울 척도(K-GDS : Korean from Geriatric Depression)
1980년대 초반에 Brink(1984)와 Yesavage(1983) 등이 개발한 노인 우울 검사(Geriatric Depression Scale:GDS)를 정인(1997) 등이 표준화한 한국형 노인 우울 검사이다. 우울 검사는 중심적 우울 증상(5문항), 흥미 상실(5문항), 불행감(5문항), 초조감(5문항), 인지적 비효율적(5문항), 사회적 철수경향(2문항), 의욕 부진(3문항) 등 모두 7개 하위요인으로 구성된 30문항이다. 각 문항은 '예'는 0점, '아니오'는 1점으로 되어있어 총점 0점에서 30점까지 얻을 수 있으며, 점수가 높을수록 우울이 증가함을 의미한다. 우울 점수가 1~10점 정상, 11~17점 우울 증상, 18점 우울증으로 구분하였다.

<표10-1> 한국형 노인 우울 척도
(KGDS : Korean from Geriatric Depression)

지난 1주일 동안의 느낌을 생각하시면서 대답해주시기 바랍니다.

이름: 성별: 생년월일: 실시일 : 20 . . . ( )요일

*1,5,7,9,15,19,21,27,29,30은 역채점
(*표는 역채점 항목으로 '예'를 1점, '아니오'를 0점으로 계산)

번호	문항	예	아니오
1*	현재의 생활에 대체적으로 만족하십니까?	예	아니오
2	요즈음 들어 활동량이나 의욕이 많이 떨어지셨습니까?	예	아니오
3	자신이 헛되이 살고 있다고 느끼십니까?	예	아니오
4	생활이 지루하게 느껴질 때가 많습니까?	예	아니오
5*	장래에 대해 희망적이십니까?	예	아니오
6	지워지지 않는 생각들 때문에 괴롭습니까?	예	아니오
7*	평소에 기분은 상쾌한 편이십니까?	예	아니오
8	자신에게 불길한 일이 닥칠 것 같아 불안하십니까?	예	아니오
9*	대체로 마음이 즐거운 편이십니까?	예	아니오
10	절망적이라는 느낌이 자주 드십니까?	예	아니오
11	불안하여 안절부절할 때가 있습니까?	예	아니오
12	바깥에 나가기가 싫고 집에만 있고 싶습니까?	예	아니오
13	앞날에 대해 걱정이 많습니까?	예	아니오
14	비슷한 나이의 다른 노인들보다 기억력이 더 나쁘다고 느끼십니까?	예	아니오
15*	현재 살아 있다는 것이 즐겁게 생각되십니까?	예	아니오
16	우울해지고 기가 죽는 일이 많습니까?	예	아니오
17	지금의 내 자신이 아무 쓸모 없는 사람이라고 느끼십니까?	예	아니오
18	지나간 일에 대해 걱정을 많이 하십니까?	예	아니오
19*	지내시는 생활이 재미있습니까?	예	아니오
20	새로운 일을 시작하는 것이 어렵습니까?	예	아니오
21*	기력이 좋은 편이십니까?	예	아니오
22	지금 자신의 처지가 아무런 희망도 없다고 느끼십니까?	예	아니오
23	자신이 다른 사람들의 처지보다 더 못하다고 느끼십니까?	예	아니오
24	사소한 일에도 당황하시는 일이 많습니까?	예	아니오
25	울고 싶은 적이 자주 있습니까?	예	아니오
26	정신을 집중하기가 어렵습니까?	예	아니오
27*	아침에 일어날 때 기분이 개운하십니까?	예	아니오
28	사람들과 어울리기가 싫습니까?	예	아니오
29*	요즈음 들어 어떤 결정을 내리기가 쉽습니까?	예	아니오
30*	예전처럼 정신이 맑습니까?	예	아니오

<표10-2> 단축형 노인 우울 척도 (SGDS-K)

지난 1주일 동안의 느낌을 생각하시면서 대답해주시기 바랍니다.

이름: 성별: 생년월일: 실시일: 20 . . .( )요일

번호	문항		
1	현재의 생활에 대체적으로 만족하십니까?	예	아니오
2	요즈음 들어 활동량이나 의욕이 많이 떨어지셨습니까?	예	아니오
3	자신이 헛되이 살고 있다고 느끼십니까?	예	아니오
4	생활이 지루하게 느껴질 때가 많습니까?	예	아니오
5	평소에 기분은 상쾌한 편이십니까?	예	아니오
6	자신에게 불길한 일이 닥칠 것 같아 불안하십니까?	예	아니오
7	대체로 마음이 즐거운 편이십니까?	예	아니오
8	절망적이라는 느낌이 자주 드십니까?	예	아니오
9	바깥에 나가기가 싫고 집에만 있고 싶습니까?	예	아니오
10	비슷한 나이의 다른 노인들보다 기억력이 더 나쁘다고 느끼십니까?	예	아니오
11	현재 살아 있다는 것이 즐겁게 생각되십니까?	예	아니오
12	지금의 내 자신이 아무 쓸모 없는 사람이라고 느끼십니까?	예	아니오
13	기력이 좋은 편이십니까?	예	아니오
14	지금 자신의 처지가 아무런 희망도 없다고 느끼십니까?	예	아니오
15	자신이 다른 사람들의 처지보다 더 못하다고 느끼십니까?	예	아니오

출처: 보건복지부 치매 전문교육교재(2019)

* 단축형 노인 우울 척도 채점 *

가. *표 항목을 1점, 나머지는 0점으로 계산하여 채점한다.

나. 5점 이하는 정상, 6~9점은 중등도의 우울증상, 10점 이상은 우울증으로 위와 동일하게 본다.

② 얼굴자극그림검사 (Face Stimulus Assessment: FSA)

설문형 검사는 신뢰도가 높은 측면이 있지만 어느 정도 지적 능력을 요구하는 질문 문항이 있을 수 있는데 우울이나 치매 등으로 인하여 인지능력이 저하된 상태에서는 대상자의 우울을 정확하게 측정하는 것에 어려움이 있을 수 있다. 우울을 선별하기 위한 투사검사에는 여러 가지가 있는데 이 중 무학 노인에게도 적용 가능한 얼굴자극그림검사를 소개한다.

가. 치매예술케어에서의 얼굴자극그림검사(FSA)

치매의 조기 발견을 위해서는 가능한 대상자가 주변 환경(장소, 검사자 등)에 영향을 최대한 적게 받고, 간편히 실시할 수 있는 치매 진단 도구가 필요하다. FSA는 원래 장애아동의 지적 능력을 평가하기 위해 개발된 투사그림검사이다. 그러나 대상연구를 거듭하여(김갑숙, 지혜정, 2017; 박금순, 2017; 이지우, 김갑숙, 2020) FSA는 교육 수준에 영향을 받지 않는 치매대상자의 비언어적 선별 도구로 활용할 수 있는 유용한 도구로 입증되었다. FSA가 우울을 평가할 수 있는 것은 우울이 심리적, 정서적, 행동적 문제뿐만 아니라 인지능력의 저하를 동반하며, 인지능력 결함의 정도는 우울 수준에 따라 차이가 나타나기 때문이다.

나. 치매예술케어에서의 얼굴자극그림검사(FSA) 내용

치매노인은 일반노인보다 얼굴 형태를 인지하는데 어려움을 보이고, 사용한 색의 수가 일반노인보다 적고 내용과 관련 없는 색상을 의미 없이 사용하는 경향이 있으며, 눈, 코, 입의 배치가 조화롭지 못하고 왜곡된 표현들이 나타난다. 얼굴자극을 제시하여 그림검사를 진행한 결과 치매 노인과 정상 노인 간에 '머리 형태', '머리 색상', '얼굴 색상', '성 표현', '옷 형태'에서 차이를 보였다. 이 중 우울을 중심으로 살피기 위해 다음과 같은 방법으로 실시한다.

다. 치매예술케어에서의 얼굴자극그림검사(FSA) 실시방법

준비물	- A4 용지에 눈, 코, 입, 귀가 그려진 얼굴도안(그림 1)과 이목구비가 없는 얼굴도안(그림 2). - 18색 크레파스/ 혹은 색연필

실시 방법	- 검사가 시행될 테이블 위에 크레파스를 올려둔다 - 그림 1(얼굴 형태와 이목구비가 그려진)을 제시하고, "크레파스와 종이를 사용하세요."라고 안내한다. - 대상자가 시행 방법에 대해 다시 물어오면 "크레파스와 종이를 이용해서 그리거나 색칠하세요."라고 안내한다. - 그림 1을 완성한 후에는 그림 1을 눈에 보이지 않는 곳에 치우고, 그림 2(전체 얼굴 형태만 그려지고 이목구비는 생략된)를 제시하면서 "크레파스와 종이를 이용해서 그리거나 색칠하세요."라고 안내한다.

※ 치매예술케어에서의 얼굴자극그림검사(FSA) 예시

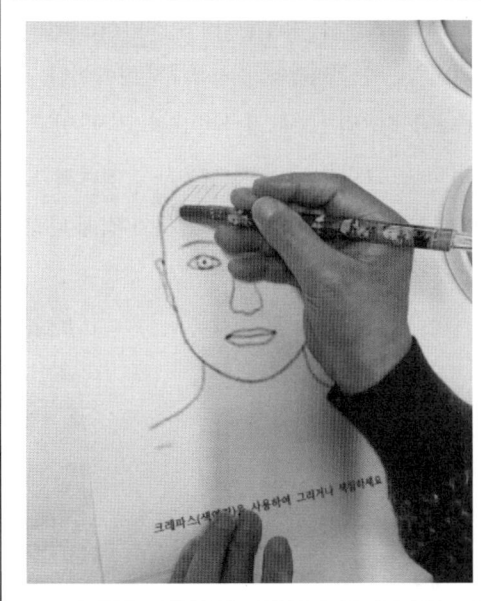

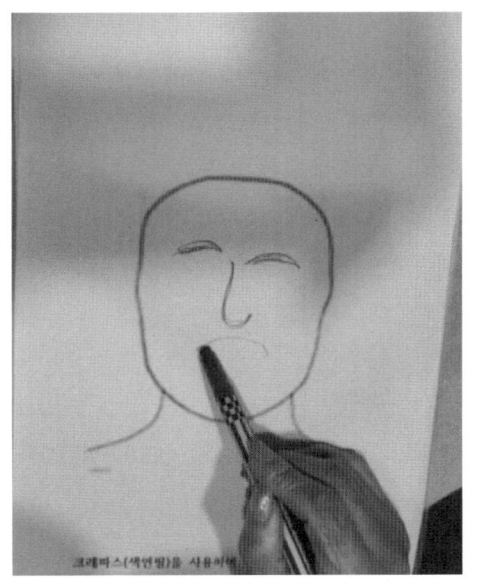

FSA <그림 1>
얼굴의 이목구비를 포함한 얼굴도안 제시 후 그림

FSA <그림 2>
얼굴의 이목구비를 제외한 얼굴도안 제시 후 그림

⇨ 얼굴자극도는 개발자의 저작권 문제로 수록할 수 없어 치매노인 대상자 그림 예시로 대체함.

라. 치매예술케어에서의 얼굴자극그림검사(FSA) 주의점

치매예술케어에서는 치매노인을 대상으로 하는 검사이기 때문에 대상자가 수행에 대한 동기가 부족하고 체력과 집중력에 무리가 있다고 판단하여 A4 종이의 FSA <그림 1>과, FSA <그림 2> 두 장만 사용한다.

대상자에게 FSA를 실시할 때 제시어 이외의 지시는 하지 않는다. 다만 무학의 경우 그림을 그

리고 글씨 쓰고 하는 것이 어색할 경우 다른 프로그램(난화, 따라그리기 등)으로 친밀감을 형성한 후 2회기나 3회기 정도에 실시하는 것을 추천한다. 또한 <그림 1>을 마치고 대상자가 볼 수 없는 곳에 <그림 1>을 바로 치우고, <그림 2>를 제시하는 것이 중요하다. 간혹 대상자가 <그림 2>의 텅 빈 얼굴이 불안하여 보여달라고 한다거나 그리기를 거부하는 경우도 있으니 이를 감안하여 <그림 2>를 잘 실행할 수 있도록 안내하여야 할 것이다.

마. 치매예술케어에서의 얼굴자극그림검사(FSA) 해석

Gantt와 Tabone(1998)은 FSA를 평가하기 위해 'FEATS(Formal Elements Art Therapy Scale) 변형척도'를 개발하였고, 이를 성인여성 우울성향 선별 연구(고은정, 2020)에서 수정한 9가지 평가지표를 치매예술케어에 적용하고자 한다. 평가는 '색칠 정도', '색의 적절성', '내적 에너지', '논리성', '사실성', '대상과 환경의 세부묘사', '선의 질', '보속성(의미없는 반복)' '색의 수'의 9가지 항목이다.

이를 정리하면, 우울 성향이 높은 대상자의 FSA 자극 <그림 1>과 자극 <그림 2>의 얼굴 형태에 색을 더 적게 칠하고, 얼굴에 부적합한 색을 사용하며, 그림을 그릴 때 사용하는 에너지가 적다. 또한 비논리적인 요소가 있거나, 비교적 단순한 형태의 그림을 그리며 세부 묘사가 적게 나타나고, 색의 수도 적게 표현된다. 43점이 최대 점수이며, 점수가 낮을수록 우울 경향이 높음을 의미한다.

<표 3> 얼굴자극그림검사(FSA) 평가표

평가 영역	내용
색칠 정도	0 종이에 아무것도 칠하지 않아서 채점할 수 없음. 1 색은 그림을 그리는 데에만 사용되고, 아무것도 색칠하지 않음. 2 색은 단 하나의 구성요소나 자극 양식에만 사용됨. 3 두 개 이상의 구성 요소나 자극 양식이 색으로 표현됨. 4 색은 구성 요소나 자극 양식을 채우는 데 사용됨. 5 색상이 모든 가능한 공간에 칠해짐.

색의 적절성	0 개별 항목을 식별할 수 없기에 채점할 수 없음. 1 전체적인 그림이 얼굴에 부적합한 색(파란색, 녹색, 보라색)으로만. 2 전체 그림은 한 두 색상으로 그려지지만 얼굴에 적합한 색이 사용됨. 3 적합하지 않은 색상과 적절한 색상이 혼합되어 사용됨. 4 거의 모든 색이 적절하게 사용됨(적절하지 않은 색 1가지 포함됨). 5 모든 색상은 그림의 특정 얼굴 특징 및 대상에 적절함.
내적 에너지	0 아무것도 그리지 않아 채점할 수 없음. 1 과제를 수행하는데 필요한 최소한의 에너지만 사용됨. 2 비교적 적은 에너지가 사용됨. 3 보통 수준의 에너지가 사용됨. 4 상당한 수준의 에너지가 사용됨. 5 과도한 수준의 에너지가 사용됨.
논리성	0 무엇을 그렸는지 알 수 없어 채점할 수 없음. 1 그림이 전혀 논리적이지 않음. 2 비논리적인 부분이 3가지 있음. 3 비논리적인 부분이 2가지 있음. 4 비논리적인 부분이 1가지 있음. 5 그림에 기괴하거나 비논리적인 부분이 없음.
사실성	0 무엇을 그렸는지 알 수 없어 채점할 수 없음. 1 얼굴을 암시하는 수준으로 표현됨. 2 구성요소가 무엇인지 인식가능하지만 단순하게 표현(예:삼각형의 코) 3 구성요소가 다소 복잡하게 표현됨(예: 눈의 동공, 속눈썹 등). 4 구성요소가 현실적으로 표현됨(예: 콧구멍있는 코, 음영있는 눈꺼풀). 5 매우 사실적으로 표현됨.(광대뼈 음영, 코 강조, 머리카락질감 등).
대상과 환경의 세부 묘사	0 무엇을 그렸는지 알 수 없어 채점할 수 없음. 1 얼굴 특징과 같은 세부사항만 그려짐(예: 원이나 점으로 표현된 눈). 2 얼굴 특징 이외에 추가적인 항목이 1가지 있음. 3 얼굴 특징 이외에 추가적인 항목이 2가지 있음. 4 얼굴 특징 이외에 추가적인 항목이 3가지 있음. 5 얼굴 특징, 세부사항, 악세사리, 복장, 배경과 같은 풍부한 세부묘사

선의 질	0 무엇을 그렸는지 알 수 없어 채점할 수 없음. 1 끊어지고, 짧은 선이 통제 없이 표현됨(떨리는 손으로 그린). 2 약간 흔들린 선으로 그려짐. 3 흔들리는 선, 연속되고 안정된 선이 통제되어 표현됨. 4 통제된 선만으로 표현됨. 5 흐르는, 유동적인 선만으로 표현됨.
보속성	0 무엇을 그렸는지 알 수 없어 채점할 수 없음. 1 반복적인 선이 상당히 많음(종이가 뚫릴정도로) 2 상당한 수준의 보속성이 나타남. 3 보속성이 나타나는 영역이 하나뿐임. 4 약간의 보속성이 나타남. 5 반복적인 선이 전혀 나타나지 않음.
색의 수	0 아무것도 그리지 않아 채점할 수 없음. 1 3개 이하의 색이 사용됨. 2 4-7개의 색이 사용됨. 3 8개 이상의 색이 사용됨.

출처: 고은정, 이근매(2022)

③ 나무그림검사(Tree Drawing Test : TDT)

나무그림검사는 아주 오래된 그림검사 중 하나로 노인 대상자에게 부담스럽지 않고 우울뿐만 아니라 인지 수준 등 많은 정보를 얻을 수 있으며 자기상을 보이는 과정에서 우울과 불안 등의 수준을 측정할 수 있다.

나무 크기는 보통 균형감을 나타낸다. 치매 노인은 일반노인보다 지나치게 작게 그리는 경향이 많다. 지나치게 작은 나무는 자신이 환경에 대한 부적응과 작은 존재라는 느낌, 우울증적 경향성, 소심하고 수줍으며 불안정감, 낮은 자아 강도로서 매우 약한 자아 구조를 나타낸다.

위치 수직에서 치매 노인은 일반 노인보다 아래에 그리는 경향을 보인다. 나무를 화지의 아래에 그리는 경우 의존성과 불안감, 새로운 경험에 대한 회피 등을 나타낸다고 한다.

위치 수평에서 치매 노인은 일반 노인보다 왼쪽에 그리는 경향을 보인다. 나무를 화지의 왼쪽에 그리는 경우 타인으로부터 회피하거나 내향성을 나타내며 억제, 조심성, 거부, 자아에 몰입하는 경향성을 나타낸다고 한다. 좌측은 내향성, 폐쇄적 사고, 소극성, 충동적으로 보며, 좌하는 퇴행 의존 성향, 불안으로 해석할 수 있다. 따라서 치매 노인은 일반 노인에 비하여 자아 정체감이 낮고, 현재 정서적으로 불안과 우울감이 내재 되어있음을 의미한다고 볼 수 있다.

전체적인 공간 구조에서 치매 노인은 조화롭게 그리지 못하는 경향을 나타낸다. 불안이 심화하고 성격화되면 나무를 부자연스럽게 그린다고 하였다. 전체 필압에서 치매 노인은 약한 선을 사용하는 경향을 보인다. 필압은 대상자의 에너지 수준을 나타낸다. 매우 약한 선은 에너지 수준이 낮고 부정적 자긍심과 우울, 소심함, 부적응적이며, 자신감이 없고 우유부단하고 두려움이 있으며, 우울감, 의지 상실 등의 경향이 높다고 하였다.

나무그림검사의 내용적 분석에서는 줄기 형태, 가지 형태, 가지 수, 수관 형태, 뿌리 유무, 새 유무에서 반응 특성 차이가 있어 의미하는 바를 살필 수 있다.

줄기의 형태에서 치매 노인은 일반노인보다 한 개의 선으로 줄기를 표현하는 경향을 보이는데 한 개의 선으로 표현한 줄기는 결단력 상실, 무력감을 나타낸다. 따라서 단일선 줄기 표현은 에너지가 약하고, 감정적으로 행동하며, 현실에 대한 인지 왜곡 현상으로 융통성과 결단력이 미숙하고, 경직된 사고로 성격 구성의 분열이나 방어가 약할 것으로 유추된다.

나뭇가지 수는 대상자가 현재 처해진 환경에서 만족할 수 있는 힘과 능력, 자원, 성취와 기대를 위해 노력하는 태도를 투사한다고 하였다. 따라서 치매 노인의 적은 가지의 수는 인지 기능 저하와 자신을 바라보는 능력과 적응력이 떨어짐을 나타낸다고 볼 수 있다.

수관은 대상자의 이상, 목표, 흥미 등과 같은 자기평가 혹은 자존심이나 감정을 통제하는 이성과 정신생활, 인간관계에 대한 태도를 상징하는 경우가 많다고 한다. 가지와 잎이 조화로운 나무는 지적 능력 문제가 없음을 의미하고, 잎은 생기 및 활력, 많은 잎은 인정 욕구가 강하고 예리한 관찰력을 가진 밝은 성격의 사람일 때가 많다.

뿌리는 지지를 원하는 심리를 나타내며, 현실을 지배하는 자신의 능력을 어떻게 인지하고 있는 것에 대한 것이다. 뿌리가 없는 경우 현실 속에서 자신감이 없고 불안정감을 나타낸다.

다시 말해 치매 대상자의 나무그림검사에서 전체적인 분위기, 필압, 나무 크기, 좌상 혹은 좌하로 치우침의 여부를 중점적으로 보아야 한다. 또한 줄기 형태, 가지 형태, 가지 수, 수관 형태를 살펴 대상자의 현재 우울 수준을 알 수 있게 된다.

(1) 대상자의 인지 수준

치매 대상자의 인지 수준을 측정하는 것에는 여러 가지 검사가 있지만 가장 현장에서 많이 사용되고 있는 MMSE와 CIST를 소개하고 관련하여 활용할 수 있는 그림검사로 시계그리기그림검사(CDT)를 소개하고자 한다.

① 한국형 간이정신상태검사(Korean Version of Mini-Mental State Exam: MMSE-K)

MMSE는 치매 선별을 위해 임상에서 가장 많이 사용되어온 검사방법이다. 치매를 비롯한 뇌의 기질 병변이 의심되는 대상자에게 사용할 수 있으며, 시간과 공간의 지남력, 기억력, 주의집중 및 계산능력, 기억회상, 언어기능, 이해 및 판단 능력 등 6개 영역으로 구성되어 있으며 총 12문항이고, 30점 만점이다.

가. 장점은 치매가 의심되는 경우 선별에 의미가 있는 검사로 간단하고 비교적 짧은 시간(10분 내외)에 저렴한 비용으로 실시할 수 있다.

나. 단점은 검사 결과가 연령, 교육, 문화에 영향을 받는다는 점, 초기 인지장애는 찾아내기 힘들다는 점이다. 주로 기억력과 시간, 공간, 지남력, 언어능력이 주 대상이다. 또한 교육 수준이 낮거나 언어장애가 있는 경우는 시행이 어렵고 뇌혈관 장애에 의한 치매에는 민감하게 대응하지 못한다는 단점이 있다.

현재 이렇게 사용되던 MMSE-DS/ MMSE-K/ K-MMSE 등은 저작권 문제로 K-MMSE 2로 통합되었고, 우리나라는 현재 학지사가 2014년 PAR로부터 MMSE-2 국내 판권을 취득하였다. 학지사에서 판매되는 K-MMSE 2는 블루, 레드 두 가지 양식으로 두 가지를 학습이 되지 않도록 교대로 사용하면 된다. 치매 진단에는 절대적 점수가 될 수 없고 진단기준은 아니다.

따라서 보건복지부와 중앙치매안심센터에서는 인지선별검사(CIST)를 개발하여 치매선별도구로 MMSE에서 CIST로 변경하여 사용 및 권장하고 있다. 이를 간략히 소개하면 다음과 같다.

② 인지선별검사(Cognitive Impairment Screening Test: CIST)

인지선별검사는 인지 저하 여부를 선별하여 진단검사로 의뢰할지 판단하기 위한 검사이다. 최근에 권장되고 있는 CIST에 관하여 알아보자.

● 치매선별검사 도구 변경

　가. 추진사항 : 현재 치매안심센터에서 시행하는 치매선별검사도구를 MMSE-DS에서 신규개발 도구인 CIST로 변경
　　나. CIST 적용 시점 : 2021년 1월 1일부터

　　다. CIST 적용 범위
　　- 치매 조기 검진 수행기관 : 치매안심센터, 노인장기요양기관 등
　　- 교통안전교육기관 제출용 치매선별검사 등

● 인지선별검사(CIST) 개요

　　가. 개발 배경
　　- 기존 치매선별검사도구로 사용하였던 MMSE-DS는 10년 이상 동일 내용으로 반복 사용되면서 여러 문제점 발생
　　- 검사 도구는 언어 및 문화적 배경에 따른 영향을 많이 받는다는 제한점이 존재하여 기존의 해외 도구 번안 판으로는 우리나라 실정 반영에 어려움이 있음
　　- 국가 치매검진사업에 활용이 용이하고 인지 기능 저하 변별력이 우수한 도구 개발을 목적으로 인지선별검사(CIST) 고안

　　나. 검사 구성
　　- 문항수: 13문항
　　- 평가영역: 지남력, 기억력, 주의력, 시공간 기능, 언어능력, 집행기능
　　- 총점: 30점 만점 (0~30)
　　- 해석: 점수가 높을수록 인지 기능이 양호함을 시사
　　- 검사 시간: 10분 내외
　　- 검사방식: 1:1 대면 검사
　　- 규준적용: 연령(생물학적 실제 연령의 만 나이), 학력 수준에 따라 규준 차등 적용

다. 검사 시행자
- 치매안심센터, 보건지소·진료소, 협약병원 종사자* 등
* 단, 검사와 관련한 중앙치매센터 교육 이수 必 : CIST를 실시하기 위해서는 중앙치매센터 국가치매교육 홈페이지에 가입하여 관련 교육을 온라인 수강 후 시험을 통과해야 한다. 비용은 무료이고 통과 후 서약서에 사인 후 사용할 수 있다.

라. MMSE- DS와 CIST 차이점
지남력(현재 자신이 놓여 있는 상황을 올바르게 인식하는 능력)을 측정하는 부분은 다소 축소하였고, 기억력 부분은 7음절에서 24음절로 다소 많아졌다. 주의력 측정에서 작업기억(숫자 바로 따라 말하기, 거꾸로 말하기)이 추가되었고, 언어기능에서는 MMSE- DS 실물 제시를 CIST에서는 선 그림 제시로 변경되었다.

● 유의사항

- CIST의 치매선별검사 도구로서의 안정성, 타당성, 가치 등을 고려하여 검사 문항, 프로토콜, 검사자료의 일부 또는 전체가 대중매체, 인터넷 등을 통해 대중적으로 노출되지 않도록 주의하여야 한다.
- CIST의 저작권은 보건복지부에 있으며, 모든 검사 문항, 규준 및 다른 검사자료의 기록 및 복사, 재생산을 위해서는 보건복지부의 허락을 받아야 한다.

③ 시계그리기검사 (Clock Drawing Test: CDT)
CDT는 1978년 Paivi가 뇌 손상 부위에 따른 신경학적 장애를 선별하기 위해 개발하였고, 1980년대 이후부터 치매선별검사로 활용되고 있다. 또한 시간이 오래 걸리는 신경심리 검사가 불가능한 경우 대안 검사로도 사용되며, 여러 유형의 치매를 변별할 목적으로도 연구되고 있다.
시계를 그리기 위해서는 구성 능력 외에도 다른 여러 인지 기능 능력이 요구된다. 이를 이용하여 간단하게 시계 그리기로 인지 기능의 이상을 알아보는 시계그리기 검사에 대하여 알아보자.

가. 시계그리기검사(CDT) 내용
CDT는 일상적으로 익숙한 시계 그림을 그려 인지 기능을 평가하는 도구로 언어적인 내용이 포

함되지 않아 언어나 문화 차이에 구애받지 않고 평가할 수 있는 검사 도구이다. 대상자와 일대일로 검사를 시행하며, 검사자의 숙련도가 검사 결과에 미치는 영향이 적어 치매예술케어에서 쉽게 활용할 수 있는 이점이 있다.

언어적인 내용이 주를 이루는 대부분의 치매 검사와는 다르게 CDT는 구성 능력을 비롯하여 기억, 개념화 및 추상화를 포함하는 고등 인지능력까지 측정되기 때문에 치매 선별검사 도구로 CDT가 유용하다. CDT는 빠르고 쉬운 검사이며, 한 장의 종이와 연필만 있으면 가능한 검사이다. 그러나 단점을 꼽는다면, 간혹 숫자를 모르거나 시계를 읽지 못하는 노인에게는 심리적인 부담을 주기도 한다.

나. 시계그리기검사(CDT) 실시 방법

준비물	A4 용지, 연필(2B, 4B), 지우개
실시 방법	- A4 용지, 연필과 지우개를 제시한다. - "여기에 동그라미 모양의 시계를 그려보세요. 여기에 원을 그리고 그 안에 시계에 들어가는 숫자들을 모두 적어주세요."라고 안내한다. - 대상자가 시계판(시계와 숫자)을 다 그리고 나면, "이제 시계 바늘이 11시 10분을 가리키게 그려보세요."라고 안내한다. (대상자가 지시를 제대로 이해하지 못하였을 경우 분명히 이해할 수 있도록 반복하여 설명한다. CDT는 '3시', '9시 10분', '11시 10분 전'등과 같이 여러 가지 시간 설정이 가능하지만 치매예술케어에서는 '11시 10분'으로 하였다.
소요시간	보통 5분 정도 소요되며 10분을 넘기지 않도록 한다.

다. 시계그리기검사(CDT) 해석

현재 여러 가지 다양한 실시 방법 및 채점체계들이 실행되고 있다. 그중 Rouleau 등(1996)의 10점 체계를 사용하고자 한다. 이는 다른 체계에 비해 채점이 간편하고, 다양한 오류 유형을 채점할 수 있는 장점이 있기 때문이다. 또한 CDT 반응의 오류 유형에 대한 상세한 분석을 통해서 각 임상 집단이 보이는 손상된 수행의 원인이나 밑바탕이 되는 질병을 이해할 수 있으며, 사례보고나 경과 추적(치매예술케어의 효과성 반영)에도 이용할 수 있기 때문이다.

채점체계는 3개의 하위채점체계(시계판의 완결성, 숫자 표기 여부 및 순서, 시곗바늘 표기 여부 및 배치)별로 채점하게 되어있고 10점이 최대 점수이며, 점수가 높을수록 인지 기능이 잘 보존되어 있음을 의미한다.

〈표10-3〉시계 그리기 검사 채점체계

이름: 성별: 생년월일: 실시일: 20 . . . ( )요일

시계판의 완결성(최대 : 2점)	
2	심한 왜곡이 없음
1	불완전하거나 또는 약간의 왜곡이 있음(크기 포함)
0	시계판을 그리지 못했거나 또는 완정히 부적절한 그림

숫자의 표기 여부 및 순서(최대 : 4점)	
4	모든 숫자가 올바른 순서대로 표기되었고, 공간 배치에서 아주 미세한 오류만이 있음
3	모든 숫자가 표기되었지만 공간 배치에 약간의 오류가 있음
2	빠졌거나 추가된 숫자가 있지만, 그 밖의 숫자에는 심한 왜곡이 있음
2	숫자들이 시계 반대 방향으로 표기됨
2	숫자들이 모두 표기되었지만 공간 배치에서 심한 왜곡이 있음 (즉, 반측무시, 시계밖에 숫자 표시)
1	빠졌거나 추가된 숫자가 있고 심한 왜곡이 있음
0	숫자가 표기되지 않았거나 거의 표기되지 않음

시계바늘의 표기 여부 및 배치(최대 : 4점)	
4	시계바늘이 올바른 위치에 있고, 시침과 분침의 크기 차이가 분명함
3	시계바늘의 배치에 약간의 오류 또는 시침과 분침의 크기 차이가 불분명함
2	시계바늘 배치에 중요한 오류(9와 2 대신 9와 10에 배치하는 것을 포함하여 정상적인 배치에서 유의하게 벗어남)
1	시계바늘 하나만 표기했거나 시계바늘 두 개를 잘 표기하지 못함
0	시계바늘을 표기하지 않았거나 시계바늘에 대해 보속(불필요한 반복) 반응

출처: 허정일(2004)

라. 치매예술케어에서의 시계그리기검사(CDT) 주의점

　시계 그리기 검사는 일상적으로 익숙한 시계 그림을 그려 인지 기능을 평가하는 도구로 언어적인 내용이 포함되지 않아 언어나 문화 차이에 구애받지 않고 평가할 수 있는 검사 도구이고 검사자의 전문성에 영향을 받지 않는 장점이 있지만, 대상자가 전혀 배우지 못한 경우라면 영향을 받는다는 연구 결과가 있다. 따라서 대상자의 특성을 고려하여 실시하여야 할 것이다.

3. 치매 대상자를 위한 척도 검사 활용 시 주의사항

　치매예술케어 프로그램을 진행한다는 것은 대상자의 인지적·정서적·심리적 기능을 유지 및 향상함을 의미한다. 그런데 케어자가 프로그램을 제공함에 있어 목표를 어떻게 설정하는지에 따라서 방법이 바뀌기 때문에 위에서 배운 척도가 필요하다고 하겠다. 즉, 프로그램을 진행하기 전 대상자의 심리적·정서적 욕구를 기반으로 하여 인지 기능을 유지 향상할 수 있도록 프로그램이 계획되어야 하는데 척도와 그림검사를 이용하여 대상자의 현 상태와 욕구를 파악하여 계획하는 데 많은 도움이 되리라 여겨진다.

　가능하다면, 케어자는 대상자의 사전검사를 통해 파악된 근거를 중심으로 앞에서 배운 척도를 활용한다면 좀 더 유용하게 목표를 설정하게 될 것으로 본다.

　※ 치매예술케어자는 치매를 진단하지는 않는다. 따라서 케어자는 점수에 기준을 두기보다 보호자와 대상자의 진술에 따른 내용을 중심으로 치매 대상자의 현재 수준을 이해하는데 사용하는 것을 권한다.

〈 참고 문헌 〉

고은정, 이근매(2022). 성인여성의 우울 성향 선별을 위한 얼굴자극그림검사(FSA) 타당화 연구. 미술치료연구. Vol. 29, No. 1

박금순, 정영인(2017). 치매 여성 노인과 일반 노인의 나무검사 비교연구. 한국 교육치료학회 Vol. 9, No. 2

보건복지부, 중앙치매센터, 국민건강보험(2019). 치매 전문교육 프로그램관리자 교육교재.

시현승, 김갑숙(2020). 치매 노인과 일반노인의 시계그리기검사(CDT)와 얼굴 자극그림검사(FSA)의 반응 특성. 한국예술심리치료학회. Vol. 16 No. 4

- 허정일, 이형영, 윤진상, 국승희(2004). 경도 치매와 노인성 우울의 변별을 위한 시계그리기 검사의 효율성. 한국임상심리학회 Vol. 23 No. 1

11장

치매예술케어 매체

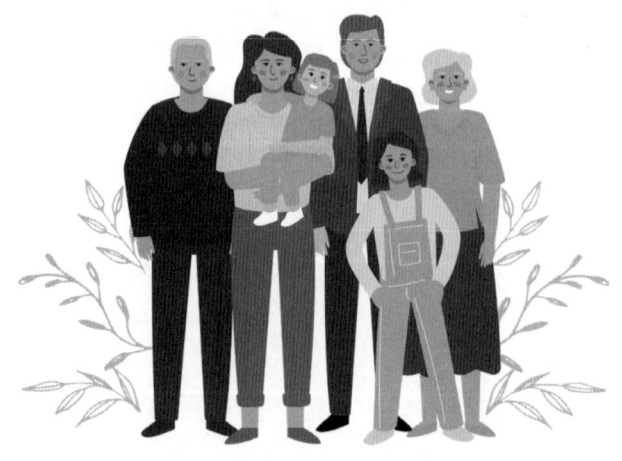

- 들어가며 -

요즘 문구점에 들러 본 적이 있는가? 미술 등에 필요한 '재료'를 구매할 때, 주로 찾던 장소인 문구점은 우리가 새로 나온 재료에 대해 정보를 받는 곳이기도 했다. 그러나 이제는 교육 체계와 소비 활동이 바뀌면서 학교 앞 문구점은 찾아보기 어렵게 되면서 온라인 주문이 많아졌다. 새로운 재료에 대한 정보를 알고 있으면 그나마 다행이지만 정보가 없는 경우는 기존의 재료나 매체 외에 사용이 쉽지 않다.

그러나 예술 표현에서의 재료의 위치는 매우 중요하다. 도화지에 물감으로 그린 그림과 크레파스로 그린 경우, 화려한 빨강색 리본으로 하는 운동과 검정색 줄넘기를 사용한 운동의 모습과 느낌은 사뭇 다르다. 사용하는 사람이 같아도 재료나 매체에 의해 분위기와 결과는 같을 수 없기 때문이다. 그런데 우리는 대상자에게 얼마만큼 다양한 재료나 매체를 제공하고 있는지, 더불어 재료나 매체에 대한 이해는 어떠한지 생각해봐야 할 것이다.

또한 우리는 대상자가 재료나 매체를 잘 선택하여 좌절감을 겪지 않도록 도와야 하며 그가 원하는 결과물이 나올 수 있도록 해야 한다. 다시 말해 대상자의 활동이 즐겁고, 더불어 결과물이 완성도 있게 되려면 우리는 재료와 매체에 대한 종류, 사용 방법, 사용의 적정 시기, 정서에 미치는 영향 등에 대해 구체적으로 알아야 한다는 것이다.

케어자는 치매예술케어 프로그램 활동 시간에 대상자가 하는 활동에 그 매체가 적절한지 고민하고 대상자를 위해 재료와 매체를 바꿔주거나 권유하여 활동을 이어가도록 돕는다. 신체가 불편한 대상자가 작품을 완성하려고 애를 쓰고 있을 때, 함께 색을 칠해서 도울 수도 있지만 1차적으로 좀 더 손쉬운 재료로 바꿔 활동하도록 하는 것이 바람직하다. 예를 들어 크레파스는 생각보다 많은 에너지를 사용하나 물감이나 파스텔은 쉽게 한 면을 채울 수 있다. 자신의 힘으로 활동을 마무리하는 것은 누군가의 도움을 받은 것보다 성취감이나 만족감이 크다는 것을 우리 모두가 알고 있는 사실이다.

결국 재료와 매체로 대상자의 관심과 반응을 유도하고, 활동을 원활하도록 도와야 대상자 자신의 창조성과 예술성이 비로소 작품활동으로 발휘될 것이다. 그리하여 우리는 하나의 과목만큼이나 중요한 부분인 재료와 매체에 대해 알아보는 시간을 가져보고자 한다.

1. 매체의 개념 및 역할

1) 재료와 매체의 개념

매체(medium)는 영어의 'media'의 복수형으로 라틴어로 '중간의'를 나타내는 'medius'에서 유래되었으며, 매체 또는 수단으로써 어떤 의사나 사실을 전달하는 도구라 한다. 이에 대해 로웬필드(1957)는 무엇인가 표현하고자 할 때 재료는 표현에 직접 사용하는 것이고, 매체는 표현을 잘할 수 있도록 도와주는 것이라고 정의하였다. 여기서 재료는 이해가 어렵지 않으나 매체는 다소 어려워 보인다.

매체의 사전적 의미는 어떤 작용을 한쪽에서 다른 쪽으로 전달하는 역할을 하는 매개체를 말한다. 한쪽에서 다른 한쪽으로 전달한다는 것은 매체가 중간자적 역할로의 의미가 있음이며 한쪽의 기능을 다른 영역에 자극을 주어 활성화할 수 있는 상호작용의 관계가 있음을 의미한다고 볼 수 있다. 로웬필드(1957)에 따라 치매예술케어를 예로 들어보면 재료는 직접 표현하는 것을 돕는 크레파스, 도화지, 색연필, 점토 등을 말하는 것이고 매체는 그림책, 회상에서 사용하는 사진, 동작에서 사용하는 천, 풍선, 스티커, 기타 음악 등으로 나누어 볼 수 있다.

대상자가 자신의 머릿속에 있는 이미지를 시각적으로 형상화하고 느낌과 생각을 보여주게 되는 활동 결과물을 위해서는 재료나 매체를 통하면 훨씬 쉽고 즐겁게 전달할 수 있다. 따라서 예술케어에서 재료와 매체는 대상자의 감정을 현실적으로 표현하도록 유도하기 위한 필수적인 요소이다.

그러나 일반적으로 대부분 매체와 재료(Materials)는 구분 없이 혼용하여 사용하고 있으므로 치매예술케어에서도 재료와 매체를 따로 구분하지 않고 정의하고자 한다. 그래서 정의하면,

대상자가 자신이 원하는 예술 표현을 위해 활동 시 직접적 혹은 간접적으로 이용하는 모든 것을 매체라고 하고, 매체는 재료를 포함하는 좀 더 넓은 개념으로 본다. 사실 정의도 중요하지만 우리가 이것을 왜, 어디에, 어떻게 사용하는지가 더 중요하다고 생각한다.

2) 매체의 역할

매체는 케어의 도입에서부터 종결에 이르기까지 수많은 단계에서 대상자가 겪는 변화과정과 함께한다. 이때 그가 느끼는 긍정적인 다양한 감정, 불안과 고통 등과 같은 부정적인 감정 모두 매체를 통해 최소화할 수 있다. 예를 들어 불안해서 자꾸 움직이는 대상자에게 말랑한 점토를 주면 대상자는 그것을 만짐으로써 안정되지 않는 마음을 어느 정도 잠재울 수 있게 되는 것이다. 미술 매체가 아니어도 가능하다. 고향 생각으로 자꾸 배회하는 대상자에게 과거 고향 사진을 보여줌으로 그가 기억하는 고향 이야기를 통해 그와 함께 할 수 있게 되는 것이다. 따라서 케어자는 재료나 매체가 가지는 효과에 대한 이해가 필요하며, 케어의 목표와 방향을 중심으로 대상자의 감정이나 요구에 따라 융통성 있게 선택해야 한다.

Landgarten(1987)에 의하면 매체는 대상자가 작품을 만들 때 어떠한 영향을 끼치게 되고 동시에 대상자의 감각(시각, 촉각)에도 영향을 준다고 하였으며, 사용되는 매체의 특성들이 대상자의 현재 심리상태를 강화하거나 약화할 수 있고 자기표현에 영향을 줄 수 있다고 하였다. 이렇게 다양한 매체의 경험은 대상자의 이성과 감성, 의식과 무의식을 한꺼번에 일으키고, 자신을 표현하고 세상과 소통하는 방법이 여러 가지라는 것을 알 수 있게 한다. 또한 예술케어 활동 중에 매체(medium)는 표현의 매개가 되어 대상자와 케어자에게 심리·정서적 요인들이 상호 관계적으로 작용하고, 대상자의 긍정적인 변화와 정서적 안정을 돕는 중요한 역할을 한다. 따라서 치매예술케어에 있어 매체는 자기표현과 활동을 위해 없어서는 안 될 중요한 요소이다.

또한 치매예술케어에서 매체를 통한 여러 활동은 대상자에게 정서적으로 부여된 상황에 대해 언어적 표현을 촉진한다. 그리하여 회상된 기억으로 이야기 나누면서 관계 개선과 집중력에도 영향을 준다. 더하여 앞서 설명한 것과 같이 불안과 스트레스 등이 감소하며 긍정적인 변화로 프로그램 활동에 대한 동기와 적극적 참여를 기대할 수 있다. 그래서 케어자는 대상자 개개인의 특성에 따라 어떤 매체를 언제, 어디에, 어떻게 사용할 때 표현을 더 풍부하게 할 수 있는지를 탐색하여 적용하는 것이 필요하다.

2. 매체의 분류와 목적

인간의 모든 움직임은 각각의 감각이 잘 통합되어 뇌 속에서 적절하게 크고 작은 움직임이 생기게 된다. 이렇듯 피부접촉, 움직임, 신체 인식, 빛, 소리, 그리고 중력의 잡아당김 등의 감각 정보를 조직화하고 해석하는 두뇌의 과정들을 감각통합(Sensory integration)이라 한다. 이런 감각통합을 치매예술케어에 접목하여 다양하게 연결하고 있다. 이제 다양한 연결을 위한 매체를 알아보려 한다. 앞서 우리는 재료와 매체를 따로 구분하지 않기로 했다. 그러나 여기서는 편의를 위해 미술매체(재료)와 기타매체(매체)로 나누어 알아보도록 한다.

1) 미술 매체

① 회화매체 : 연필, 펜, 크레파스, 색연필, 사인펜, 매직, 파스텔, 목탄, 수채물감, 유화물감, 오일 파스텔, 먹물 등으로 주로 평면 양식의 매체를 말한다.

② 조소매체 : 찰흙, 지점토, 컬러 점토, 천사 점토, 석고 가루, 종이 죽, 목재 등으로 주로 입체 양식의 매체를 말한다.

③ 공예매체 : 수수깡, 색 철사, 각종 끈, 스티로폼, 색종이, 한지, 리본 등으로 그 외의 재료를 말한다.

④ 기타 : 면도크림, 물, 비눗물, 생크림, 밀가루, 밀가루풀, 전분, 바셀린, 구슬, 모래, 스티커, 붓,

팔레트, 풀, 가위, 테이프, 글루건, 스펀지 등이 있다.

위의 매체를 통해 대상자는 이미지로 만들어 시각화 활동으로 연계하며 그 활동 결과물을 가지고 언어화하여 인지 자극을 돕게 되는 것이다. 이렇게 원하는 이미지 활동을 하기 위해서는 다양한 매체가 필요하게 된다. 따라서 케어자는 매체에 관하여 숙지하고 대상자의 욕구와 매체의 특성을 잘 이해하여 활동 시 적용하여야 할 것이다.

2) 기타 매체

(1) 그림책

그림책 자체가 매체로 사용되기도 하지만 그 안에 있는 그림 한 장 한 장이 하나의 매체로 쓰이기도 한다. 정겹기도 하고 익숙하기도 하고 때로는 특이하기도 한 화가들의 그림으로 대상자의 기분 전환이 가능하여 감정이입, 기억 재생 등에 매우 효과적이다.

(2) 동작과 드라마 재료

동작과 드라마에 사용되는 매체는 참으로 다양하다. 고운 색 천, 알록달록한 풍선, 반짝이는 스티커, 부드러운 질감의 놀잇감, 고무줄, 감각통합에 사용하는 파라슈트(무지개 모양의 둥근 천) 등이 있다. 동작과 드라마 매체는 프로그램이 개발되면 적당한 새로운 매체가 또다시 정해지게 된다.

(3) 회상법

회상을 위한 대표적 매체로는 아로마 오일, 과거 사진, 음악, 전통 놀잇감, 과거 놀잇감, 향기 등 다채롭다. 한 시대를 대표하는 놀이, 음식, 복식 등은 문화로 대표되고 대상자의 삶과 기억에 직결되기 때문에 중요하다.

(4) 각종 음악

음악에는 여러 장르가 있다. 그러나 장르에 앞서 그 시대를 풍미했던 모든 이들이 기억하는 공통된 음악이 있다. 케어자는 개인 케어의 경우 각자가 선호하는 음악을 준비하면 되겠지만 집단의 경우 시대별 음악이나 유행한 노래 등은 사전에 알고 있어야 한다. 치매예술케어 활동 중에 음악을 들려주기도 하고, 음악이 메인이 되어 함께 노래 부르기 등도 할 수 있다. 여기서도 중요한 것은 대상자에 대해 이해하는 것이 우선 되어야 즐겁게 접근 가능하다는 것이다.

3) 매체 사용의 목적

치매예술케어에서 다양한 매체를 활용하고자 하는 목적에 대하여 알아보고자 한다. 치매 대상자들에게 무엇보다 필요한 것은 인지 저하와 심리 정서적 불안 극복이라 할 수 있겠다. 이를 해결하기 위해 오감을 자극하여 긍정적인 회상 활동으로 과거를 회상하고 현재를 즐기며 미래를 기대할 수 있도록 돕고자 하는 것이다.

인간의 기존 오감은 자극과 반응이 일대일을 이루어 서로 작용한다. 그러나 공감각은 하나의 자극에 두 개 이상의 감각이 서로 연합되어 기억에서 정보를 꺼내는 반응을 의미한다. 공감각(synesthesia, synæsthesia)의 속성은 동시 감각을 지니며, 어떤 감각에 자극이 주어졌을 때, 다른 영역의 감각을 자극하여 불러일으켜 대상자가 이전에 느꼈던 감정과 결합하여 감각이 전해지는 현상을 말한다. 즉 하나의 감각이 다른 감각을 촉발시키는 요인이 되는 것이다.

심상(心象)이란 어떤 상황에서 마음속에 떠오른 감각적 영상을 의미하는데 이것들은 정서에 영향을 미친다. 슬픈 표정과 행복한 얼굴 또는 그와 연관된 것을 생각할 때 대뇌의 다른 영역이 이와 함께 활동 하게 되는 것이다.

즉, 치매예술케어에서의 매체 활동을 통하여 대상자들은 개인이 어떻게 느끼는지 재구성하게 되고, 사건이나 문제에 대한 반응양상을 이해하고, 정서 및 행동 변화에 미치는 영향들이 감각을 통해 체험하는 계기가 된다. 이러한 체험은 지금까지 살아오면서 느끼던 부정적 정서는 긍정적으로 재구성할 수 있게 되고, 긍정적 정서는 더욱 극대화할 수 있으므로 매체의 활용은 치매 대상자들의 치매 극복에 매우 유용한 수단이 되고 긍정적인 인간 발달 과업의 최종 단계라고 할 수 있는 자아 통합에 한 걸음 더 나아가게 된다.

치매예술케어에서 다루는 다양한 매체는 대뇌피질(상징, 의사결정, 계획수립), 변연계(정서와 감정), 중뇌(시각, 청각관할: 손상 시 파킨슨 원인), 뇌간(감각 및 운동) 체계 등 대뇌의 많은 부분이 동시에 개입하게 된다. 덧붙여 예술케어 활동 과정에서 대상자는 작품 혹은 활동에 관하여 이야기 나누게 됨으로써 좌뇌의 언어중추를 자극하고, 단어를 비언어적 경험(우뇌)과 연관시키는 것으로 창조성을 발휘하게 되며 자기표현을 확장하는 것에 매우 유용하게 된다.

따라서 치매예술케어에서 다루어지는 다양한 매체들이 서로 시너지 효과를 내면서 상호 호환하여 하나의 프로그램으로 승화해 간다면 치매 대상자들의 개인적 존엄성과 창조성을 극대화할 수 있고, 노후가 안정되고 즐거워지는 성공적 노화의 길을 도모할 수 있을 것으로 사료된다.

3. 미술 매체의 속성

1) 미술 매체의 속성

일반적으로 매체를 활용하는 것은 그 특성을 활용하여 대상자의 변화를 이끌어내는 중간 역할을 기대할 수 있다. 매체를 활용하여 작업하는 과정 중에 대상자는 수동적이거나 억압되었던 것에서 능동적 역할로 이동하는 기회를 얻는다. 이때 매체의 속성을 잘 활용하면 스스로 자신의 상황에 더 참여하도록 느끼게 되며, 관련된 스트레스에 더욱 잘 대처할 수 있도록 만들기도 한다. 이와 같이 매체를 활용한 창조적 과정은 심신의 통합을 추구하며 신체적, 정신적, 심리적 정서적 문제에 대해 전체적이고 통합적인 접근을 시도하면서 심신의 건강을 도모하게 된다.

미술 매체의 속성에 대하여 Wadeson(1980)는 미술 매체들은 조절, 복원 가능성, 색의 농도, 그리거나 색칠하기, 대·소근육 활동의 특성을 내포하고 있다고 하였다. 연필과 같은 평면(건식) 매체는 조절할 수 있지만, 반대로 물감과 같은 평면(습식) 매체는 조절하기 어려운 특성이 있다고 하였다. 매체에서 찰흙은 원상 복귀가 가능한 반면, 마커나 사인펜은 다시 지울 수 없다. 이러한 찰흙의 특성은 끊임없는 변화의 기회를 제공하며, 촉감과 입체적 특징들을 통해 변화를 창조하는 매체가 된다.

2) 촉진과 통제

대상자들이 가장 경계하지 않고 다가가기 쉬운 촉진 매체로는 젖은 점토이며, 가장 어렵고 경직된 매체로는 연필을 들 수 있다. 젖은 점토는 물기가 많으며 형태를 지니지 않아 자유롭게 다가가기 쉬우므로 친밀감을 형성하고 흥미를 유발할 수 있다. 또한 욕구 표출이 쉽고 정서적 안정을 주는 매체일 수 있다. 이를 순서대로 보면, 젖은 점토, 그림물감, 부드러운 점토, 파스텔을 들 수 있다.

이와는 반대로 연필은 단단하고 의식적으로 표현하게 되어 스스로 통제하려는 경향을 지닌다. 연필 다음으로는 색연필, 단단한 점토, 콜라주 순으로 정리할 수 있다. 따라서 대상자가 자발성을 향상할 수 있는 재료가 무엇일지 관찰하며 관심을 기울여 매체를 적용해야 한다.

임상 연구에 의하면, 퇴행을 촉진하는 물기가 많은(습식) 매체들은 카타르시스와 이완 작용에 적합하다고 나타났다. 의식적인 것들과 연결되는 자기 이해, 의사소통, 통합 등의 인지적 영역을 포함하여 촉진할 때는 평면 건식매체 등이 관련성이 있다. 이를 적용하여 카타르시스, 친밀감, 이완/퇴행 등의 정서적 자극이 필요할 때는 습식 매체가 주로 활용되고 있다.

3) 치매예술케어에서의 매체 특성에 따른 유의사항

대상자의 특성과 수준에 맞게 매체를 선정하고, 전체 프로그램의 단계에 맞게 적용하여 접근하는 것이 필요하다. 매체는 그 자체로도 변화요인이기 때문에 매체의 특성을 연구하고, 목적에 맞게 적합한 매체를 선정해야 할 것이다.

친밀감을 원할 때는 크레파스, 색연필, 꾸미기 매체가 안정감을 줄 수 있다. 자기 이해를 돕기 위해서는 크레파스, 잡지(종이) 등으로 자기 탐색을 도울 수 있다. 자기표현을 향상하기 위해서는 크레파스, 점토, 종이 등으로 다양한 감정을 표현하게 하고 구체화할 수 있다. 의사소통 향상을 위해서는 자기표현을 위한 재료에 꾸미기 재료를 더하면 풍성한 의사소통 매체로 활용될 수 있다. 카타르시스를 느끼도록 돕기 위해서는 점토나 물감, 밀가루풀 등 무르고 젖은 매체가 좋고 잡지(종이)를 활용하는 것도 추천한다. 대상자의 이완과 퇴행을 유도하기 위해서도 위와 같은 방법이 좋고 먹물이나 파스텔 활용도 추천한다.

위처럼 목적에 맞게 선택하는 것도 중요하지만 가장 먼저 고려할 것은 대상자의 안전이다. 매체에 독소는 없는지, 청결한지, 날카롭지는 않은지 등을 살펴야 한다. 가능한 무독소에 청결하고 안전한 매체를 사용하길 바란다. 두 번째는 활동 시간의 구성 및 환경 등에 따라 목적에 맞도록 매체를 선택하여야 한다. 활동 방법은 대상자와 환경에 따라 얼마든지 바꿀 수 있으므로 상황을 잘 살펴 제공하도록 한다. 세 번째는 대상자의 자발성과 참여를 촉진하기 위해 적절한 재료를 제공할 수 있어야 한다. 이를 위해서는 평소 대상자가 활동할 때, 반응이 좋은 매체를 관찰하여 기록해두면 좋다. 네 번째는 대상자 개인의 욕구와 능력에 맞는 재료나 매체로 통제할 수 있는 것도 중요하다. 치매 대상자는 감정이 자주 바뀌기도 하고, 문제행동을 동반하기도 한다. 이럴 때 대상자의 상태에 맞게 매체를 바꿔서 제공하여야 하는데 가능한 대상자가 능숙하게 다룰 수 있는 것이 제공되어야 한다. 능력에 맞지 않는 것은 감정이나 문제행동을 더 자극할 수 있기 때문이다. 다섯 번째는 매체 특성에 따른 효과성을 알고 선택 적용해야 할 것이다. 매체 활동은 대상자에게 즐겁고 에너지를 줄 수 있는 시간이어야 한다. 케어자에게는 익숙한 매체일지라도 대상자가 불편하거나 흥미가 없다면 효과성은 반감될 것이다. 마지막으로 매체를 구입하는 것이 너무 비싸거나 구하기 어려운 것은 케어자에게 부담스러울 수 있으니 저렴하고 손쉽게 구할 수 있어야 한다.

즉, 케어자도 대상자도 적절하게 잘 사용되어 즐겁고 부담스럽지 않으며, 안전한 것이 좋은 매체이다.

4. 매체 활동의 중요성

1) 매체 활동 과정에 대한 이해

(1) 자기 탐색 과정

케어자의 적절한 안내로 대상자에게 적합한 내용과 방법을 적용한다면 대상자의 내적 심상을 작품으로 형상화할 수 있으며, 작품과 소통하는 과정에서 자기 이해와 통찰을 경험할 수 있게 된다. 또한 집단으로 운영할 경우 시각적으로 구체화 된 작품이기에 쉽게 집단원의 공감과 지지를 불러일으킬 수 있다. 이렇게 집단 구성원과 케어자의 피드백 과정에서도 자기 탐색이 일어나기도 한다. 이는 남은 삶을 안정적이고 삶의 질을 향상하고 싶은 치매 대상자에게 심리·사회적 적응도를 높이는 유용한 도구가 될 수 있다.

(2) 과거 회상의 유용성

노년기의 회상 활동은 과거의 삶을 돌아보고 현재를 수용하는 과정으로 노년기 삶의 만족과 자기 가치를 높이는 데 유용한 활동이다. 이를 위하여 대상자들의 살아온 시대를 반영하고 발달과정마다 추억을 불러일으킬 수 있는 매체의 선택은 매우 중요한 과제이다. 최근에는 촉감 매체를 다양하게 이용하여 억압된 감정 표출 및 긍정적 자기 탐색 과정으로 활용되고 있고, 사진이나 잡지 등 이미지를 다양하게 활용하여 묻어두었던 오랜 기억을 끄집어낼 수 있도록 유용하게 활용되고 있다. 과거의 어느 지점에서 함께했던 시대적 기억을 집단 구성원들과 함께 개인의 추억으로 불러오게 되더라도 치매 대상자들의 눈이 빛나고 그 시절의 추억 속으로 빠져들어 어느덧 많은 이야기가 오가는 것을 볼 수 있다. 이 과정에서 자신이 얼마나 애쓰고 살아왔는지, 얼마나 최선을 다하며 살아왔는지, 현실에서 느끼는 허무함에서 벗어나 자부심으로 변화된 감정을 가지게 된다.

같은 주제로 작품을 만들고 관련하여 긍정적 피드백을 받고 이러한 과정들은 과거의 복잡하고 해결하지 못한 미진한 삶의 여정에서 오는 부정적인 감정들을 매체 활동을 통하여 긍정적으로 승화시키고, 긍정적인 추억을 상기함으로써 자기의 살아온 삶을 통합하여 노년기의 마지막 발달 과업인 자아 통합에 이르는 데 유용한 수단으로 사용되고 있다.

(3) 인지 자극의 유용성

매체의 특성을 활용하여 인지를 자극할 수 있고, 인지 기능 자극은 사회적 상호작용을 증가시키며, 상호작용을 통한 대인관계의 향상은 곧 우울감 감소의 수단으로 사용된다. 이렇듯 다양한 매체는 자기표현을 향상하고 활동을 통하여 잔존능력 촉진 및 프로그램의 즐거움을 배가시킬 수 있다.

2) 매체 활동 관찰의 중요성

치매 대상자가 활동 중에 보여주고 나타내는 모든 행동과 언어는 대상자의 핵심 문제를 잘 반영하기 때문에 쉽게 흘려보내지 않도록 해야 한다. 핵심 감정은 한 사람의 행동과 생각을 지배하는 가장 중심이 되는 감정이기 때문이다. 케어자는 매체 활동 중 어떤 것 하나도 소홀히 지나치지 말고 관심을 가지고 공감과 이해를 바탕으로 어느 정도 심리적 거리를 두고 관찰해야 한다. 이때 케어자는 참여적(함께하는) 관찰자의 역할을 하게 되며, 치매 대상자로 하여금 스스로 자신을 관찰할 기회를 제공하게 되는 것이다.

케어자의 관찰은 대상자가 자연스러운 창작 과정에 대하여 방해 없이 자신의 창작에만 전념할 수 있도록 허용하는 범위 안에서 이루어져야 한다. 매체 활동 과정 중 관찰될 수 있는 대상자의 특징은 적극성과 수동성, 긴장과 이완, 어색함과 조화로움, 충동성과 신중함, 주의산만과 집중력과 같은 특성이 반영된다. 또한 미술 매체를 다루는 활동 행동 순서를 주목할 필요가 있다. 이러한 자세한 관찰이 대상자의 작품을 이해하는데 아주 귀중한 자료가 된다. 이와 관련하여 프로그램 활동 평가 보고서를 작성하여 프로그램 실시 전과 후의 차이점을 도표화하여 비교하면 좋다.

3) 매체 활동 시 주의사항

(1) 활동 결과물에 대한 이해

치매예술케어 결과물(작품)에는 대상자의 무의식적인 부분과 의식적인 부분이 모두 반영되어 있다. 그러므로 형식과 내용에 따라 작품에 접근해야 한다. 예술케어 작품은 창조적 과정의 구체적 결과이며 시각적인 것도 있다. 결과물을 볼 때는 전체적인 느낌을 먼저 살펴봐야 하고 작품에 대한 시각적 언어를 읽을 줄 아는 것이 대상자의 이해와 작품에 대한 공감력을 높일 수 있다. 또한 지나치게 작품에 치우쳐 관찰의 허점을 초래하지 않도록 주의해야 한다.

또한 작품을 너무 분석적이고 해석적이게 보지 않도록 주의해야 한다. 이는 치매 대상자를 공감하는 것에 방해물로 작용될 수 있기 때문이다. 더불어 대상자 작품의 내용적 이해를 위해 명백하고 큰 특징을 먼저 다루되, 작품 후의 질문을 통하여 질문에 따라 연상되는 것을 묻는 것이 작품 이해에 더 효과적이다. 또한 그림의 경우 그리는 사람이 자기 마음의 움직임에 따라 그리게 되므로, 실물과 다르거나 객관적 실제와는 거리가 멀다 하더라도 그 그림을 만드는 과정이 중요함을 인식해야 한다.

(2) 매체 이해

치매예술케어에 활용되는 매체는 매우 다양하다. 미술 재료, 그림책, 동작, 드라마, 보드게임(전통 놀이), 회상 등 주변에서 활용할 수 있는 모든 것들이 다 해당하는 매체이다. 이를 통하여 대상자들이 자기의 감정, 사고, 행동, 경험을 탐색하게 함으로써 대상자 자신을 이해하고 과거를 회상하는 것에 도움을 주며 자아 통합에의 기회를 제공한다. 그러기 위해서는 케어자가 무엇보다도 대상자와 친밀감 형성이 잘되어야 하고 대상자에게 자신이 정확히 공감적으로 이해받았다는 느낌을 전달해주며 이를 대상자들이 느낄 수 있도록 하여야 한다. 케어자는 다양한 매체를 활용하는 대상자가 예술케어 활동을 하는 모든 과정을 관찰할 수 있기 때문에 구체적으로 이해할 수 있다는 장점이 있다. 이를 위해 케어자는 매체의 독특한 특성과 표면 재질, 도구 사용 등을 잘 알아야 한다.

(3) 매체 활동 시 주의사항

치매예술케어 활동의 내용에 대한 설명은 구체적이어야 하며, 천천히, 적당한 소리로 쉽게 설명하여 치매 대상자가 알아듣지 못하여 당황하는 일이 발생하지 않도록 한다. 치매 대상자는 주의집중을 할 수 있는 시간이 길지 않기 때문에 1시간 이내로 활동할 수 있는 매체를 선정하여야 한다. 또한 한 회기(번)에 마칠 수 있는 활동으로 마무리하는 것이 좋고 한 작품을 두 번 세 번에 걸쳐 진행하는 것은 지양하는 것이 좋다.

집단으로 운영하는 경우 구성원 간의 격차를 고려하여 각각의 대상자들에게 알맞은 난이도 조절이 가능한 활동 내용으로 구성하여야 한다. 또한 활동 과정 중에 대상자가 절망하거나 당황하는 상황에서는 방법을 바꾸거나 중단하도록 해야 한다.

치매예술케어에 있어 매체 선정 시 너무 많은 매체를 제공하는 것은 오히려 대상자에게 혼란스러울 수 있으니 대상자의 에너지, 활동 수준, 호응도 등을 참고하여 선택에 어려움이 없도록 준비하는 것도 필요하다. 이를 적용하여 대상자가 자유롭게 미술도구, 재료, 소재를 선택하게 하고, 추상화이든 구상화이든, 동양화이든, 서양화이든 대상자 마음대로 그리게 하는 것을 권장한다.

매체 활동의 목적은 즐겁고 아름다운 창의력과 정서 순화를 통한 인간 형성의 수단이며 표현활동이므로, 충분히 즐거운 표현이 되도록 적절한 환경과 재료(매체)에 신경을 써야 한다. 케어자는 대상자가 스스로 흥미 있게 매체 활동에 임할 수 있도록 이끌어주고 개인의 표현활동에 대해 제한하거나 상처를 주지 않아야 한다. 활동 시 대상자가 종이에 '낙서'를 하더라도 자기표현의 방법이므로, 제한하지 않는 것이 좋다.

이와 같이 치매예술케어에서는 치매 대상자를 위해 다양한 매체 활동이 되도록 최선을 다하려 한다. 대상자에게 좀 더 흥미롭고, 안전하며, 현장에 적당한 매체들을 새롭게 개발하여 대상자의 인지·정서에 긍정적으로 작용할 수 있게 되기를 기대한다.

〈 참고 문헌 〉

권중돈(2004). 치매환자를 위한 면도크림, 물, 비눗물, 생크림, 밀가루, 밀가루풀, 전분, 바셀린 프로그램의 실제. 서울: 현학사.

박승분(2007). 색채기억(Color History)을 활용한 집단미술치료가 노인의 회상 기능, 자아통합감에 미치는 효과. 영남대학교 환경보건대학원 석사학위 논문.

이근매(2008). 매체경험을 통한 미술치료의 실제. 서울: 시그마프레스.

임호찬(2011). 심리상담과정에서 미술매체의 활용. 한국재활심리학회 Vol. 2011 No. 11

12장

치매 대상자 작품 이해

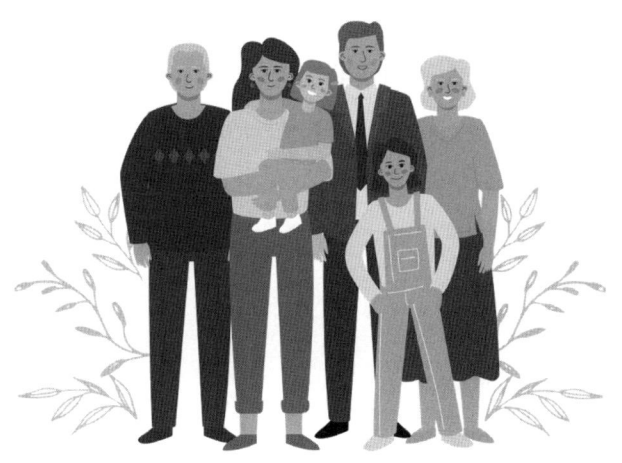

- 들어가며 -

    치매예술케어의 활동 과정은 치매 대상자의 자유롭고 창의적인 표현을 통해 그의 인지, 심리, 정서 등을 유지·향상하는데 목적이 있다. 여기에서 대상자는 자신의 작품을 통해 자신에 대한 이해를 높이고 통찰, 수용에 이르는 과정을 맞게 된다. 이 과정 중에 케어자는 자연스럽게 대상자가 강요당하거나 학습하는 느낌이 들지 않도록 하며 인지, 정서 등을 자극할 수 있다. 그래서 무엇보다도 중요한 것은 이 과정을 함께 해 나가는 예술케어자의 태도와 자세가 무엇보다도 중요하다. 치매 대상자에게 때로는 좌절일 수도 희망일 수도 있는 이 시간들을 예술케어자가 함께 이해, 수용함으로 치매 대상자는 힘을 얻고 한 걸음 더 성장·발전하는 기회를 갖게 되기 때문이다.

    우리는 무엇인가를 이해하거나 안다고 할 때 일부분을 보고 잘 이해하고 있다고 말할 수는 없다. 마찬가지로 케어자가 대상자의 전 일생을 이해하는데는 여러 요소가 필요하며 그에 대한 많은 노력이 필요하다.

    우리는 앞에서 치매예술케어의 여러 종류들에 대한 실시 방법, 장점, 주의점 등에 대해 이해하는 시간을 가졌다. 그 종류는 다양하고 기법이 매우 다양함을 느꼈으리라고 본다. 종류가 다양해 각각의 치매예술케어의 각 과목에 따른 주의점이나 태도는 각 장에 따로 서술하였다. 그러나 기본적으로 치매예술케어에 접근하는 우리의 공통된 태도나 자세도 필요하다.

    여기서 우리는 치매예술케어자와 치매 대상자 간의 관계와 주의점 및 치매예술케어자의 태도, 앞으로 나아갈 방향에 대해 알아보고자 한다.

1. 치매 대상자 작품 이해를 위한 기초

노인은 나이가 들면서 생물학적 변화와 함께 심리적, 정서적, 사회적, 경제적 등으로 많은 변화를 겪게 된다. 노인들의 작품에는 인지적·심리적·정서적·사회적 특성이 담기게 되는데 먼저 노인의 특성을 이해하고, 그들의 작품을 이해하여야 한다. 노인의 심리적 특성에는 ① 우울증 경향 ② 내향성과 수동성 증가 ③ 경직성 증가 ④ 애착심, 고독감, 소외감 증가 등이 있다. 이러한 특징을 가지고 있는 노인들은 지나온 일생을 회고하며 자신의 경험을 현실과 통합하려는 경향이 있다.

치매 노인은 자기표현에 있어서 신체적, 언어적 등으로 어려움을 겪거나 억압되어 있으며, 통제되어 있다. 더구나 우리나라의 대부분 노인들은 여러 가지 사회 환경적 질곡으로 인해 가족이나 사회관계에서 자신을 표현하기보다는 억압, 통제, 인내하는 삶을 사는데 익숙해져 있다. 이것은 노인들의 심리를 더욱 위축되게 하고 있으며, 표현의 기회가 축소되고 있음을 의미한다.

그중에서도 치매 대상자의 경우 심리적, 신체적, 언어적 문제 등으로 작품 및 활동 표현이 더욱 어려울 수 있다. 이러한 중에 어렵게 완성된 작품은 그 무엇보다 소중하다. 이들의 소중한 작품을 이해하는 데는 우리와는 다른 여러 배경이 있을 수 있다.

1) 심리적, 정서적 이해

치매 대상자의 심리, 정서의 가장 대표적인 문제는 다름 아닌 '불안'이다. 치매 초기의 여러 심리적 증상이 있지만 그중에 불안은 경중의 경우 매 순간 기억이 안 되는 것은 아니기 때문에 순간순간 기억을 못 해내는 자기 자신과 맞닥뜨리게 되는 것이다. 그 양상은 매우 다양하게 나타나는데 배회하거나 집안을 왔다 갔다 하는 등의 상동행동으로 나타나기도 한다. 예를 들어 자신이 사과를 시원하게 먹겠다는 생각을 하고 사과를 냉장고에 넣고는 잊고 있다가 어느 날 냉동실에 들어 있는 사과를 발견하고 그런 행동을 한 자신에게 놀라고, 그 놀라움은 쌓여 두려움이 되고, 그 두려움은 불안으로 발전하게 된다. 대변의 경우도 마찬가지이다. 변에 대한 기억이 사라져 궁금해서 만지고는 손에 묻고, 타인들의 반응에 더욱 놀라게 되어 심리적으로 더 불안이 가중되는 것이다. 그래서 초기치매의 경우 우울증을 동반하는 경우가 많은 것이다.

또한 심리적으로 불안은 여러 정신적 질병의 원인이 되므로 대상자의 불안을 자극하는 행동이나 말을 삼가야 하고, 치매예술케어프로그램 진행시에 안정감을 경험할 수 있도록 해야 한다.

2) 인지적 이해

인지기능장애는 치매에서만 나타나는 질환이나 장애는 아니다. 그러나 치매의 경우 대부분 노화에 의한 대뇌 세포 감소에 의한 것이다. 이것은 신체적 노화 즉 시각이나 청각기관 이상으로부터 영향을 받기도 한다. 단기기억이 어려움에도 불구하고 현재 대부분의 인지 활동으로 학습을 하고 있는데 대상자가 새로운 정보를 기억해서 적응하기란 결코 쉽지 않은 일이다. 그래서 치매예술케어에서는 그가 표현하고 알고 있는, 기억해내고 싶은, 기억이 날듯 말 듯한 단어와 언어를 그림이나 다른 예술적 표현과 함께 기억하도록 돕는 것이다. 인지적으로는 잊었다 하더라도 자신의 활동 결과물을 통해 반복해서 기억을 연결하게 되는 것이다.

이렇듯 우리는 대뇌 세포가 감소하고 있는 치매 대상자가 기억하고 있는 단어나 언어에 관심을 가져야 하며 그것으로부터 확장하는 작업이어야 한다. 치매 대상자에게 어떻게 기억을 확장시킬 수 있을까를 고민하는 것이 전문케어자의 중요한 태도일 것이다. 또한 영상 기억으로 남아있는 대상자의 기억을 미술이나 그림책, 그림, 동작, 회상 등을 통해 언어화하는 작업은 뇌 자극에 큰 영향을 준다.

3) 신체적 이해

노화에서 가장 크게 나타나는 것이 신체적 변화일 것이다. 특히 치매는 뇌와 관계되어 전체 혹은 부분 마비의 경우도 있다. 그런데 이들의 신체적 활동 반경이 얼마만큼인지 알기는 쉽지 않다. 또한 세밀한 작업의 정도도 알기 어렵거니와 한쪽 마비의 경우 아무것도 할 수 없다고 생각할 수도 있다. 그러나 치매예술케어 현장에서 마비가 된 대상자들은 마비가 무색할 정도의 활동을 하고 있으며 그들 또한 만족감과 성취감을 표현하고 있다. 그 한계를 우리가 정할 것이 아니라 치매 대상자와 함께 의논하고 필요한 부분만 예술케어자는 도움을 주면 된다. 이렇게 실행하는 신체적 활동은 자극으로 이어지도록 해야 한다는 것이다. 활동시 케어자는 관찰을 통해 재료 사용, 선택 등을 경증 치매의 경우 대부분 제공해도 된다. 그러나 모두 그러한 것은 아니어서 치매 대상자마다의 상황에 적절히 대응하는 것이 무엇보다도 중요하다.

4) 사회적 이해

격동의 세월을 살아 낸 대상자들의 기억에 남아있는 것이 무엇인지를 알 수 없으므로 우리는 그 시대에 있었던 사건이나 흐름에 대해 이해할 필요가 있다. 시대별로 많이 제작된 동영상이 많으니 시간이 되는대로 참고하여 보기 바란다.

여기서 하고 싶은 이야기는 같은 상황에 놓였었다 하더라도 치매 대상자의 기억에는 다른 부분이 기억될 수 있다는 사실이다. 공통된 기억과 개인적으로 남아있는 기억에 대한 이야기를 나누어 보면 대상자와의 공감대 형성이 빠르게 될 수 있다.

그럼에도 불구하고 치매에 걸려도 적절히 대처하면 별문제 없이 생활할 수 있다고 하는 것이 치매를 대하는 선진국의 태도이다. 그런데 이것이 전제되려면 여러 조건이 수반되어야 함은 너무도 당연한 일이다. 치매에 대해 가족이 잘 이해하고 있어야 하며, 케어자가 바른 케어법으로 치매 대상자를 케어해야 하며, 그가 살고 있는 지역사회의 시스템 도움을 받아야 한다. 우리 사회의 경우 아직 준비할 것이 많지만 방향을 정확히 정하고 준비한다면 2025년 초고령화 사회가 되기 전 충분히 가능할 것이라 생각한다. 우리는 케어자라는 이유로 치매 대상자에 대해 단정 짓거나 편견, 선입견에 쌓여 있는 경우도 많다. 앞으로는 적어도 치매예술케어 프로그램 활동 시간만이라도 치매 대상자를 중심으로 철저히 그를 있는 그대로 수용해 이해해주기를 당부하는 마음 간절하다.

2. 치매 대상자 작품 활동 시 특징과 대처법

① 치매 대상자가 자율적으로 치매예술케어 작품활동을 한다고 하더라도 그의 신체적, 정서적, 언어적 등 한계가 있음을 이해하여야 한다. 대상자는 그림으로만 표현하는 경우도 있고, 언어로만 표현되는 경우도 있다. 더욱이 신체적으로 어려움이 있는 경우는 더 많은 한계에 놓이게 된다.
*대처법 : 대상자가 표현하고자 하나 어려워하는 한계 부분을 케어자는 잘 살펴야한다. 그리하여 예술케어자는 관찰을 통해 대상자가 어떠한 이야기를 하고 싶은지에 대해 관심을 나타내며, 활동을 이어가도록 돕고 치매 대상자 활동 시 함께 해야만 한다.

② 인지적 기능 등의 문제로 생략되거나 왜곡될 수 있음을 이해하여야 한다.
*대처법 : 대상자의 인지 정도를 잘 파악하고 있어야 하며, 표현의 내용과 이야기의 내용의 차이를 치매 대상자가 알아차리지 못할 수도 있기 때문에 그와 관련하여 치매 대상자의 입장이 되도록 노력해야 한다. 또한 치매 대상자의 기억이 맞고 틀리는 것에 초점을 두지 말고 치매 대상자가 표현하려는 의도를 알아차려 돕도록 하는 것이 중요하다.

③ 같은 작업이 아님에도 불구하고 계속적인 같은 표현이 반복되기도 한다는 것을 감안하여 이해하여야 한다. 다시 말해 다른 프로그램을 실시해도 대상자가 같은 주제의 내용을 반복한다는 것이다. 이것은 대상자가 심리적 정서적으로 안정감을 찾을 때까지는 비슷한 표현이 반복되기도 한다.
*대처법 : 이러한 경우는 대상자를 핀잔이나 지적하기보다는 케어자의 '민감성'으로 어떻게 변화하고 있는지를 관찰하여 대상자를 지지하여야 한다. 예를 들어 '어제는 나뭇가지만을 그렸는데 오늘은 나뭇가지에 잎도 있네요.'라는 식으로 그림을 읽어주는 것이 좋다.

④ 새로운 매체와 특성으로 적응이 어려울 수 있음을 이해하여야 한다. 우리와 세대가 다른 치매 대상자들은 처음 본 새로 나온 매체도 있을 것이고, 기억을 못 할 수도 있을 것이다.
*대처법 : 매체에 대해 자세히 설명하거나 시범을 보여 적응하도록 도와야 하며, 새로운 매체이거나 기억에 없는 경우 치매 대상자가 충분히 탐색하고 활동을 할 수 있도록 도와야 한다. 방법을 아는지 묻지 말고, 프로그램을 안내하면서 간단히 소개하고 치매 대상자가 인지하고 있는지의 여부를 예술케어자가 판단하면 된다.

⑤ 치매 대상자도 작품활동을 하고 난 다음에 수용하기 힘든 부분은 거부하거나 방어할 수 있음을 이해하여야 한다.

*대처법 : 우리는 누구나 거부, 방어할 수 있으며 치매 대상자 또한 그럴 수 있으므로 치매예술케어에서 그림 분석이 가능하다 하더라도 직면을 시키는 것을 충분히 고려하여 결정하여야 한다. 예술케어자는 어떤 내용이었는지를 기록해두어 이후 치매 대상자의 변화를 관찰하여 기록하도록 한다. 치매예술케어는 치료가 아님을 간과해선 안 된다.

⑥ 대상자가 살아 온 경험이나 삶의 방향이 우리가 알고 있는 일반적인 것과 차이가 있을 수도 있다.

*대처법 : 대상자의 이야기가 일반적이지 않다고 하더라도 치매 대상자의 이야기에 관심을 갖고 작품을 이해해야 한다. 대상자는 한 세대를 겪으면서 잘 살아 온 노인임을 잊지 말고 예술케어사는 치매 대상자가 살아 온 삶을 평가하거나 판단하는 것이 아니라 관심을 가지고 이해하려는 자세가 필요하다. 치매 대상자의 경험이 다르고 삶의 내용이 우리와 다르다고 해서 예술케어자의 경험, 삶의 내용과 견주어 생각하지 않아야 한다는 것이다.

3. 진행 방법 및 주의점

치매예술케어 프로그램 활동 방법은 크게 3부분으로 나눌 수 있다. 재료를 탐색하거나, 인사로 안부를 묻거나, 실시할 작업에 대한 이야기 등 다소 편안하고 흥미를 자극할 이야기로 시작하는 것이 도입이다. 그다음은 재료나 도구 등을 통한 작업으로 자신의 내면을 외연화시키는 활동 부분으로 작품을 설계하고, 만들거나 그리는 과정을 말한다. 마지막으로 마무리는 작품이나 활동을 하고 이야기를 나누는 것이다. 자신의 작품에서 마음에 드는 곳을 말하기도 하고, 마음에 들지 않는 곳을 말하기도 하고, 제목을 정하기도 하고, 작품에 의미를 부여하기도 하고, 활동 후 생각 등을 이야기로 나눈 뒤 느낌이나 소감을 말하며 마무리한다. 이러한 탐색 과정은 자신을 통찰하게 하며 나아가 수용하게 되는 과정을 경험하게 되는 것이다.

1) 진행 방법

(1) 도입(시작)

치매예술케어의 도입은 시작 단계로 다시 2단계로 나눌 수 있으며 비교적 가벼운 시작이 좋다. 프로그램에 관한 이야기로 바로 들어가기가 부담스럽지 않도록 한 주 동안 지난 이야기나 먼저 한 프로그램에 대한 이야기를 나누는 것도 좋다. 또는 계절이나 날짜, 날씨에 대한 이야기도 시작단계에는 도움이 된다. 치매 대상자의 신체적 변화나 가족의 안부도 좋은 이야기 소재이다. 1단계의 이야기를 마치고 2단계로 넘어가도록 한다.

도입(시작) 단계	
1단계	- 날씨, 날짜, 계절에 대한 인사 - 안부나 변화된 모습 이야기
2단계	- 지난 작품에 대한 이야기 - 오늘 실시할 활동에 대한 안내 및 매체 소개

(2) 전개(본론)

전개는 프로그램 활동의 주요 부분으로 활동의 결과물을 얻을 수 있는 중요한 시간이기도 하다. 앞부분인 도입의 영향을 받기도 하지만 대상자가 익숙해지거나 적응이 되면 이 시간이 길어지기도 한다. 본격적인 프로그램 활동이므로 케어자는 치매 대상자의 작업 진행 과정을 꼼꼼히 지켜보아야 한다. 그래서 예술케어자는 대상자가 필요로 하는 부분을 돕기도 하고, 발전된 부분이나 기능에 대한 확인도 세심하게 관찰하여 놓쳐서는 안 된다. 전개에 들어와서도 대상자가 매체에 대해 묻거나 기억을 못해 프로그램에 관해 종종 묻기도 하므로 친절히 안내해주어야 한다. 혹은 대상자보다 조금 느린 속도로 케어자가 함께 활동을 하면 새로운 매체나 다소 복잡한 순서가 있는 경우 치매 대상자는 예술케어자의 예를 보며 마음 편히 활동하게 된다. 치매 대상자가 프로그램 순서나 방법에 완전히 적응되면 치매예술케어 프로그램 활동에 집중할 수 있도록 케어자는 말을 함부로 걸거나 왔다 갔다 하는 등의 말과 행동을 하지 않도록 한다. 작품이 완성되면 작품을 일정한 거리(치매 대상자가 정면에서 바라볼 수 있도록 들어주거나 벽에 붙이기)를 두고 치매 대상자가 바라볼 수 있도록 예술케어자는 돕도록 한다. 또한 치매예술케어 프로그램 활동 중에 있는 치매 대상자를 재촉하지 않아야 하는데 시간이 촉박한 경우 활동을 다음 시간에 이어 하도록 권유한다.

전개(본론) 단계	
1단계	- 매체 탐색, 연습으로 사용해보기 - 활동 순서나 방법을 시범으로 보여주기
2단계	- 케어자 시범 따라 해보기 - 대상자 스스로 작업하기
3단계	- 작품을 일정한 거리 두고 바라보게 한 후 제목 정하기

(3) 마무리(정리) 단계

약 30분에서 60분정도 소요되는 치매예술케어의 마지막 활동은 마무리 단계이다. 치매예술케어 초기에는 대상자가 표현이 서툴러 시간이 다소 빨리 끝나기도 하지만 적응할수록 프로그램 활동 시간이 길어지게 된다. 그래서 치매 대상자를 위한 프로그램을 계획할 때는 시간도 염두에 두고 준비하여야 한다. 마무리 단계에서는 완성된 작품에 대한 이야기 나누기가 무엇보다 중요하다. 사실 치매예술케어 작품을 하는 이유도 치매 대상자가 가지고 있는 기억의 표현을 듣고자 함이므로 이야기 듣기를 생략하거나 대충해서는 안 된다. 또한 치매 대상자가 충분히 이야기를 하도록 해야 하며, 치매 대상자의 이야기가 반복될 경우 예술케어자가 들은 이야기를 그대로 정리해주어 잘 듣고 이해했음을 대상자에게 전달하도록 한다.

마칠 때 예술케어사는 치매 대상자의 활동이나 작품에 대한 긍정적 피드백(평가가 아님을 주의)을 주도록 하며, 다음 만날 날짜와 시간, 프로그램의 대략적인 안내로 마무리한다.

마무리(정리) 단계	
1단계	- 작품을 하면서 어떠했는지에 대한 이야기 듣기 - 작품에 관한 이야기 듣기
2단계	- 대상자의 활동이나 작품에 대한 긍정적 피드백 주기 - 다음 만날 날짜와 시간, 프로그램 안내

2) 진행 시 주의점

치매예술케어 과목은 현재 총 12과목으로 구성되어 있다. 그중 실기 과목이 10과목으로 실기 및 과목에 대한 주의점 및 태도에 대한 내용은 해당 과목에서 학습하였다. 여기서는 전체 치매예술케어에서의 주의점을 중심으로 말해보고자 한다.

① 치매 대상자에게 프로그램을 강요거나 부담되게 진행하지 않는다. 예술을 표현한다는 것은 누구에게나 손쉽게 느껴지지 않는다. 더구나 우리 대상자들은 긴 인생동안 자녀 양육, 가정생활, 부모 봉양 등 갖가지 일을 하며, 예술과 자연히 멀어진 생활을 하게 되었다. 그러므로 부담이 되게 하거나, 강요해서는 안 된다. 때로는 치매 대상자가 지켜보기를 원하면 예술케어사의 작업을 지켜보도록 하고, 시연을 원하면 시연을 보여주고, 함께 하기를 원하면 함께 할 수도 있어야 한다. 단, 예술케어자는 대상자의 도움 정도를 잘 기억하여 프로그램이 진행될수록 서서히 도움을 줄여 치매 대상자가 스스로 치매예술케어 프로그램 활동을 할 수 있도록 해야 한다.

② 프로그램 나누기를 할 때 긍정적인 피드백을 준다. 활동을 마치고 이야기를 나눌 때면 케어자가 자기가 느낀 이야기를 하느라고 치매 대상자의 이야기를 못 듣는 경우가 간혹 있다. 예술케어자는 작품에 대해 치매 대상자가 충분히 이야기하도록 도와야 한다. 또한 작품에 대해 치매 대상자에게 피드백을 줄 때는 작품활동의 시작부터 마칠 때까지의 전 과정에서 구체적으로 과하지 않고 길지 않게 칭찬하며 평가하지 않도록 한다.

③ 치매예술케어프로그램을 미리 계획(도입, 전개, 마무리)하고 준비해야 한다. 치매예술케어

는 구체적이고 세심한 계획과 진행이므로 미리 다음날 실시할 프로그램에 대해 직접 해 보거나 머릿속으로 순서 등에 대해 생각해보는 것이 좋다. 또한 잊지말고 준비물을 미리 준비하도록 한다.

④ 프로그램을 마친 뒤 작품 전시는 대상자에게 물어 원하는 곳에 반듯하게 전시될 수 있도록 한다. 작품을 받을 때는 소중한 마음으로 받아 전시를 한다는 마음으로 위치 등을 세심히 고려하여 붙이고, 전시 위치는 치매 대상자와 의논하여야 한다. 가능하다면 작품은 치매 대상자가 정면으로 볼 수 있는 곳이 좋으나 벽에 붙이는 것을 강하게 거부할 경우, 파일에 넣어 언제든지 볼 수 있도록 넣어서 보관하면 된다.

⑤ 치매예술케어 프로그램을 종류별로 고르게 진행하도록 한다. 치매 대상자가 선호하는 것만 한다든지, 싫어하는 것을 무시하고 진행한다든지 하지 않도록 한다. 이것에 대한 구체적인 방법은 치매예술케어 '케어자의 자세'를 참고하기 바란다.

⑥ 예술케어자는 여유분의 치매예술케어프로그램을 함께 가지고 다니거나 프로그램을 확장하는 다른 적용 방법을 알고 있으면 좋다. 같은 프로그램이라 하더라도 대상자에 따라 빨리 끝나는 경우도 있다. 이럴 경우 충분한 시간이 있으므로 다른 여러 가지를 시도해 볼 수 있다. 예를 들어 난화를 하고 숨은 그림을 찾고 제목까지 많은 시간이 걸리는 대상자가 있는 반면, 그 반대의 경우도 있다. 이러한 경우 선을 간단히 그려놓고 선따라 손 움직이기를 하거나 적당하게 잘라 퍼즐 놀이도 할 수 있다.

⑦ 프로그램을 할 때 예술케어자가 즐거운 마음으로 확신을 가지고 임해야 한다. 치매예술케어 프로그램에 대해 소개하는 사람이 즐겁다면 이것을 듣고 하는 사람도 재미있게 할 수 있다. 그러나 케어자가 프로그램에 대해 잘 모르거나 밝은 모습이 아니라면 설명을 듣는 치매 대상자는 프로그램에 대해 흥미를 보이기 어려울 수 있다.

⑧ 치매예술케어사는 천천히 다소 느긋한 모습으로 진행하며 치매 대상자를 충분히 기다려주어야 한다. 치매 대상자의 특성상 대답이 느리고, 행동이 느린 경우가 많은 편인데 이것을 참지 못하고 대신해준다거나 하는 행동 등은 삼가도록 한다. 치매 대상자가 요구나 부탁을 하는 경우, 케어자는 호의적으로 도와주나 그렇지 않은 경우는 지켜보도록 한다. 만약 프로그램 시간에 제약이 있다면 다음 시간에 작품을 이어 하도록 하면 된다.

⑨ 치매 대상자의 특이한 사항이나 말과 행동은 기록하도록 한다. 케어자가 작은 노트를 마련하여 날짜, 내용, 반응, 조치 등의 내용으로 적어 두면 이후 프로그램을 계획하는데 도움을 받을 수 있다.

⑩ 치매예술케어 프로그램 후에 작품을 찍거나 예술케어자가 보관해야 할 때는 대상자에게 사전 양해를 구하도록 한다. 치매 대상자가 작품이 잘되어 만족한 경우는 사진을 찍어도 마음이 상하지 않기도 하지만 작품이 마음에 들지 않을 때도 있으므로 반드시 치매 대상자에게 양해를 구하도록 한다. 서비스 제공 시 치매 대상자의 의견이나 생각을 물어야 하듯이 치매예술케어 프로그램 도입과 마무리에서도 치매 대상자의 의견을 묻도록 한다.

4. 케어자의 자세와 프로그램 방향

치매예술케어에서 케어자의 자세는 위에서도 조금씩 언급했듯이 매우 중요하다. 어떠한 자세로 임해야 치매 대상자의 활동을 최대한 지지·지원할 수 있는지에 대해 이야기해 보고자 한다.

1) 케어자의 자세

① 케어자는 대상자의 활동에 대한 모든 과정과 작품을 존중하고, 작품을 소중히 다루어야 한다. 간혹 치매 대상자 중에서 자신의 작품을 하찮게 여기는 경우가 있다. 치매 대상자가 그렇게 행동할지라도 케어자가 그렇게 행동하는 것은 절대 안 된다. 왜냐하면 작품에 대한 존중은 곧 치매 대상자를 존중하는 것이므로 치매 대상자와 같은 행동을 해서는 안 된다. 또한 예술케어자는 대상자가 작품활동을 하는 중에는 되도록 관여하지 않으며 치매 대상자의 의도와 생각이 스스로 존중되도록 도와야 한다.

② 케어자는 프로그램 활동 시 가능한 재료나 매체를 대상자가 선택하도록 한다. 치매 대상자의 의견보다는 케어자의 자의적 판단으로 재료나 매체를 정하거나 제공하지 않도록 가능한 노력해야

한다. 물론 예술케어 중에는 매체가 정해지고 구조적인 프로그램의 경우는 예외로 한다.

③ 치매 대상자가 프로그램을 거부할 경우 다른 프로그램을 권유하거나, 그대로 받아들여 주어야 한다. 치매 대상자가 활동을 거부할 경우는 그대로 잠시 두거나 다른 접근 방법으로 바꿔 활동을 시도해야 하며 강제로 실시하지 않도록 한다.

④ 작품에 대해 예술케어자의 생각이 아닌 치매 대상자의 생각을 있는 그대로 받아들여 주면서 이야기를 듣도록 한다. 앞에서도 논했던 바 각자의 삶의 경험이 다름을 케어자가 인정하고 대상자와 이야기를 나누는 것은 매우 중요하다.

⑤ 치매 대상자의 작품을 함부로 분석하거나 진단하지 않도록 한다. 치매예술케어는 대상자를 분석, 진단하기 위함보다는 예술적 작품을 통해 그들을 이해하고, 스스로 기억하도록 돕는 것임을 명심해야 한다.

⑥ 활동 이전과 이후 재료준비, 정리 등은 가급적 치매 대상자와 함께하도록 한다. 잔존 기능을 유지하고 재료에 대한, 프로그램 활동에 대한 이야기를 나누며 치매 대상자와 함께 하는 것이 좋다.

⑦ 치매 대상자가 질문에 답이 없어도 재촉하지 않고 기다려주어야 한다. 기다려도 대답을 못할 경우, 조금 더 쉬운 용어로 다시 질문을 하도록 한다. 간혹 이해는 할 수 있으나 음성이 안 되는 치매 대상자의 경우 단답형으로 대답하도록 질문하여야 한다.

⑧ 예술케어자는 치매 대상자의 작품에 함부로 손을 대서는 안 되며, 치매 대상자가 도움을 필요로 할 경우에만 돕고, 케어자가 생각하기에 활동과정에 도움이 필요하다고 여겨지더라도 반드시 치매 대상자의 의견을 묻고 진행하도록 한다(단, 검사나 척도 진행시에는 도와줄 수 없음을 부드럽게 미리 말해주고 시작하도록 한다).

⑨ 케어자는 치매 대상자의 작업 과정에서의 이야기를 경청하며 듣고, 판단이나 조언은 절대 함부로 하지 않는다.

⑩ 예술케어자는 활동 과정에서 치매 대상자가 자신의 느낌이나 생각을 솔직하게 말할 수 있도록 편안하고 부드러운 분위기를 유지하도록 노력해야 한다.

⑪ 예술케어자는 프로그램 활동 시 치매 대상자에게 반말이나 유아어를 사용해서는 안 된다. 아무리 친숙한 관계로 발전했다 하더라도 반말이나 유아어를 사용해서는 안 된다. 덧붙여 케어자의 말이 빠르거나 톤이 높은 경우는 평소 연습을 통해 안정감 있는 톤과 빠르기를 유지하도록 노력해야 한다.

⑫ 치매 대상자가 프로그램 활동을 할 때 주의 깊은 관찰을 통해 어려워할 경우 놓치지 않고 격려나 지지를 해주어 대상자가 활동을 이어 가도록 동기부여를 하여야 한다.

⑬ 예술케어자는 대상자가 스스로의 프로그램 활동과 작품에 성취감과 만족감을 표현하고 느낄 수 있도록 도와야 한다. 종이의 크기, 색칠 방법, 재료 등을 도와야 하므로 케어자는 매체나 재료를 잘 이해하여야 한다.

2) 프로그램의 방향

여기 100명의 치매 대상자가 있다고 가정해보자. 몇 개의 프로그램으로 이들의 인지 활동 프로그램을 진행할 수 있을까? 치매의 진단은 같아도 대상자에게서 나타나는 행동 증상이나 인지의 정도와 내용은 확연히 달라서 100개 모두 다른 프로그램이 필요하다. 당연한 것처럼 보일 수도 있겠지만 현재 재가방문요양의 경우 크게 2종류의 프로그램을 현장에서 사용하고 있다. 하나는 학습지 형태이고 하나는 색칠하기이다. 100명이 학습지 순서를 달리해서 사용하고 있을 뿐 결국 같은 것을 하고 있는 것이다. 학습지와 색칠하기가 나쁘다는 것이 아니라 프로그램으로서의 한계를 지적하는 것이다. 그 한계를 이제는 벗어나보자는 것이다. 여기서 치매예술케어 활동을 중심으로 앞으로 치매프로그램이 나아가야 할 방향에 대해 알아보자.

① 대상자를 위한 프로그램 개별화에 힘써야 한다. 개별화라는 것은 우리의 모습이 다르듯이 우리의 문제나 욕구 사항이 같을 수 없음을 뜻한다. 다시 말해 대상자를 둘러싼 생활, 성격, 관심 분야, 신체 실행 정도, 반응 정도 등 그를 둘러싼 많은 정보를 수집하여 그를 위한 단 하나의 프로그램을 만들어야 한다는 것이다. 그러나 이것은 결코 쉬운 일이 아니다. 프로그램을 한 사람을 위해 만들 수는 있겠으나, 현장의 사회복지사나 케어자가 이 일만 하는 것이 아니기 때문이다. 그러나 치매예

술케어는 일부러 개별화를 하려고 하지 않아도 그의 기억과 표현, 감정, 삶을 알 수 있는 형태를 취하고 있다. 같은 재료라 하더라도 결과물이 확연히 달라서 치매 대상자들이 자신의 그림을 찾을 수 있을 정도이다. 또한 활동 후의 자신의 개성과 독특성은 비교되지 않고 만족감과 성취감을 주어 치매예술케어 프로그램에 적극적이게 된다. 앞으로 치매예술케어는 치매 대상자의 개별적인 프로그램 활동을 위해 더욱 많은 프로그램을 연구 개발할 것이다.

② 프로그램 다양화에 힘써야 한다. 사실 아동이나 청소년을 대상으로 한 활동 프로그램은 종류와 방법이 매우 다양하다. 노인 영역이 아동이나 청소년에 비해 일정 정도 소외되었던 것은 사실이다. 그러나 앞으로 초고령화로 인구의 4분의 1을 차지하게 되는 노인들은 많은 사회적 문제와 해결을 요구하게 될 것이다. 더불어 세계적으로 늘고 있는 치매의 추세에서 우리나라도 예외가 아니기 때문이다. 인구가 많으면 그들의 요구나 관심도 상이해서 여러 종류의 다각적이고 다양한 프로그램이 준비되어져야 한다. 노인이 될 앞으로의 세대는 활동 범위도 넓고, 취미도 다양하므로 각 영역에서 빠른 도전적 연구개발을 기대해 본다.

치매예술케어는 여러 종류의 과목을 접목하여 활동 프로그램의 다양화를 위해 노력중이며, 앞으로 많은 변화발전이 있을 것이다. 그러나 무조건적인 다양화를 지양하고 현장의 치매 대상자의 선호 정도가 높은 것들과 기관의 현실성을 고려하여 진행할 것이다.

③ 프로그램은 세분화되어야 한다. 치매 대상자를 위한 프로그램들은 대상자의 성격으로도 나뉘고, 성별로도 어느 정도 구분되며, 학력이나 호기심 및 관심 정도에 따라서도 구별되기도 한다. 그러나 연구가 활발하게 진행되고 있음에도 불구하고 아직 이렇게 세분화하는 작업은 쉽지 않다. 여성이 선호하는 것과 남성이 선호하는 것이 다를 수 있으며, 내향적인 대상자가 선호하는 것과 외향적인 대상자의 선호가 다르기도 한다. 이렇듯 우리 대상자들의 선호는 다른 반면 현재의 활동 프로그램은 이렇게까지 구분되어 있지 않다. 치매예술케어는 세분화 작업을 위해 연구 노력하고 있다. 앞으로 프로그램이 세분화되어 제공될 수 있다면 현장에서 프로그램을 계획해야 하는 사회복지사의 업무량 축소에도 많은 도움이 될 것으로 기대된다.

④ 프로그램은 차별화되어야 한다. 프로그램 차별화는 세분화와 비슷하다고 생각할 수도 있는데 여기서의 차별화는 영역에 대한 구분을 의미한다. 다시 말해 현재 대부분의 프로그램이 아동화되어 있어서 치매 대상자들로 하여금 자존심을 상하게 하는 경우가 많다. 그래서 우리는 앞으로 노인 대상만을 위한 프로그램 개발과 연구가 절실해 보인다. 이것 또한 현장의 검증을 통해 이루어져야 한다.

치매예술케어 프로그램은 또 다른 차별을 위해 노력 중인데 그것은 바로 서비스의 질적인 차별화이다. 서비스의 수준이 많이 좋아지고는 있으나 아직도 현장은 더 많은 노력을 필요로 하고 있다. 우선은 치매예술케어 프로그램 활동을 위한 교육적 체계를 마련하고 그것을 바탕으로 서비스의 질을 높이는데 기여하고자 한다.

⑤ 앞으로의 치매프로그램은 철저히 대상자 중심이어야 한다. 모든 치매프로그램이 치매 대상자를 위해서 만들어진 것은 맞으나 치매 대상자가 진짜 주체로서 중심에 있는 치매프로그램인지는 우리가 다시 고민해야 한다. 경도인지장애 대상자, 치매 중증 장애 대상자와 진행하는 프로그램이 구분되어 있지 않다. 난이도만이 다를 뿐 그와 함께하는 적절한 프로그램 운영 방법은 제시하고 있지 못하다. 적어도 기억이 많이 남아 있는 대상자와 기억이 거의 소실된 치매 대상자의 프로그램과 방법이 같아서야 되겠는가 말이다. 앞으로 치매예술케어의 가장 큰 과제이자 올바른 서비스 구축을 위한 제시가 필요하다고 생각한다. 말로만 하는 인간 존중이 아닌 케어자의 구체적인 실천법으로 치매 대상자가 느끼고 만족하는 서비스가 필요한 시기라고 생각한다.

우리는 참으로 급변하는 사회에 살고 있다. 알고리즘에 의해 작은 스마트폰이 내가 좋아하는 것을 기억하고, 필요하다고 생각하는 것을 추천하고, 즐겨보는 동영상의 종류를 알고 추천해주는 세상에 우리는 살고 있다. 그러므로 해서 우리는 더 강한 자기 선호에 놓이게 된 것에 반해 인적 서비스는 많이 뒤쳐져 있음을 부인할 수 없다. 그러나 발전된 문명의 도움으로 가능한 서비스가 있고, 따뜻한 손길이 필요한 서비스가 있다. 우리가 애쓰고 있는 노인복지 분야는 아마도 후자의 경향이 더 높을 것이다. 물론 문명의 도움을 받아 따뜻한 마음과 손길이 오가는 질 높은 서비스가 되기를 계속 노력해야 할 것이지만, 그와 함께 현장의 인적 서비스에 맞는 교육적 시스템과 프로그램 개발은 그 무엇보다도 중요한 것임을 다시 한 번 강조하고 싶다.

〈참고문헌〉

임진화 외(2020). 치매예술케어Ⅲ. 서울:한국요양보호협회, 한국기술교육대학교

임진화 외(2019). 치매예술케어Ⅱ. 서울:한국요양보호협회, 한국기술교육대학교

임진화 외(2018). 치매예술케어Ⅰ. 서울:한국요양보호협회, 한국기술교육대학교

치매예방 예술케어

초판 1쇄	인쇄 2023년 07월 25일
초판 1쇄	발행 2023년 08월 17일

지은이	임진화, 오다영, 김연옥, 박향숙
편집	김지홍
디자인	채하림
펴낸곳	도서출판 북트리
펴낸이	김지홍
주소	서울시 금천구 서부샛길 606 30층
등록	2016년 10월 24일 제2016-000071호
전화	0505-300-3158	팩스 0303-3445-3158
이메일	booktree11@naver.com
홈페이지	http://booktree11.co.kr

값	18,000원
ISBN	979-11-6467-135-9 (13510)

· 이 책은 저작권에 등록된 도서로 저작권법에 따라 무단전재 및 복제와 인용을 금지합니다.
· 이 책 내용의 전부 및 일부를 이용하려면 저작권자와 도서출판 북트리의 서면동의를 받아야 합니다.
· 잘못된 책은 구입하신 서점에서 바꾸어 드립니다.